实用眼科麻醉学

主　编　诸葛万银　　周　芳

李文硕　　李　捷

副主编　顾恩华　　李宁东

王国林　　王建波

天津科学技术出版社

图书在版编目(CIP)数据

实用眼科麻醉学/李文硕主编.—天津:天津科学技术出版社,2008,10

ISBN 978-7-5308-4798-5

Ⅰ.实… Ⅱ.李… Ⅲ.眼外科手术-麻醉学 Ⅳ.R779.6

中国版本图书馆 CIP 数据核字(2008)第 143445 号

责任编辑:袁向远

责任印刷:王　莹

天津科学技术出版社出版

出版人:胡振泰

天津市西康路 35 号　邮编 300051

电话(022)23332399(编辑室)　23332393(发行部)

网址:www.tjkjcbs.com.cn

新华书店经销

廊坊市海涛印刷有限公司印刷

开本 787×1092　1/16　印张 14.25　字数 347 000

2008 年 10 月第 1 版第 1 次印刷

定价:70.00 元

编写人员名单

主　编　诸葛万银　　周　芳　　李文硕　　李　捷

副主编　顾恩华　　李宁东　　王国林　　王建波

编委名称　（依出现先后顺序排列）

李文硕　李宁东　崔丽红　申　岱　贾晓宁

周　芳　张葆玲　李　捷　高雪松　顾恩华

张抗抗　王淑珍　王国林　孙瑞强　杨永明

马　媛　朱永萍　赵铁樑　任永霞　王建波

诸葛万银

前　　言

眼科麻醉学是近年来伴随眼科手术治疗飞速发展逐渐兴起的麻醉学分支学科。眼科手术的特点是手术区域窄小，要求手术视野清晰与制动，且多数手术操作是在显微镜下进行，目前我国有麻醉医师7万人，其中从事眼科麻醉的医师不足0.5%，此种情况制约了眼科麻醉学的发展。

天津医科大学眼科临床学院、天津眼科医院是我国北方设备精良、人才聚集、以眼科医疗、教学与科研为一体的中心，中心所开展的眼肌与眼肿瘤手术在国内一直处于领先地位。为配合中心所开展的各种独具特色的眼科手术，我们开展了唤醒麻醉、控制性低血压麻醉、麻醉监测管理、喉罩气道的广泛应用及术后镇痛与止吐的研究，并将颈部星状神经结阻滞用于治疗视网膜动脉栓塞。在多年的临床实践与科研中积累了丰富的经验，并在此基础上编写了这本《实用眼科麻醉学》。

在本书编写过程中，得到了眼科医院领导的大力支持，并提出了许多宝贵意见，在此表示崇高的敬意和最真挚的感谢。由于参与编写本书的部分人员缺乏写作经验，因此定会存在很多不妥之处，敬希读者批评指正。

编者

2008.2.1

目　录

第一章 绪论

第一节 眼科手术治疗面临的任务与治疗技术发展

一、眼科手术治疗面临的任务

世界卫生组织(WHO)的调查资料显示,全世界约有1.6亿视力障碍病人,其中4000万因盲丧失工作能力。在1.6亿视力障碍者中,50%是因白内障造成,其他为青光眼、老年性黄斑病、角膜病、糖尿病性视网膜病、眼外伤及先天发育异常。在1.6亿视力障碍者中,有60%经手术治疗可以复明,它们是白内障、眼外伤及角膜病。

我国目前有盲人500万左右,占全球盲人总数的18%,其中200万为白内障患者,他们经手术治疗后可以复明,此外,每年还要新增白内障患者40万。

我国有眼科医师22 000人左右,他们大多数已掌握国际上已有的眼科手术治疗技能。他们的科研能力与科研成果已达到或接近国际先进水平,如干细胞与组织工程学在眼科领域的研究、全国规模的防盲与治盲工作的开展等。

二、眼科手术治疗技术的发展

眼科手术治疗技术的发展有赖于生物电检测、电子计算机、激光技术、声像检查、显微镜技术等在眼科的普遍应用,遗传学、免疫学等基础医学的研究成果,拓宽了眼科学的理论基础。激光技术、超声乳化技术,特别是显微光学技术在眼科的应用,使很多眼科手术得以在显微镜下实施,手术视野明显放大,手术操作变得更加精确,使白内障囊外摘除和人工晶体植入术的手术技术变得非常完善,手术时间显著缩短(10min左右),手术并发症明显减少,术后视功能恢复更为理想。眼内激光技术解决了过去认为是不治之症的玻璃体病变,这为视网膜疾病的治疗开辟了广阔的发展前景。眼屈光手术在近30年来也得到了飞速发展。眼肌手术特别是眼眶肿瘤手术近45年来的广泛开展,使得我国在手术治疗眼科疾病方面已经达到了国际同类手术治疗的先进水平。

第二节 眼科手术麻醉进展与面临的任务

一、眼科手术麻醉进展情况

20世纪60年代以前,眼科疾病的手术治疗范围狭窄,且基本上是在表面麻醉及局部浸润或神经阻滞麻醉下完成。后来由于影像学与麻醉学的发展,眼科手术治疗范围的不断拓宽,局部麻醉已难能满足手术要求,为确保病人安全和手术顺利实施,麻醉监测管理、全身麻醉、控制性低血压麻醉以及唤醒麻醉便先后进入眼科手术治疗范围,成为现代眼科手术治疗不可分割的组成部分。

二、眼科手术麻醉面临的任务

眼科麻醉是麻醉学的分支学科,也是在麻醉学原有基础上根据眼科手术的需要逐渐发展起来的麻醉学分支,为做好眼科手术麻醉,不仅需要具备麻醉学的基础知识与技能,还需对眼的解剖、生理、常见眼科疾病、各种眼科手术操作步骤、影响眼压与瞳孔的麻醉用药,以及某些手术操作步骤对麻醉的要求等有较全面了解和掌握。此外,许多眼病是由全身疾病引起的,眼科手术病人又以老年人为多见,并存病较多,因此,对眼科病人常见并存病的全面了解也是做好眼科手术麻醉必备的条件之一。

眼位居头部较上端,手术范围狭小,且与呼吸道毗邻,给呼吸道管理带来较大困难。眼眶肿瘤手术出血较多,为方便手术实施,常需采用控制性低血压麻醉,此种麻醉术要求麻醉医师应掌握与此有关的麻醉技能,否则难以成功实施。眼肌手术要求术中能随时唤醒,以确定手术是否达标。唤醒麻醉能否成功,直接关系手术成败,另外,也决定选用的麻醉方法是否得当,麻醉深浅程度是否合适。总之,眼科手术的发展,既促进了眼科麻醉这一麻醉学分支学科的形成,也为眼科手术治疗进一步发展创造了条件。

(李文硕)

第二章 眼科麻醉相关解剖及生理知识

眼球是感觉灵敏、神经分布十分广泛的器官。眼科手术期间要求眼球固定于中正位,眼内压相对稳定,否则可影响手术操作,甚至使伤口裂开和眼内容物脱出,而且术中不恰当的压迫眼球或牵拉眼肌可诱发眼心反射,引起心动过缓,严重时出现心脏停搏。因此,了解眼球的解剖和生理知识,对安全实施眼科手术麻醉非常重要。

第一节 眼科麻醉相关解剖知识

一、眼球

眼球位于眼眶内,周围为结缔组织和脂肪。附属结构有眼外肌、睫毛、眼睑、结膜、泪器 ,这些结构可保护眼球免受损害。眼球成球形,直径平均约 23.5mm。眼球壁分三层,最外层是角膜和巩膜,中间层为富含血管的葡萄膜层(虹膜、睫状体、脉络膜),最内层是神经层(视网膜)。眼球内有房水、晶状体和玻璃体。

(一)角膜和巩膜

角膜和巩膜位于眼球壁外层,角膜透明,位于眼球外壁前端,约占 1/6。巩膜不透明呈白色,位于眼球后部,约占 5/6。两者以角巩膜缘为界。结膜从眼睑的深面反折覆盖于巩膜前部,在角巩膜缘处与角膜上皮相连续。巩膜的后部为筛孔,有视神经穿过。

(二)葡萄膜

葡萄膜位于眼球壁中层,富含血管,由前向后依次为虹膜、睫状体和脉络膜。脉络膜占 5/6,它与巩膜紧密连接,向前延伸到视网膜的锯齿缘。脉络膜呈棕色,有密集的血馆,它由睫状后短动脉分支供血,通过静脉网回流并汇聚成 4~5 条窝静脉由眼球赤道后 5~8mm 处穿出巩膜。脉络膜为视网膜外层提供营养,而视网膜内层则由视网膜中央动脉供给。巩膜与脉络膜之间的结构较为松散,存在潜在的腔隙,当发生脉络膜驱逐性出血或脉络膜上腔出血时,血液可积存于此处。

睫状体位于脉络膜前部,环绕晶状体,有生成房水的作用。它分为后部的睫状体平坦部和前部的富含睫状突和睫状肌的冠部。睫状突上有 70~80 个褶皱,上皮可分泌房水,有营养眼球的作用。睫状肌功能主要是参与调节,可使人看清近处的物体。支配睫状肌舒缩的神经为从动眼神经内脏核发出的副交感神经,它与支配下斜肌的动眼神经分支相伴行。

虹膜位于葡萄膜结构的最前部,中央为瞳孔,通过改变瞳孔大小来调节进入眼内光线的量。瞳孔括约肌由动眼神经内脏核发出的副交感神经支配,而放射状的瞳孔开大肌则由颈交感神经分支发出的睫状长神经支配。虹膜的血液来自眼动脉发出的睫状后长动脉和眼动脉肌支发出的睫状前动脉供给。

(三)视网膜

视网膜位于眼球壁最内层,它包含十层神经感觉层,由外向内依次为视网膜色素上皮层、视锥和视杆细胞层、外界膜、外核层、外丛状层、内核层、内丛状层、节细胞层、神经纤维层、内界膜。视网膜外层营养来自于脉络膜,内层营养来自视网膜中央动脉。黄斑大约位于视网膜后极部中央的旁边,是视网膜最敏感的部分,其中央部有一小凹陷称为中心凹,是视力最敏锐的地方。视网膜色功能是将光信号转变成神经冲动。

(四)球内容

眼球由两部分组成,眼前段大约占眼球体积

的1/5,眼后段占4/5,前后段的分隔是晶状体后囊及晶状体悬韧带。睫状肌的舒缩可以通过悬韧带传到晶状体来改变形状从而改变屈光状态。

虹膜将眼前段分为前房和后房,二者通过瞳孔相通。房水由睫状体上皮产生,经瞳孔到达前房,再由前房周边的小梁网,通过 Schlemm 管流向巩膜表层的静脉系统到达中央静脉池。房水的功能是营养晶状体及角膜内皮。

眼后段从晶状体后到视网膜,包括玻璃体。玻璃体是由一层透明的很薄的玻璃样膜包含胶冻样透明的玻璃体基质组成。玻璃体的前部形成一个凹陷,正好容纳透明的晶状体。

二、眼附属器

(一)眼睑

眼睑的反射性瞬目作用可保护眼睛免受异物损伤,且其有规则的自主运动使泪液膜散开,保持角膜湿润。眼睑包括四层组织结构,由外向内依次为皮肤、肌层、睑板和睑结膜。眼睑皮肤包含皮脂腺和汗腺。眼轮匝肌可分为眶部、眶隔前和睑板前三部分。它起于内侧眶缘,与内眦韧带紧密相连,并呈马蹄状环绕睑裂和眼眶。在睑缘附近的眼轮匝肌只有一层,而在额部则与额肌混合。眼轮匝肌附着在皮肤的深层,负责眼睑的闭合,包括自主的和反射的瞬目运动。眶隔前和睑板前的轮匝肌形态较为特殊,可起到泪液泵作用。支配眼轮匝肌的神经来自面神经上支,并由深层进入眼轮匝肌。

睑板是致密的纤维结缔组织,质硬如软骨,呈半月形,两端移行于内外眦韧带,起到对眼睑的支撑作用。睑板内有垂直排列的睑板腺,开口于睑缘,分泌油脂,可防止泪液外流。

靠近眶缘处的解剖结构较复杂。在睑缘后3mm,提上睑肌以腱膜形式附着于睑板前面。Müller 肌起源于提上睑肌下面,止于睑板上缘。位于下眼睑的睑囊韧带类似于上睑的提上睑肌腱膜,它起源于 Tenon'囊下部和下直肌鞘,止于睑板下缘,并分散覆盖于下斜肌。

睑缘间椭圆形裂隙为睑裂。睑裂两侧为内、外眦,覆盖于内、外眦表面的皮肤称为内、外眦皱襞。不同个体间睑裂宽度存在较大的差异。对睑裂窄的患者,由于外眦皱襞较宽大,使用常规力量向下牵拉下睑时,下睑向下退缩的量较小,导致颞下结膜下注射局麻药较为困难,因此,对此类患者尽量不采用颞下结膜下注射局部麻醉。不同个体间下睑缘皮肤紧张度也不同,对下睑极度紧张的患者,行颞下经皮局部麻醉注射一定要谨慎。

(二)结膜

结膜是一层薄而透明的黏膜,覆盖于眼睑后及眼球前表面,可分为睑结膜、球结膜和穹隆结膜。由结膜形成的囊状间隙称为结膜囊。在内眦部泪湖内有一小隆起,称为泪阜。泪阜为介于皮肤与黏膜之间的变态皮肤组织,有皮脂腺、汗腺、副泪腺和细毛。泪阜的外侧为半月形的结膜皱襞,称为半月皱襞。

(三)泪器

泪器包括生成泪液的泪腺和排泄泪液的泪道。主泪腺位于眼眶外上方的泪腺窝内,分泌导管较短并开口于结膜囊。较小的副泪腺产生泪液的水样层,主泪腺和其他特殊腺体产生脂质和黏液成分。泪腺神经为混合神经,感觉神经来自三叉神经的感觉支,司泪液分泌的副交感神经来自眶下神经的颧颞神经分支。通过瞬目运动可使泪液垂直分布于眼球表面,也将泪液收集到鼻侧的眼睑半月皱襞处。在上、下睑缘内1/6和外5/6交接处为泪乳头,其顶端为泪小点。泪液在泪湖处收集后,经泪小点被排泄系统吸收,通过上、下睑缘的泪小管进入泪总管并引流入眼眶前内侧的泪囊内,然后通过鼻泪管到达鼻腔。

(四)眼外肌

眼外肌共有4条直肌和2条斜肌,分别为内直肌、外直肌、上直肌、下直肌、上斜肌和下斜肌。六条眼外肌协同作用产生眼球转动,并使两眼的视轴在各方向保持一致。通过融合作用使两眼黄斑中心凹的物像被感知为一个,这是双眼单视和立体视的基础。

四条直肌均起源于眶尖部的 Zinn 纤维环,也称总腱环,此环附着在蝶骨上,围绕着视神经孔和眶上裂的内侧部分。

内直肌长约40mm,由总腱环开始,沿眶内侧壁与眼球之间水平向前走行，附着于角膜缘后5.5mm处。内直肌由动眼神经下支支配，血液供应来自眼动脉内侧肌支。内直肌的作用使眼球发生内转。

外直肌长约40mm，始于总腱环外侧，沿眶外侧壁与眼球间水平向前走行，横贯下斜肌附着点后，附着于角膜缘后6.9mm的巩膜上，它由外展神经支配，血液供应为眼动脉外肌支。外直肌的主要作用是使眼球发生外转。

上直肌长约42mm，起源于视神经孔和视神经鞘上方的总腱环，紧靠提上睑肌下面向前、上、外走行，附着在角膜缘后7.7mm的巩膜上。在第一眼位，上直肌肌肉平面与视轴夹角为23°，故当上直肌收缩时，其主要作用是使眼球上转，次要作用是产生内转和内旋。上直肌由动眼神经上支支配。血液供应为眼动脉外侧肌支和泪腺动脉分支。

下直肌长约40mm，起自视神经孔下方的总腱环，在眼球与眶下壁之间向前、下、外走行，附着于角膜缘后6.5mm处巩膜上。在第一眼位，下直肌与视轴成23°夹角，因此，当下直肌收缩时，下直肌的主要作用是使眼球下转，次要作用是产生内转和外旋。下直肌由动眼神经下支支配。血液供应来源于眼动脉内侧肌支和眶下动脉分支。

供应四条眼直肌的动脉除外直肌只有一条外，其他直肌均为两条，各前睫状血管供给巩膜、角膜缘及虹膜血液，所以斜视手术通常在单眼不能同时行三条直肌的手术，以防眼前段缺血。

上斜肌起自视神经孔上方的总腱环，位于内直肌起点的内上方。它平行于眶内侧壁上方向前走行，抵达眶上壁与眶内侧壁夹角处的滑车后，向后反转，经上直肌腹面向后、外走行，呈扇形散开附着在眼球上方赤道后颞侧巩膜上。位于滑车窝内的滑车为U型纤维软骨管，上斜肌经滑车后，转为肌腱。从总腱环到滑车部分的上斜肌长为40mm，从滑车反转后到巩膜附着点的肌腱长为20mm。从生理和运动的角度分析，滑车为上斜肌的起点。上斜肌受滑车神经支配，血液供应为眼动脉外侧肌支。在第一眼位，上斜肌肌腱与视轴成51°夹角，故其主要作用为收缩时产生内旋，次要作用为下转、外转。

下斜肌最短，长约37mm，起始于鼻泪管开口外侧的浅窝，它是眼外肌中唯一起自眼眶前部的肌肉。下斜肌自起点向后、上、外方向，在眶下壁与下直肌间走行，附着在眼球下方赤道后颞侧巩膜上。它受动眼神经下支支配，血液供应为眼动脉内侧肌支和眶下动脉分支。在第一眼位，下斜肌肌腱与视轴成51°夹角，故其主要作用为收缩时产生外旋，次要作用为上转和外转。

与眼球运动相关的肌肉还包括提上睑肌，它起源于眶尖部上直肌上方稍内侧，向前走行，部分与上直肌重合并有筋膜与上直肌附着。在上横韧带，肌肉由前后走行变为上下走行，并向内、向外呈扇形展开，逐渐扩展成前后两层的腱膜。前层弥漫附着于上睑板上缘、眼睑皮肤、眼轮匝肌和结膜穹隆部，后层为受交感神经支配的Müller肌，附着于睑板的上缘。其功能是通过在睑板、上穹隆和皮肤之间的联系而上提上眼睑。

三、眼眶

眼眶为鼻根两侧对称的颅骨窝，呈尖端向后、底向前的四棱锥状体，它由额骨、筛骨、泪骨、上颌骨、蝶骨、腭骨、颧骨7块颅骨组成。眼眶可分为上、下、内、外四壁，上壁、下壁又称眶顶和眶底。眼眶的内壁位于颅矢状面且与对侧眼眶的内侧壁平行。两侧眼眶外壁夹角为90°，一侧眼眶内壁与外壁夹角为45°。

眼眶前部称为眶缘，由颧骨、额骨和上颌骨三块坚实的骨构成，可起到保护眼球的作用。眶缘组成梨形眼眶锥体的底，眶锥体向后逐渐变细形成眶顶，眶顶由蝶骨大翼和小翼组成，眼眶直径最大处位于眶缘稍后方。眶缘的垂直径为35mm，水平径为40mm，从眶下缘至视神经孔的深度为42~54mm。

（一）眶顶、眶底和眶周壁

眼眶的顶、底和壁均呈三角形。

1.眶顶　主要由额骨和小部分蝶骨小翼组成，泪腺窝位于其外前方。眶内上壁为软骨样结构滑车，其内有上斜肌腱通过。眶内壁1/3与眶外侧壁2/3交界处为眶上孔（眶上裂），眶上神经由此通过。眶顶与眶内壁相交于额筛缝，其上有筛前、筛后静脉与筛前、后神经通过的孔，但筛后神经往往缺如。眶顶上方的大脑额叶位于颅前窝内，并被一层薄骨和位于前其内侧的额窦壁分隔。

2.外侧壁　眼眶的外侧壁包括颧骨和蝶骨大翼，后部的眶上裂与眶下裂将外侧壁与上壁和下壁分开。外侧壁突起为外眦韧带附着处。组成外侧壁的颧骨上有两个小孔，分别为颧面神经及颧颞神经穿出道。

3.眶下壁　由颧骨、上颌骨及部分腭骨组成，眶下壁毗邻上颌窦，此处骨板较薄，受外力后易导致爆裂性骨折，使眶内容物疝入上颌窦。后部的眶下间隙向前延伸成为前部的眶下管，眶下管内走行眶下血管和神经。鼻泪管位于上颌骨内，开口于眶下壁，并向前内侧走行，垂直向下并略向外到达鼻腔。通过鼻泪管将泪液引流到下方的鼻腔。眶下壁前内侧、鼻泪管旁为下斜肌附着处。

4.眶内壁　由上颌骨、泪骨、筛骨和蝶骨小翼组成，并依次由前向后排列。泪囊所在的位置称为泪囊窝，它由前部的上颌骨额突和后部的泪骨围成。泪囊窝的前界为泪前嵴，后界为泪后嵴，泪前嵴与眶下缘延续，泪后嵴向上与眶上缘连续。鼻泪管起于泪囊窝下缘。筛骨位于泪骨之后，其上有前后筛孔穿过。筛骨很薄，受外力易发生爆裂性骨折。此外，副鼻窦的炎症也可通过内侧壁蔓延到眶内。

(二)眶骨膜与眶隔

眼眶的骨膜称为眶骨膜，眶骨膜与颅面骨骨膜和眶缘前周围眶隔相互交织，眶骨膜通过视神经管向眶顶后延续，与颅骨膜和视神经硬脑膜鞘相融合。

眶隔是贴附于眶缘前表面的一层薄膜，与颅面骨骨膜和眶骨骨膜相延续，它是界定眶前界的解剖标志，在眼眶的鼻侧，其与泪腺顶部的前后面相粘贴。眶隔的中心部分别与上下眼睑相粘贴，并且位于眼轮匝肌之后。

四、眼眶筋膜系统及眼眶内脂肪组织

眼眶内筋膜系统包括Tenon'囊、支持眼球的悬韧带、节制韧带、眼外肌Pulley系统等组织结构。

1.Tenon'囊　是眼球表面的筋膜囊，它包裹位于眶前中部的眼球和眼外肌。Tenon'囊由角膜缘延伸至视神经，有四条直肌和两条斜肌穿过。四条直肌穿过的位置在赤道后，而两条斜肌穿过的位置则稍靠前，位于斜肌在巩膜上附着点之前。Tenon'囊在眼外肌穿过的地方反折，形成眼外肌肌鞘，可使眼球在筋膜囊内自由活动。此外，视神经前部具有较大的活动性，这样可使眼球在Tenon'囊内围绕自身的旋转中心进行转动。

2.支持眼球的悬韧带　又称Lockwood韧带，它是下斜肌通过下直肌时，两者肌鞘融合形成的吊床样筋膜结构。Lockwood韧带向两侧延伸，分别附着在内外侧眶壁，起到支持和限制眼球移位的作用。内、外节制韧带作为眼球的辅助组织，由各自的肌鞘层状分开，附着于眶骨两侧的眶骨膜上，起到限制眼球移位的作用。四条直肌间的肌间隔在眶前部较发达，且在此处与Tenon'囊相融合。

3.眼外肌Pulley　是指由胶原纤维、弹力纤维和平滑肌组成的包绕在眼外肌周围的环状结构，它位于眼球近赤道部的Tenon'囊内，借由胶原、弹力纤维和平滑肌组成的悬带状结构与骨性眼眶壁相连。眼外肌分为眶层和球层，眶层与眶壁相邻，起于眶尖，止于相应直肌的Pulley之上。球层与眼球壁相邻，与眶层均起于眶尖，但止于相应直肌的巩膜附着点。眶层血供极为丰富，呈"C"字状包绕球层，而球层血管少，血供不丰富。眼外肌Pulley是最近10年提出的眼外肌解剖结构，它的提出使传统的眼外肌经典运动模式发生了转变，关于眼外肌Pulley的概念及意义，可参考相关书籍。

4.眼眶后部的弥漫结缔组织　起于眼外肌筋膜鞘，向外呈放射状附着于眼眶周围，并分隔成网状间隙。眶后部脂肪充满中央和周边间隙，以及肌锥内和肌锥外。这些结构非常重要，有利于肌肉行使功能，眼球转动时，视神经和睫状血管随之一起运动，此外还可传递由眶尖到眼外肌和眼球的运动和感觉神经冲动以及血液供应。与眶前部结构不同，眼球后肌间膜相对不发达，尤其是颞下象限。虽然球后中央和周边脂肪间隙存在解剖上的连续性，但其结构和功能各异。中央或肌锥内的脂肪为较大的棱形小叶状，排列疏松，并围绕视神经及其周围，而周边或肌锥外脂肪则为相对较小且活动较少的小叶状脂肪组织。这些脂肪排列成四个小叶，每个小叶都通过相邻直肌间与肌锥内脂肪相连。

在四条直肌中，只有内直肌与相邻眶骨壁间被脂肪分开。在眶尖内侧面，内直肌周围的结缔组织与眶底相连。在内侧面眼球后极部附近，内直肌周围的结缔组织除与眶底相连外，还与眶顶相连。在眼球赤道部，除了与眶顶和眶底相连外，内直肌周围的结缔组织与鼻侧眶内壁相连并增厚成为内侧节制韧带。在节制韧带后，内直肌的鼻侧，可看到一个不连续的间隙，此间隙覆盖上斜肌且与上、下脂肪隔相通。在此处进行局部麻醉，药物可弥散至上述间隔及后部的眶尖。但由于眶顶和眶底有连接组织，药物可被限制在内侧间隙而不会向外弥散进入肌肉圆锥内。而上斜肌、上直肌、提上睑肌手术麻醉则较为容易。内侧间隙在前部节制韧带的上、下开放，在此处注射局麻药物可通过眶隔进入上下眼睑，药物扩散的位置正是在眼轮匝肌的深层表面，这里有第七脑神经末梢通过，故可产生阻滞麻醉作用。

结缔组织在不同个体存在差异，并随年龄增加而不断变性。因此，对老年人而言，麻醉药物会更容易通过薄弱的结缔组织渗透到眼眶中部，产生较好的球后阻滞效果。同样，即使眶内出血形成“黑眼”，由于前部引流，老年人的症状也比较轻微，不像年轻人，即使小量出血，由于眼后部结缔组织坚韧，引流较差，更容易出现眼压升高和视力下降。

五、眼、眼眶和眶周神经

1.视神经　视网膜神经节细胞发出的纤维汇集成视乳头，直径约1.5mm，其纤维穿过巩膜筛板出眼球后形成视神经。视神经全长约42～47mm，分颅内段、管内段、眶内段和眼内段。颅内段为视交叉到视神经孔段，长约10mm，大脑前动脉和额叶位于其上，颈内动脉位于侧旁。管内段长约5～6mm，向前外、向下与位于下外方的眼动脉一起穿过视神经管。由于管内段两端的鞘膜在颅内端被硬脑膜悬韧带固定，在眶端被Zinn环所固定，故这部分视神经相对固定。位于眶内段的视神经直径大约为4mm，长度略大于30mm，而眼球后表面至视神经孔的距离大约25mm，因此，视神经在眶内约有7mm的富余长度，这样足以保证眼球随意运动。视神经包括视乳头和筛板部分，长约1mm，与视神经穿入眼球近后极部的巩膜厚度一致。视神经外面被视神经鞘膜包裹，鞘膜由三层脑膜延续而来，即硬脑膜、蛛网膜和软脑膜。硬脑膜在最外层，前端与后部巩膜融合，后端与视神经孔周围的眶骨膜融合。神经周围的脑脊液在硬脑膜下可自由流动，并与中脑相通。

2.动眼神经　动眼神经从脑干腹面的大脑脚间沟发出，神经纤维合并为一条神经干，在大脑后和小脑上动脉间移行，向前位于大脑后交通动脉的外侧，通过滑车神经上的海绵窦的侧壁，在进入眶上裂前分成上、下两支。

动眼神经上支进入肌锥间隙后走行在视神经外侧并上行，在距上直肌起点12.5mm处进入上直肌肌腹内表面。部分分支穿过或绕过上直肌进入紧贴其上部的提上睑肌。动眼神经下支分三支：一支走行在视神经下方向内在距肌起点12.5mm处进入内直肌肌腹内表面。一支同样在距起点12.5mm处进入下直肌肌腹内表面。另一支走行较长，靠近眶底部走行在下直肌外侧，在下斜肌中点处进入其后表面。从眶下缘外四分之一处进针可能损伤进入下斜肌的这支神经。在眶尖部，动眼神经下支的第三支即下斜肌支发出一细小分支向上进入睫状神经节，组成睫状神经节节前副交感成分。

3.滑车神经　滑车神经始于脑干的背面，然后绕过脑干在动眼神经下方走行在海绵窦外侧壁进入眼眶后走行于Zinn环的外面。由于其在颅内走行较长，因此易在对冲伤时损伤。滑车神经在眶顶部向前走行，并在上斜肌肌腹的中后三分之一处，上斜肌的外上缘进入上斜肌。由于滑车神经在肌锥外走行，肌锥内注射少量麻醉剂时，上斜肌仍可保留少许功能，如内旋。

4.外展神经　是外直肌的运动神经，它从脑桥和延髓间沟发出，上行至脑干部呈锐角跨过颞骨岩部，进入海绵窦后部，内侧为颈内动脉，外侧为三叉神经节，在海绵窦向前走行在动眼神经和滑车神经的下方，并由眶上裂进入 Zinn 环，最后在距外直肌起点 12.5mm 处进入外直肌肌腹内表面。

5.睫状神经节　睫状神经节位于肌锥内，距眶尖 10mm，距球后 15mm。其内侧为视神经和眼动脉，外侧为外直肌。大小约 2mm × 1mm，呈灰红色。睫状神经节为副交感神经系统的周围神经节，前部发出 8～10 支睫状短神经，并环绕视神经周围又分成 15～20 更细小分支进入巩膜。睫状神经节后部有三个根：运动或副交感根、感觉根和交感根。

运动根来自下斜肌支，含有副交感神经纤维，在节内交换神经元。其节后神经纤维组成睫状短神经的运动成分即副交感成分，支配眼内的瞳孔括约肌和睫状肌。感觉根来自鼻睫状神经，在睫状神经节内不交换神经元，通过睫状后短神经传递感觉神经纤维。交感根来自颈上神经节的节后神经纤维，走行于颈内动脉周围的网状结构，然后进入眶内的动脉周围鞘。交感根在睫状神经节内不交换神经元，组成睫状短神经的交感成分，司球内血管的舒缩。

6.眼神经　是三叉神经中最小的一支，起自三叉神经节的前内部分，向前进入海绵窦的外侧壁，走行在动眼神经和滑车神经的下方。眼神经分为三支：泪腺神经、额神经和鼻睫神经，这三支神经各自独立地穿过眶上裂，前两支位于 Zinn 环之外，最后一支走行在 Zinn 环之内。

泪腺神经是眼神经中较小的一支，它沿外直肌上缘前行，进入泪腺的后部。泪腺神经还司上睑外侧大部皮肤和临近结膜组织的感觉。

额神经是眼神经中最大的一支，靠近眶上壁，在眶骨膜和提上睑肌之间前行。它在鼻侧发出较小的滑车上神经分支，而较大的一支眶上神经则沿眶上继续前行，经由眶上孔或眶上切迹出眶。滑车上神经支配额部中央区皮肤、上睑内侧皮肤及内侧的结膜组织的感觉。眶上神经支配额区其他皮肤、头皮的前 2/3 及上睑中部皮肤和邻近结膜的感觉。由于部分外周结膜组织的感觉由额神经和泪腺神经支配，而这两支神经走行在肌锥外间隙，故球后肌锥内注入少量局麻药可出现结膜阻滞不全。

眼神经的鼻睫神经支进入 Zinn 环和肌锥内，并发出一支到睫状神经节。当它经过视神经时发出 2～3 支睫状长神经。它们与睫状后短神经一起在视神经周围穿过巩膜。鼻睫神经为混合神经，包括来自虹膜、睫状体、角膜和中央部的结膜组织传入的感觉纤维，以及支配瞳孔开大肌的交感神经。尽管视网膜没有感受痛觉的神经纤维支配，但巩膜却由感觉神经末梢支配，因此，这也就是在巩膜扣带术中需要麻醉的原因。鼻睫神经在眶内侧壁与眼动脉间前行的过程中，还发出筛前和筛后神经，分别经眶内壁的同名孔进入筛窦和鼻腔内黏膜组织，司感觉功能。鼻睫神经最前支为滑车下神经，它沿内直肌上缘走行，穿出眶隔后司鼻背区和下睑内侧皮肤及临近的结膜组织和泪囊区的感觉。

7.上颌神经　上颌神经是三叉神经的第二个分支，司颜面中部、颞前区、下眼睑及上唇部分区域皮肤的感觉，还司上颌部齿龈、牙齿、上颚黏膜、鼻及上颌窦黏膜的感觉。上颌神经起自三叉神经节前中部并向前穿过海绵窦外侧壁靠下的位置，由圆孔和翼腭孔出颅，并通过眶下裂以眶下神经进入眼眶。眶下神经沿眶下壁前行，经眶下沟于眶下缘中点下 10mm 的眶下孔穿出到达面部。在颊部皮下组织分成多支，司下睑、鼻部、上唇及面中部皮肤的感觉。在翼腭孔，上颌神经发出颧支向上经眶下裂分成颧面神经和颧颞神经，前者由同名孔穿出支配颧骨区皮肤，后者在眶内沿眶外壁走行一小段后，从颧颞孔穿出司前颞区皮肤的感觉。司泪腺分泌的副交感神经的节前纤维起自脑干，传递到三叉神经，在上颌神经内走行，在翼腭窝内的蝶腭神经节交换神经元，节后纤维经过颧颞神经和泪腺神经交叉进入泪腺。

由于眶周皮肤的感觉神经大多由眶内出来，因此，行眶内阻滞麻醉后，可产生眶周较大范围的皮肤阻滞麻醉效果。例如麻醉药可扩散到眶上部额神经或眶下部的上颌神经，造成单侧从枕部到上唇部及由鼻中线到前颞侧区域，包括上部口腔、牙齿和鼻腔黏膜麻木。

8.面神经　面神经为混合神经，分为较大的运动神经纤维和较小的感觉神经纤维成分。它起自脑桥，经茎乳孔由颅底出颅，与穿过颈静脉孔的舌咽、迷走和副神经毗邻。封闭茎乳孔可导致半侧面部完全麻痹，麻醉药可以由局部向临近的主要颅神经扩散。面神经的茎乳孔出口距离乳突前缘中点有 20mm，面神经依次越过颞骨乳突，走形于外耳道下，进入腮腺实质，在腮腺内先分成两支，随后再形成几条分支。不同个体间面神经分支的分布有很大差异。面神经穿过腮腺后，经过下颌支和下颌角相邻处，此处为进行阻滞麻醉的一个重要解剖标志。面神经的上支颞支和颧支支配前额、眉部肌肉组织和眼轮匝肌。支配面部肌肉的面神经均由肌肉深层而来，了解这点非常重要，如果麻醉阻滞太浅，麻醉药物不能很好地渗透到肌肉深层，则神经纤维末梢不能很好地被阻滞，就不会造成面部肌肉活动的完全丧失。颧弓和眶缘是面神经颞支和颧支外周阻滞麻醉的骨性标记。

六、眼和眼眶血管

在人体其他部位，通常是动、静脉相伴，但眶内血管却因解剖部位不同而表现各异。眼眶静脉不与动脉相伴，而是有自己的走行方向，动脉的分布和走行也存在很大的个体差异。眼眶动脉向靶器官放射状走行，并穿越不同的结缔组织间隔到达靶组织。而静脉则呈环状走行且局限于结缔组织间隔内。通过影像学检查可清晰地看到动、静脉之间的不同，且静脉造影比动脉造影的图像更加可靠。眼上静脉是眼眶中最大的静脉，走行连续，是判断眼眶占位性病变的重要解剖标志。总的说来，眼眶动脉在眶尖附近肌锥中央并在眼眶的上方走行，而眼眶静脉则位于周边部，主要在肌锥中央外侧走行。前眶区的血管较少，而眼眶后部靠外侧的血管较为丰富。由于肌锥后部有丰富的动脉和视网膜静脉回流系统，因此，球后阻滞麻醉时，如操作不当会很容易引起组织损伤，产生血肿，引起球后压力升高。

1.动脉　眼眶动脉系统主要来自眼动脉，眼动脉是颈内动脉的分支。只有很少一部分血液供应来自颈外动脉。

眼动脉起自颈内动脉，在颅内海绵窦走行一小段后穿过视神经孔位于视神经下方稍偏颞侧，进入肌锥后在视神经和睫状神经节之间向颞上方走行并发出第一个分支，即视网膜中央动脉。视网膜中央动脉通常在球后 12.5mm 处由视神经正下方穿过视神经硬脑膜鞘到达视神经中央，然后在视神经内走行，到达视神经头部后发出视网膜动脉分支供应视网膜。泪腺动脉是眼动脉发出的第二个分支，它在到达泪腺和上、下睑外侧动脉的终末支之前已经发出很多分支。眼动脉主干发出这两个分支后继续前行并转向鼻侧，80%的眼动脉行经视神经上方，20%行经视神经的下方。眼动脉行经视神经后发出到达直肌的肌动脉和睫状后长、睫状后短动脉。睫状后长、睫状后短动脉与睫状后长、睫状后短神经伴行，在视神经附近进入眼内。睫状后长动脉多分为两支在巩膜深部向前走行供应前部葡萄膜。睫状后短动脉穿过巩膜供应脉络膜和睫状体。睫状前动脉来自肌动脉，在角膜缘附近进入眼内，供应前部葡萄膜。

眶上动脉先于筛前动脉和筛后动脉由眼动脉发出，与同名神经相伴前行。这些血管可以将眼动脉固定在眶内壁。上、下睑内侧动脉分支发出后在眶鼻上象限走行，它是眼动脉系统的终末支，也叫鼻背动脉和滑车上动脉（也有称为额动脉）。在眼睑内，上、下睑内侧动脉和上、下睑外侧动脉的分支与眶上动脉、面部动脉和颈外动脉的部分分支相吻合。

局部麻醉时注射器的针尖不要到达眶后 15mm 处，此处有大血管，可因血管损伤后出血而影响视力。视神经和眼外肌等重要结构在此处紧密相邻，也易受到损伤。但在眶前部和中部有颞下、颞上和内侧 3 个相对无血管的脂肪组织间隔可以进行局部麻醉。颞上脂肪组织位于眼眶外侧缘近眶顶处，从眶缘向后延伸 30mm。内侧脂肪组织在进行麻醉时由泪阜鼻侧眼睑最内侧进针，在水平面平行进针最多达 25mm 后，向内倾斜 5°进入矢状面。鼻上象限包括眼动脉的终末支和内眦静脉与眶上静脉之间大的吻合支，此外还有上斜肌的滑车结构，因此不要在此部位注射局麻药。

2.静脉　眼上静脉是眼眶内变化最少的血管，它是由眶上静脉、内眦静脉和鼻额静脉汇合而成。它分为三段，第一段贴近眶内壁上缘走行于上直肌内缘，临近滑车。第二段在上直肌下方进入肌肉圆锥，第三段在上直肌外侧缘出肌肉圆锥经眶上裂进入海绵窦。眼下静脉于外下侧形成静脉丛，向后引流，与眼上静脉分支吻合，经眶下裂进入翼丛后，汇入海绵窦。在眶前部，内侧眶静脉主要引流内眦静脉和滑车上静脉。眼眶的静脉回流系统与眶外静脉系统相沟通，其中最重要的有经眶上静脉引流入海绵窦，还有经眼下静脉与翼丛相交通。眶前静脉引流是通过眼上静脉的第一段与面静脉的分支内眦静脉相沟通。其他引流系统还包括在眼眶外侧壁与颧颞静脉沟通，在眶内侧壁通过筛静脉与鼻腔静脉沟通。眼眶的血流方向由前到后，中心静脉压、深呼吸以及眼球运动会影响静脉回流。

3.淋巴系统　眼眶本身既无淋巴管也无淋巴结，但眼睑有淋巴引流系统，可引流入颌下淋巴结和腮腺淋巴结。

第二节　眼科麻醉相关生理知识

一、角膜生理

角膜直径约 11mm，中央厚约 0.5mm，周边厚约 1mm。它是主要的屈光介质，可产生 45D 的凸透镜会焦作用，而晶状体只产生 17D 的作用，因此，角膜曲率构成了屈光系统的主要成分。

正常情况下，角膜暴露在空气中，通过每 30s 一次的瞬目运动来保持角膜湿润。只有在无意识或麻醉状态下的病人，角膜长期暴露在空气中才可能导致角膜溃疡甚至穿孔或角化。

覆盖角膜表面的泪膜对角膜起一定的保护作用，泪膜的外层由脂质构成，中间层是含水溶性蛋白成分的水液层，最内层是由结膜杯状细胞分泌的黏液构成的黏液层。泪膜不仅可起到清洁和保护角膜作用，还是角膜和内皮细胞获得氧气和营养的途径。它通过润滑角膜表面对正常视功能起到重要保护作用。

位于泪膜下面的是角膜上皮层，上皮层由六层细胞组成，可以抵御各种化学物质和细菌的侵入。如果角膜未受损，荧光素染色为阴性，如角膜上皮破坏则荧光素染色阳性。角膜上皮的再生能力很强，损伤后很快修复且不遗留瘢迹。例如，它可在角膜移植术后一周内完全恢复，但如果累及到上皮细胞的基底膜，则损伤愈合时间将明显延长。角膜缘处的角膜上皮基底细胞层含有角膜缘干细胞，它在角膜上皮的更新和修复过程中起重要作用。

上皮细胞的基底膜为前弹力层，也称 Bowmans 膜，它由胚胎期基质中的角膜细胞分泌形成，损伤后不能再生。角膜基质主要由Ⅰ型胶原纤维和细胞外基质组成，其有序规则排列，可使 98%的入射光线通透。

后弹力层由内皮细胞分泌形成，系Ⅳ型胶原纤维，富于弹性，抵抗力较强，损伤后可再生。出生时较薄，随年龄增长变厚。内皮细胞约 100 万个，随年龄增长而减少。细胞间形成紧密连接阻止房水进入细胞外间隙，具有角膜－房水屏障功能，以及主动泵出水分维持角膜相对脱水状况，保持角膜的透明性。内皮细胞几乎不进行有丝分裂，损伤后主要靠邻近细胞扩张和移行来填补缺损区。若角膜内皮细胞损伤较多，则失去代偿功能，将造成角膜水肿和大泡性角膜病变。

二、虹膜睫状体生理

1.虹膜　主要功能是通过瞳孔反射来调节进入眼内光线的量，使物体在视网膜成像清晰。

瞳孔大小与年龄、屈光状态、精神状态等因素有关。虹膜组织血管丰富，炎症时以渗出反应为主。

2.睫状体　位于虹膜根部的后面，由前、后两部分组成。后部肌性部分有平滑的内表面，称作睫状体扁平部。此部分有三个主要功能：①可松弛晶状体悬韧带，使晶状体屈光度增大，增大其调节功能，有利于看清近处物体；②可以拉紧巩膜突，拉开小梁网以利于房水流出；③起到虹膜扩张器的作用。扁平部是玻璃体视网膜手术时切开巩膜的常用入路。

睫状体前部为睫状冠，其表面约有 70 个嵴样皱襞，房水由此处分泌。此处的基质富含血管，有孔的毛细血管深入皱褶内。血浆蛋白质可透过毛细血管，成为基质的主要成分。睫状冠表面是两层上皮细胞，外层是色素上皮细胞，内层是无色素上皮细胞，在循环状态正常时，这两层细胞对蛋白质起严格的屏障作用，但在损伤反应、一些解热镇痛药如烟胺比林等的作用下，或应用维生素 E 的情况下，蛋白质可以通过此屏障。

3.瞳孔光反射　为光线照射一侧眼时引起两侧瞳孔缩小的反射。光照侧的瞳孔缩小称瞳孔直接光反射，对侧的瞳孔缩小称间接光反射。光反射路径由传入和传出两部分组成。传入纤维开始时与视觉纤维并行，到达外侧膝状体前离开视束，经四叠体上丘臂至中脑顶盖前核，在核内交换神经元后，一部分纤维绕过中脑导水管到同侧 Edinger－Westphal 核(E－W 核)，另一部分经后联合交叉到对侧 E－W 核。传出纤维为两侧 E－W 核发出的纤维，随动眼神经入眶至睫状神经节，交换神经元后，其节后纤维随睫状短神经到达眼球内瞳孔括约肌。虹膜睫状体含有感觉神经(三叉神经眼支)，通过睫状后长和后短神经发出分支，炎症时可引起疼痛。

4.瞳孔近反射　为视近物时瞳孔缩小，它是在大脑皮层的协调作用下，与调节和集合作用同时发生的现象。其传入路与视路伴行达视皮质。传出路为视皮质发出的纤维经枕叶－中脑束至中脑的 E－W 核和动眼神经的内直肌核，再随动眼神经到达瞳孔括约肌、睫状肌和内直肌，同时完成瞳孔缩小、焦点移近的调节和眼球内聚的集合作用。

三、房水

1.房水成分　房水为血浆超滤液，几乎不含蛋白质，但含乳酸、维生素 C、葡萄糖、肌醇、谷胱甘肽、尿素，以及钠、钾、氯等。此外，房水中还含有一些生长调节因子，如 TGF－β1、TGF－β2、aFGF、bFGF 等。房水中的碳酸氢盐、磷酸盐、乳酸盐、尿素、维生素 C 的含量明显高于血浆。这些成分随房水循环、晶状体与角膜内皮代谢交换，以及虹膜静脉再吸收而发生变化，房水的氧分压约 7.33kPa(55mmHg)，二氧化碳分压约 5.33～8kPa(40～60mmHg)，pH 为 7.5～7.6。

2.房水作用　房水具有维持眼内组织(晶状体、玻璃体、角膜、小梁网等)代谢作用，提供必要的营养物质(如葡萄糖、氨基酸等)维持其正常的运转，并从这些组织带走代谢产物(如乳酸盐、丙酮酸盐等)。房水还维持、调节适当的眼压，这对维持眼球结构完整性十分重要。房水由睫状体通过主动转运(约占 75%)、超滤过和弥散等形式产生，生成速率约为 1.5～3μl/min。因睫状上皮细胞的血－房水屏障作用，房水中无血细胞，仅有微量蛋白，这为光学通路提供了透明的屈光介质部分。血－房水屏障破坏时，房水中细胞、蛋白含量明显增加，视功能因而受到损害。

3.房水引流　主要引流系统位于前房角。房水自睫状体分泌后，由后房流经瞳孔，到达前房，再从前房角的小梁网进入 Schlemm 管，再由此通过集液管和房水静脉汇入巩膜表层的睫状前静脉，回流到血循环。另有少部分从房角的睫状带经葡萄膜巩膜途径引流(约占 10%～20%)和通过虹膜表面隐窝吸收(约占 5%)。

对生理和病理状态下眼内压控制的精细研究表明，在健康个体中，眼内压在一生中大致是恒定的，大约为 2kPa(15mmHg)。在血压的影响下变化也非常缓慢，它只是随自身体位和一天中时间变化呈轻微的波动。但当咳嗽、憋气时，眼内压可急剧升高。此外，炎症或外伤时，出现反应性睫状突上皮细胞通透性增大，眼内压可急剧升高。

房水生成的速率为 2μl/min，大约是前房容积的 1%。房水的流出速度约 0.22～0.28μl/(min·mmHg)。保持房水生成和排出的动态平衡很复杂，但在健康机体能得到很好调控。影响其平衡的因素包括机械性、激素性、神经性等诸多方面。虹膜根部机械性阻塞房角是急性青光眼的主要原因。阻塞的原因可能是瞳孔阻滞，使虹膜前突甚至虹膜膨隆。大剂量糖皮质激素可以使眼压升高，而黄体激素则可使眼压轻度降低。神经因素对眼压也有明显影响，副交感神经在小梁网有显著的作用。毫无疑问，拟副交感神经药物如匹罗卡品和毒扁豆碱可使眼压降低，其机制可能是对虹膜根部的机械作用或是对小梁网的直接作用。拟交感神经类药物如肾上腺素、β 肾上腺素能药物如噻吗心安，以及肾上腺素能神经元阻滞药如胍乙啶也有降眼压作用。但这些药物的确切降眼压作用还没有得到完全阐明。只有降低睫状体分泌房水的药物，如碳酸酐酶抑制药乙酰唑胺有其明确的治疗机制。这些药物通过全身给药时才有明显的降低房水生成作用。正常房水的生成是否依赖碳酸酐酶，是否存在另一个控制房水生成的生理机制目前还不清楚。

四、脉络膜

脉络膜血管丰富，血容量大，约占眼球血液总量的 65%。由睫状后短动脉供血，涡静脉回流，其内层毛细血管通透性高，供应视网膜外层的营养。脉络膜毛细血管的通透特性使小分子的荧光素易于渗漏，而大分子的吲哚菁绿造影剂不易渗漏，临床上能较好显示脉络膜血管造影。脉络膜血供丰富，有眼部温度调节作用。含丰富的黑色素，可起到眼球遮光和暗房的作用。

五、晶状体

晶状体无血管，营养来自房水和玻璃体，主要通过无氧酵解途径获取能量。晶状体是眼屈光介质的重要部分，相当于约 17D 的凸透镜，具有独特的屈光通透和折射功能，可滤去部分紫外线，对视网膜有保护作用。晶状体悬韧带源于睫状体冠部和平坦部，附着在晶状体赤道部周围的前、后囊上，通过睫状肌的收缩、舒张来共同完成眼的调节功能。

晶状体透明度的维持有赖于晶状体细胞有规则的排列，在晶状体因调节而改变形状时，同样保持透明性。晶状体囊在代谢转运方面起重要作用，当晶状体囊受损或房水代谢变化时，晶状体将发生混浊形成白内障。

六、玻璃体

玻璃体是眼屈光介质的组成部分，并对晶状体、视网膜等周围组织有支持、减震和代谢作用。玻璃体含有 98% 的水和 0.15% 的大分子物质，包括胶原、透明质酸和可溶性蛋白质，其他物质包括离子和低分子量物质。两个主要结构成分是呈细纤维网支架的Ⅱ型胶原和交织于其间的透明质酸黏多糖。正常状况下，玻璃体呈凝胶状态，代谢缓慢，不能再生，具有塑形性、黏弹性和抗压缩性。随着年龄增长，玻璃体胶原纤维支架结构塌陷或收缩，玻璃体液化、玻璃体后脱离。

七、视网膜

色素上皮细胞位于视网膜最外层，仅一单层结构，它参与维生素 A 的转运和代谢、药物解毒、合成黑色素和细胞外基质等，在视网膜外层与脉络膜之间选择性转送营养和代谢物质，对光感受器外节脱落的膜盘进行吞噬消化，并起到光感受器活动的色素屏障等环境维持作用。色素上皮细胞间的紧密连接可阻止脉络膜血管正常漏出液中大分子物质进入视网膜，与脉络膜的 Bruch 膜共同组成视网膜－脉络膜屏障。此外，色素上皮细胞层亦促进视网膜与脉络膜粘着。视网膜中的胶质细胞、Müller 细胞贯穿神经感觉层，其纤维从外界膜纵向伸展到内界膜，对视网膜起到结构支持和代谢营养等作用。

视信息在视网膜内形成视觉神经冲动，经三个神经元传递，即光感受器－双极细胞－神经节细胞。神经节细胞轴突即神经纤维沿视路将视信息传递到外侧膝状体（第四级神经元），换神经元后再传向视中枢形成视觉。光感受器是视网膜上的第一级神经元，它分视杆细胞和视锥细胞两种。视杆细胞感弱光（暗视觉）和无色视觉，视锥细胞感强光（明视觉）和色觉。视锥细胞约七百万个，主要集中在黄斑区。在中心凹处只有锥细胞,此区神经元的传递又呈单线连接,故视力非常敏锐。离开中心凹后视锥细胞密度即显著降低,所以当黄斑区病变时,视力明显下降。视杆细胞在中心凹处缺乏,距中心凹 0.13mm 处开始出现并逐渐增多,在 5mm 左右视杆细胞最多,再向周边又逐渐减少。当周边部视网膜病变时,视杆细胞受损则发生夜盲。视盘是神经纤维聚合组成视神经的始端,没有光感受器细胞,故无视觉功能,在视野中表现为生理盲点。

八、眼外肌生理

在休息或深麻醉状态下,眼位是固定的并位于中央部。而在睡眠或浅麻醉状态下,眼外肌没有完全松弛的状态下,会出现 Bell's 现象,表现为眼球向上转并位于上睑下方。Bell's 现象是一种生理保护机制,但这种保护机制增加了在眼上方进行手术的难度。Bell's 现象可通过局部麻醉进行阻断。全麻状态下,手术医生可通过在上直肌做牵引缝线来控制眼球的位置。而麻醉医生可以通过使用肌肉松弛药或增加麻醉深度来控制眼位。强烈的上直肌牵引会造成上直肌痉挛或诱发眼心反射。

九、眼心反射

1.神经通路　眼心反射的神经传入冲动来自眼眶或眼球的牵拉或压力感受器,通过睫状长和睫状短神经,沿着三叉神经的眼分支,在第四脑室附近的三叉神经感觉神经核内形成突触联系,传出神经为迷走神经。

2.诱发因素　斜视手术是引起眼心反射的最常见例子,几乎所有术前没用抗胆碱药的病人都会发生此反应,尤其是牵拉内直肌产生的反应比牵拉其他肌肉更为显著。儿童眼心反射的发生率更高。

通常情况下,对眼外肌牵拉一般都会引起心率下降。白内障、青光眼以及玻璃体视网膜手术中,置上直肌牵引线或转动眼球时,常诱发眼心反射。

青光眼急性发作是由眼内压升高引起,而且往往合并腹痛等内脏迷走神经反应,有时常被误诊为急腹症。这说明眼压升高本身就是一种潜在的刺激,并通过神经发射诱发一些临床症状。

玻璃体手术中,玻璃体腔内注入空气或其他气体,以及硅油填充后、巩膜扣带术后均可引起眼内压持续升高。术中不仅会出现迷走反射,而且术后一段时间也仍会因眼压升高出现迷走神经反射。行眶内容剜出术后的患者,术后出现眶内血肿也会出现类似心肌梗死的反应。

最近,对眼球及眼眶刺激而产生的呼吸深度和频率的变化引起了人们的关注,被称作"眼呼吸反射"。它和眼心反射可能有相同的机制,或是由脑干的神经冲动辐射所致。目前还没有关于这种反射产生不良影响的临床报道。抗胆碱能药不能阻断这种反应,因此,出现这种"眼呼吸反射"后,往往会使麻醉医生误认为具有自主呼吸的患者可能是麻醉太浅。对这种反射还没有有效处理方法。

3.临床表现　眼心反射主要可引起窦性心动过缓,严重时可造成心脏停搏达 30s 以上,但很少发生持续性心脏停搏。代偿性心室逸搏可防止心脏完全停搏。年轻患者死于眼心反射的并不多见,往往缺氧是导致死亡的主要原因。持续心动过缓可导致心输出量下降,出现严重的低血压,一些老年患者还可出现心衰和肺水肿等症状。

尽管心动过缓最为常见,其他心律紊乱也会出现,如房室传导阻滞、二联律和交界性节律,应该引起注意。眼心反射所致的内脏反应还包括恶心、呕吐、腹疼、血管收缩、出汗、流涎等,这些都会增加患者的痛苦。

4.防治　术前应用阿托品等抗胆碱能类药物、采用球后或球周阻滞麻醉等可预防眼心反射的发生或减轻眼心反射的症状。术中应常规监测血压、心率和 ECG,若心率下降超过基础值的 20%,应立即停止对肌肉的牵拉,必要时注射抗胆碱能药物。

(李宁东)

第三章 眼科常见疾病

眼科疾病可按解剖位置分为眼睑和泪器疾病、结膜疾病、角膜病、眼前节疾病、玻璃体视网膜疾病、眼眶病和眼肌病。本章重点介绍与临床麻醉相关的眼科常见疾病和治疗原则。

第一节 眼睑和泪器疾病

一、眼睑疾病

(一)眼睑炎症

1.睑腺炎　指眼睑腺体的感染。如果是睫毛毛囊或其附属的皮脂腺(Zeis 腺)或变态汗腺(Moll 腺)感染,称为外睑腺炎,以往称为麦粒肿。如果是睑板腺感染,称为内睑腺炎。大多数睑腺炎是由葡萄球菌感染引起,通常是金黄色葡萄球菌感染。患处呈红、肿、热、痛等急性炎症表现。早期睑腺炎应给予局部热敷和滴用抗生素滴眼液。当脓肿形成后,应切开排脓。

2.睑板腺囊肿　是睑板腺特发性无菌性慢性肉芽肿性炎症,以往称为霰粒肿,通常以无痛性局限性肿胀为特点。大多数睑板腺囊肿向结膜面发展,可轻度发红或隆起,如视物变形或影响美观则需手术切除。对于复发性或老年人睑板腺囊肿,应将切除物进行病理检查,以除外睑板腺癌。

3.睑缘炎　指睑缘表面、睫毛毛囊及其腺组织的亚急性或慢性炎症,主要分为鳞屑性、溃疡性和眦部睑缘炎三种。这三种炎症各有特点,应详细鉴别。治疗原则是局部清洁,使用抗生素眼膏。

(二)眼睑位置、功能和先天异常

1.睑内翻　指眼睑特别是睑缘向眼球方向卷曲的位置异常。当睑内翻达一定程度时,睫毛也倒向眼球。因此,睑内翻和倒睫常同时存在。睑内翻可分为三类:①先天性睑内翻,多见于婴幼儿,大多由于内眦赘皮、睑缘部轮匝肌过度发育或睑板发育不全所引起;②痉挛性睑内翻,多发生于下睑,常见于老年人,又称老年性睑内翻,是由于下睑缩肌无力,眶隔和下睑皮肤松弛失去牵制睑轮匝肌的收缩作用,以及老年人眶脂肪减少,眼睑后面缺少足够的支撑所致;③瘢痕性睑内翻,由睑结膜及睑板瘢痕性收缩所致,沙眼引起者常见。此外结膜烧伤、结膜天疱疮等病等也可引起。

手术矫正对任何类型的睑内翻均有效。老年性睑内翻可行肉毒杆菌毒素局部注射,如无效可手术治疗。

2.睑外翻　指睑缘向外翻转离开眼球,睑结膜常不同程度的暴露在外,常合并睑裂闭合不全。睑外翻可分为三类:①瘢痕性睑外翻,眼睑皮肤面瘢痕性收缩所致;②老年性睑外翻,仅限于下睑,由于老年人眼轮匝肌功能减弱,眼睑皮肤及外眦韧带也较松弛,使睑缘不能紧贴眼球,并因下睑重量使之下坠而引起;③麻痹性睑外翻,由于面神经麻痹,眼轮匝肌收缩功能丧失,又因下睑重量使之下坠而发生。

瘢痕性睑外翻、老年性睑外翻可行手术治疗,麻痹性睑外翻关键在于治疗面瘫,可用眼膏、牵拉眼睑保护角膜和结膜,或做暂时性睑缘缝合术。

3.上睑下垂　指眼向前注视时,上睑缘的位置异常降低。轻者并不遮盖瞳孔,但影响外观。重者部分或全部遮盖瞳孔,影响视功能,可为先天性或获得性。先天性主要由于动眼神经核或提上睑肌发育不良,以手术治疗为主。获得性因动眼神经麻痹、提上睑肌损伤、交感神经疾病、重症肌无力及机械性开睑运动障碍所致,应先进行病因治疗或药物治疗,如果系统治疗半年以上无效再考虑手术治疗。

（三）眼睑肿瘤

1.良性肿瘤

（1）血管瘤：是血管组织先天性发育异常。毛细血管瘤是最常见的眼睑血管瘤，由增生的毛细血管和内皮细胞组成。因毛细血管瘤有自行退缩的趋向，因此可观察一段时间，一般到5岁以后治疗。首选治疗方法是向血管瘤内注射长效糖皮质激素，如果治疗无效，可改用冷冻或部分手术切除。

（2）海绵状血管瘤：也是常见的眼睑血管瘤，为成人眼眶最常见的良性肿瘤。由内皮细胞衬里、管壁有平滑肌的大血管腔组成。这种血管瘤是发育性的，而不是先天性的，常在10岁前发生。它不会自行退缩，而会逐渐增大。

（3）色素痣：是很常见的良性肿瘤，与身体其他部位的色素痣有相同的病理变化。表现为眼睑先天性扁平或隆起的病变，边界清楚，由痣细胞构成。色素痣很少恶变，如需要可手术切除。

2.恶性肿瘤

（1）基底细胞癌：为我国最常见眼睑恶性肿瘤，多见于中老年人，好发于下睑近内眦部。肿瘤生长缓慢，隆起较高，质地坚硬，中央部可出现溃疡，并逐渐向周围组织侵蚀，但很少转移。此肿瘤对放射治疗敏感，因此应早期手术切除后再行放射治疗。

（2）鳞状细胞癌：多发生于中老年人，好发于睑缘皮肤黏膜移行处。生长缓慢，逐渐形成溃疡，边缘稍隆起，质地坚硬，可发生坏死和继发感染。它不但向周围和深部侵蚀，还侵犯皮下组织、睑板、眼球、眼眶和颅内，可经淋巴系统向远处转移。以手术治疗为主。

（3）皮脂腺癌：多见于东方人。中老年妇女常见，好发于上睑。最常起源于睑板腺和Zeis腺，也可起源于眉弓部或泪阜的皮脂腺。当肿块逐渐增大后，可形成溃疡或呈菜花状。它可向眶内扩展，侵入淋巴管，并发生转移。本病恶性程度高，对放射线治疗不敏感。早期手术切除预后较好，晚期已侵及邻近组织，手术后极易复发。

二、泪器疾病

泪器在结构和功能上可分为泪液分泌部和泪液排出部。泪液分泌系统疾病主要包括泪腺炎症和泪腺肿瘤。泪液排出系统疾病主要包括泪囊炎和泪道狭窄或阻塞。

1.泪腺炎

（1）急性泪腺炎：多为细菌、病毒感染所致，可分别或同时累及泪腺的睑叶或眶叶，表现为眶外上方局部肿胀、疼痛，上睑水肿呈“S”形弯曲变形，耳前淋巴结肿大。早期局部扇敷和应用抗生素或抗病毒药物治疗，脓肿形成后及时切开引流。

（2）慢性泪腺炎：为病程进展缓慢的一种增殖性炎症。泪腺肿大，一般无疼痛，可伴有上睑下垂，在外上眶缘下可触及较硬的包块，但多无压痛，眼球可向内下偏位，向上、外视物时可有复视，但眼球突出少见。应针对病因或原发病治疗。

2.泪腺肿瘤　泪腺肿瘤主要指原发于泪腺的肿瘤，占眼眶占位性病变的首位。50%为炎性假瘤或淋巴样瘤，50%为上皮来源的肿瘤，而且多起源于泪腺眶叶。在原发性上皮瘤中，50%属于良性（多形性腺瘤），50%为恶性。在恶性泪腺肿瘤中，又有50%为囊样腺癌，25%为恶性混合瘤，其余25%为腺癌。需手术切除治疗。

3.泪囊炎

（1）急性泪囊炎：大多在慢性泪囊炎的基础上发生。最常见的致病菌为金黄色葡萄球菌或溶血性链球菌。患眼充血、流泪，有脓性分泌物，泪囊区局部皮肤红肿、坚硬，疼痛、压痛明显，炎症可扩展到眼睑、鼻根和面颊部，甚至可引起眶蜂窝织炎。脓肿可穿破皮肤，有时可形成泪囊瘘管，经久不愈。早期可行局部热敷，全身和局部使用抗生素。脓肿形成应及早切开排脓，放置橡皮引流条，待伤口愈合、炎症完全消退后按慢性泪囊炎处理。

（2）慢性泪囊炎：多继发于鼻泪管狭窄或阻塞后，泪液滞留于泪囊之内，伴发细菌感染引起，多为单侧发病。主要症状为泪溢，用手指挤压泪囊区，有黏液或脓性分泌物自泪小点流出。治疗可用抗生素眼液滴眼，也可在泪道冲洗后注入抗生素药液。手术治疗开通阻塞的鼻泪管是治疗慢性泪囊炎的关键，常用术式是泪囊鼻腔吻合术。

第二节　结膜病

一、结膜炎

结膜炎是眼科最常见的疾病，其致病原因可分为微生物性和非微生物性两大类，根据不同来源可为外源性或内源性，也可因邻近组织炎症蔓延而致。结膜炎症状有异物感、烧灼感、痒、畏光、流泪。重要的体征有结膜充血、渗出物、乳头增生、结膜水肿、滤泡、伪膜和真膜、肉芽肿、假性上睑下垂、耳前淋巴结肿大等。

二、结膜变性疾病

1.睑裂斑　是睑裂区角巩膜缘连接处水平性、三角形或椭圆形、隆起的灰黄色球结膜结节。睑裂斑通常无症状，至多是美容问题，一般无需治疗。

2.翼状胬肉　是一种向角膜表面生长并与结膜相连的纤维血管样组织，常发生于鼻侧的睑裂区。较大的翼状胬肉可引起角膜散光导致视力下降。胬肉小而静止时一般不需治疗，但应尽可能减少风沙、阳光等刺激。胬肉进行性发展，侵及瞳孔区时可进行手术治疗，但有一定的复发率。

三、结膜肿瘤

1.结膜痣　多发于角膜缘附近及睑裂部的球结膜，呈不规则圆形，大小不等，边界清楚，稍隆起于结膜面。痣一般为黑色，色素深浅不一，有的为棕红色，一般不需治疗。

2.结膜皮样瘤和皮样脂肪瘤　是常见的先天性良性肿瘤，皮样瘤常见于颞下角膜缘，表现为圆形、表面光滑、隆起的黄色肿物，其中常见有毛发。皮样脂肪瘤多见于颞上象限近外眦部的球结膜下，呈黄色、质软的光滑肿块。一般不需治疗，如生长扩大影响美观，可考虑部分切除。

3.结膜血管瘤　多为先天性，外观可以为孤立的、团块状或弥漫性扩张的海绵血管瘤。通常和眼睑皮肤、眼眶毛细血管瘤以及静脉血管瘤有广泛联系。

4.结膜鳞状细胞癌　是一种比较常见的结膜恶性肿瘤，多发生于睑裂区的角膜缘处、睑缘皮肤与结膜的交界处或内眦部泪阜等部位，很少见于结膜的非暴露区。大多数肿瘤呈胶质，上皮异常角化。肿瘤生长缓慢，但可向深部组织浸润，很少发生转移。彻底切除病灶是最佳的治疗方式。

5.结膜恶性黑素瘤　是潜在的致命性肿瘤。最常见于球结膜或角巩缘，也可出现于睑结膜，呈结节状生长，肿瘤滋养血管丰富，色素的深浅可以变化。黑素瘤能向眼球或眼眶侵袭，并且可向局部淋巴结、脑及其他部位转移。多数结膜黑色素瘤可手术切除，进行性病变不能进行局部切除时，可考虑眼球摘除或眶内容物剜除术。

第三节　角膜病

一、角膜炎症

外界或内源性致病因素引起角膜组织的炎症统称为角膜炎。角膜炎按致病原因分为感染性、免疫性、营养不良性、神经麻痹性及暴露性角膜炎等。其中感染性角膜炎又可根据致病微生物不同分为细菌性、病毒性、真菌性、棘阿米巴性、衣原体性等。角膜炎的病理变化过程可分为浸润期、溃疡期、溃疡消退期和愈合期四个阶段。

常见症状为眼痛、畏光、流泪、眼睑痉挛等，可持续存在直到炎症消退。角膜炎常常伴有不同程度的视力下降，若病变位于中央光学区，则视力下降更明显。治疗原则为积极控制感染，减轻炎症反应，促进溃疡愈合，减少瘢痕形成。

二、角膜变性与营养不良

1.角膜变性　指由于某些先期的疾病引起角膜组织退化变质并使功能减退。引起角膜变性的原发病通常为眼部炎症性疾病，少部分原因未明，但与遗传无关。

2.带状角膜病变　是主要累及前弹力层的表浅角膜钙化变性，常继发于各种眼部或系统性疾病。

3.大泡性角膜病变　是由于各种原因严重损毁角膜内皮细胞，导致角膜内皮细胞失代偿，使其失去液体屏障和主动液泵功能，引起角膜基质和上皮下持续性水肿的疾病。

4.角膜营养不良　指角膜组织受某种异常基因的决定，结构或功能进行性损害，发生具有病理组织学特征的组织改变。角膜营养不良与原来的角膜组织炎症或系统性疾病无关。此类疾病进展缓慢或静止不变。

三、角膜的先天异常

圆锥角膜是一种表现为局限性角膜圆锥样突起，伴突起区角膜基质变薄的先天性发育异常。患者视力进行性下降，初期能以近视镜片矫正，后期因不规则的散光而需佩戴接触镜增视。典型特征为角膜中央或旁中央锥形扩张，圆锥可大可小，为圆形或卵圆形，角膜基质变薄区在圆锥顶端最明显。圆锥突起可导致严重的不规则散光及高度近视，视力严重下降。不能满意矫正视力，或圆锥角膜发展较快，应行角膜移植。

四、角膜肿瘤

1.角结膜皮样瘤　是一种类似肿瘤的先天性异常，肿物内由纤维组织和脂肪组织构成，来自胚胎性皮肤，属典型的迷芽瘤。肿物多位于角巩膜颞下方，少数侵犯全角膜。外表色如皮肤，边界清楚，可有纤细的毛发存在。治疗以手术切除为主。

2.上皮内上皮癌　又称角膜原位癌或Bowen病，是一种病程缓慢的上皮样良性肿瘤。单眼发病，好发于角膜结膜交界处，生长缓慢，半透明或胶冻样，微隆起，呈粉红色或霜白色，表面布满“松针”样新生血管，界限清楚，可局限生长。治疗可行肿瘤切除联合板层角膜移植术。

3.角结膜鳞癌　是一种原发性上皮恶性肿瘤，可由上皮内上皮癌恶变而来。睑裂区角膜缘为好发部位，尤以颞侧常见。肿瘤呈胶样隆起，基底宽富有血管。少数向眼内蔓延甚至侵犯眼眶组织。亦可沿淋巴管向全身其他部位转移。以手术治疗为主。

第四节　巩膜病

巩膜病以炎症最常见，其次是巩膜变性。巩膜病的临床特点是病程长，反复发作。发作症状为疼痛、畏光、流泪。炎症后巩膜变薄，可显露出其下的黑色葡萄膜，或在眼内压的作用下，形成巩膜葡萄肿。巩膜炎症常可累及邻近组织，出现角膜炎、葡萄膜炎、白内障及继发性青光眼等并发症，对症状明显的患者多采用非类固醇抗炎药或糖皮质激素治疗。目前主要根据炎症累及部位及临床表现将巩膜炎分为表层巩膜炎和巩膜炎。巩膜炎的原因不易确定，多数患者伴有全身免疫性疾病。因此对巩膜炎患者应作系统性检查，特别要注意皮肤、关节、心血管和呼吸系统情况。

第五节 晶状体病

白内障

晶状体混浊称为白内障。许多因素,如老化、遗传、代谢异常、外伤、辐射、中毒和局部营养障碍等,可引起晶状体囊膜损伤,使其渗透性增加,丧失屏障作用,或导致晶状体代谢紊乱,使晶状体蛋白发生变性,形成混浊。

1.年龄相关性白内障　又称老年性白内障,是中老年开始发生的晶状体混浊,随着年龄增加,患病率也明显增高。可分为皮质性、核性和后囊膜下三类。

(1)皮质性白内障:是晶状体皮质的晶状体纤维水化形成沿赤道部放射状分布的水裂。多为双侧性,通常不对称。视力根据混浊距离视轴的部位而受到不同程度的影响。

(2)核性白内障:较皮质性白内障少见,混浊开始于胎儿核或成人核,前者较多见,逐渐发展到成人核完全混浊。初期晶状体核呈黄色混浊,逐渐变棕黄色或黑色,此时视力极度减退,眼底已看不清。

(3)后囊下白内障:位于靠近后囊中央下的皮质。由于混浊位于视轴,所以早期出现明显视力障碍。

2.先天性白内障　是儿童常见的眼病,为出生时或出生后一年内发生的晶状体混浊,可为家族性或散发性,伴有或不伴其他眼部异常或遗传性和系统性疾病。一般根据晶状体混浊部位、形态和程度进行分类。比较常见的有:前极白内障、后极白内障、冠状白内障、点状白内障、绕核性白内障、核性白内障、全白内障、膜性白内障等。

3.其他白内障　眼球顿挫伤、穿通伤和爆炸伤等引起的晶状体混浊称外伤性白内障,因代谢障碍引起的晶状体混浊称为代谢性白内障,眼内疾病引起的晶状体混浊称为并发性白内障,长期应用或接触对晶状体有毒性作用的药物或化学药品可导致药物及中毒性白内障,因放射线所致的晶状体混浊称为放射线白内障,白内障囊外摘除术后或外伤性白内障部分皮质吸收后所形成的晶状体后囊膜混浊为后发性白内障。

当白内障引起的视力下降影响到患者的工作、学习和生活时,应手术治疗。

第六节 青光眼

青光眼是一组以视神经萎缩和视野缺损为共同特征的疾病,病理性眼压增高是其主要危险因素。根据前房角形态(开角或闭角)、病因机制(明确或不明确)和发病年龄可以将青光眼分为原发性、继发性和先天性三大类。

1.原发性青光眼　根据眼压升高时前房角的状态又可分为闭角型青光眼和开角型青光眼。

(1)原发性闭角型青光眼:是由于周边虹膜堵塞小梁网,或与小梁网产生永久性粘连,房水外流受阻,引起眼压升高的一类青光眼。根据眼压升高是骤然发生还是逐渐发展,又可分为:①急性闭角型青光眼;②慢性闭角型青光眼。

1)急性闭角型青光眼:分为六个不同的临床阶段,即临床前期、先兆期、急性发作期、间歇期、慢性期和绝对期。急性闭角型青光眼发作期表现为剧烈头痛、眼痛、畏光、流泪,视力严重减退,可伴有恶心、呕吐等全身症状。体征有眼睑水肿,混合性充血,角膜上皮水肿,裂隙灯下上皮呈小水珠状,患者可有"虹视"的主诉,角膜后色素沉着,前房极浅,周边部前房几乎完全消失。瞳孔中等散大,常呈竖椭圆形,光反射消失,有时可见局限性后粘连。房角完全关闭,常有较多色素沉着。眼压可达(50mmHg)以上。眼底可见视网膜动脉搏动、视盘水肿或视网膜血管阻塞,但在急性发作期因角膜水肿，眼底多看不清。高眼压缓解后，症状减轻或消失，视力好转，眼前段常留下永久性组织损伤，如扇形虹膜萎缩、色素脱失、局限性后粘连、瞳孔散大固定、房角广泛性粘连。晶状体前囊下有时可见小片状白色混浊，称为青光眼斑。

2)慢性闭角型青光眼：是由于周边虹膜与小梁网发生粘连，使小梁功能受损导致眼压升高。由于房角粘连是由点到面逐步发展，小梁网的损害是渐进性的，眼压水平也随着房角粘连范围的缓慢扩展而逐步上升。由于房角粘连和眼压升高都是逐渐进展的，所以没有眼压急剧升高的相应症状，眼前段组织也没有明显异常，不易引起患者的警觉，而视盘则在高眼压的持续作用下，渐渐萎缩，形成凹陷，视野也随之发生进行性损害。

(2)原发性开角型青光眼：病因不清，可能与遗传有关。特点是眼压虽然升高，房角始终是开放的，即房水外流受阻于小梁网－Schlemm管系统。原发性开角型青光眼发病隐匿，除少数患者在眼压升高时出现雾视、眼胀外，多数患者可无任何自觉症状，常常直到晚期视功能遭受严重损害时才发觉。眼压升高、视盘损害、视野缺损三大诊断指标，如其中二项为阳性，房角检查属开角，诊断即可成立。

青光眼治疗的目的是保存视功能，治疗方法包括：①降低眼压，通过药物或手术将眼压控制在视神经损害不进一步发展的水平；②视神经保护性治疗，通过改善视神经血液供应和控制节细胞凋亡来保护视神经。

2.继发性青光眼　是由于某些眼病或全身疾病，干扰或破坏了正常的房水循环，使房水流出通路受阻而引起眼压增高的一组青光眼，其病因比较明确。常见的继发性青光眼有青光眼睫状体炎综合征、皮质类固醇性青光眼、眼外伤所致的继发性青光眼、晶状体源性青光眼、虹膜睫状体炎继发性青光眼、新生血管性青光眼、睫状环阻塞性青光眼、视网膜玻璃体手术后继发性青光眼、虹膜角膜内皮综合征、色素性青光眼。

3.先天性青光眼　系胎儿发育过程中，前房角发育异常，小梁网－Schlemm管系统不能发挥有效的房水引流功能而使眼压升高的一类青光眼。

(1)婴幼儿性青光眼：见于新生儿或婴幼儿时期。畏光、流泪、眼睑痉挛是本病三大特征性症状。角膜增大，前房加深。眼压升高、房角异常、青光眼性视盘凹陷及眼轴长度增加。手术是治疗婴幼儿性青光眼的主要措施。

(2)青少年型青光眼：发病与遗传有关，3岁以后眼球壁组织弹性减弱，眼压增高通常不引起畏光流泪、角膜增大等症状和体征。除眼压有较大的波动外，青少年型青光眼临床表现与原发性开角型青光眼基本一致，药物治疗不能控制眼压时，可行小梁切开或小梁切除术。

第七节　葡萄膜疾病

一、葡萄膜炎

葡萄膜炎分前葡萄膜炎、中间葡萄膜炎、后葡萄膜炎和全葡萄膜炎。

1.前葡萄膜炎　包括虹膜炎、虹膜睫状体炎和前部睫状体炎三种类型。患者可出现眼痛、畏光、流泪、视物模糊，视力下降。体征有睫状充血或混合性充血，角膜后沉着物，前房闪辉，房水可出现炎症细胞，大量炎性细胞沉积于下方房角内形成前房积脓。虹膜与晶状体前表面的纤维蛋白性渗出和增殖可使二者粘附在一起，称为虹膜后粘连。房水不能由后房流向前房，导致房水压力升高，虹膜被向前推移而呈膨隆状，称为虹膜膨隆。虹膜与角膜后表面的粘附则称为虹膜前粘连，此种粘连发生于房角处，则称为房角粘连。炎症时因睫状肌痉挛和瞳孔括约肌的持续性收缩，可引起瞳孔缩小。如虹膜发生360°的粘连，则称为瞳孔闭锁。如纤维膜覆盖整个瞳孔区，则被称为瞳孔膜闭。

2.中间葡萄膜炎　是一组累及睫状体扁平部、玻璃体基底部、周边视网膜和脉络膜的炎症性和增殖性疾病。轻者可无任何症状或仅出现飞蚊症，重者可有视物模糊、暂时性近视，黄斑受累或出现白内障时，可有显著的视力下降。玻璃体雪球状混浊、睫状体扁平部雪堤样改变、周边视网膜静脉周围炎及炎症病灶是最常见的改变。

3.后葡萄膜炎　是一组累及脉络膜、视网膜、视网膜血管和玻璃体的炎症性疾病，临床上包括脉络膜炎、视网膜炎、脉络膜视网膜炎、视网膜脉络膜炎和视网膜血管炎等。

4.全葡萄膜炎　是指累及整个葡萄膜的炎症，常伴有视网膜和玻璃体的炎症。炎症主要局限于玻璃体或房水时称为眼内炎。国内常见的全葡萄膜炎主要为 Vogt－小柳原田综合征、Behcet 病性全葡萄膜炎等。

糖皮质激素、非甾体消炎药和睫状肌麻痹剂是治疗葡萄膜炎常用的局部治疗药物，由免疫因素引起的炎症主要使用免疫抑制药治疗。伴有全身性疾病应针对病因治疗，对于继发性青光眼和白内障，应给予相应的药物和手术治疗。

二、葡萄膜囊肿和肿瘤

1.虹膜囊肿　病因有多种，包括先天性、外伤植入性、炎症渗出性和寄生虫性等。其中以外伤植入性最常见，是由于眼球穿通伤或内眼手术后，结膜或角膜上皮通过伤口进入前房，种植于虹膜并不断增生所致，前葡萄膜炎所致的虹膜囊肿也较为常见。

2.脉络膜血管瘤　为先天性血管发育畸形。伴有颜面血管瘤或脑膜血管瘤以及青光眼者称为 Sturge－Weber 综合征。病变常从视盘及黄斑部附近开始，可为孤立性，表现为一淡红色圆形或近似球形隆起，也可为弥漫性，表现为广泛、弥漫、扁平、边界不清楚的番茄色增厚。

3.脉络膜恶性黑色素瘤　是成人最常见的眼内恶性肿瘤，主要起源于葡萄膜组织内的色素细胞和痣细胞。局限性者表现为凸向玻璃体腔的球形隆起肿物，周围常有渗出性视网膜脱离。弥漫性者沿脉络膜水平发展，呈普遍性增厚而隆起不明显，易被漏诊或误诊，并易发生眼外和全身性转移，可转移至巩膜外、视神经、肝、肺、肾和脑等组织，预后差。可引起继发性青光眼、眼内炎或全眼球炎。

三、葡萄膜先天异常

1.无虹膜　是一种少见的眼部先天畸形，几乎都是双眼受累。常伴有角膜、前房、晶状体、视网膜和视神经异常，属常染色体显性遗传。虹膜完全缺失，可直接看到晶状体赤道部边缘、悬韧带及睫状突。

2.脉络膜缺损　分典型和非典型两种。典型者多双眼发病，位于视盘下方，也有包括视盘在内。缺损区表现为无脉络膜，通过菲薄的视网膜透见白色巩膜，边缘多整齐，有色素沉着，常伴有小眼球、虹膜异常、视神经异常、晶状体缺损以及黄斑部发育异常等。非典型者较少见，多为单眼发病，可位于眼底任何部位，黄斑区缺损最多见，中心视力丧失，其他与典型者相似。无特殊治疗，并发视网膜脱离时可手术治疗。

第八节　玻璃体疾病

1.玻璃体液化　是由于玻璃体内的代谢变化，或因光线与玻璃体内的维生素 C、氧和铁离子发生氧化反应，使透明质酸大分子降解，胶原纤维支架塌陷浓缩，水分析出，凝胶变性而成为液体。玻璃体液化的发生率随年龄和眼轴长度增加。无晶状体眼、炎症、外伤、近视、出血等也与玻璃体液化有关。

2.玻璃体后脱离　在玻璃体液化的基础上，随着玻璃体中央部的液化腔扩大，玻璃体后皮质层变薄并出现裂口，液化的玻璃体通过裂口进入玻璃体后间隙，使后皮质与视网膜迅速分离。

3.玻璃体积血　多因内眼血管性疾患和损伤引起，也可由全身性疾患引起。少量积血时有飞蚊症，眼底检查可见玻璃体内有细小混浊点或漂浮物,视力多不受影响。大量积血时玻璃体高度混浊,视力急剧减退或仅有光感。出血量少的不需特殊处理,可等待其自行吸收。大量出血者吸收困难,未合并视网膜脱离和纤维血管膜时可以等候3个月,如仍不吸收可进行玻璃体切割术。合并视网膜脱离或牵拉性视网膜脱离时,应及时进行玻璃体切割术。

4.玻璃体炎　细菌等微生物进入玻璃体可导致玻璃体炎,又称眼内炎。内源性感染是病原微生物由血流或淋巴进入眼内或由于免疫功能抑制、免疫功能缺损而感染。外源性感染多是由手术后眼内炎或眼球破裂伤和眼内异物引起。根据细菌培养和药物敏感结果给予抗生素或抗霉菌治疗。玻璃体切割能排出玻璃体腔脓液,清除致病菌,迅速恢复透明度,并且有利于前房内感染物质的排出,目前广泛用于眼内炎的治疗。

第九节　视网膜病

一、视网膜血管病

1.视网膜动脉栓塞　从颈总动脉到视网膜内微动脉之间任何部位的栓塞都会引起相应区的视网膜缺血。视网膜中央动脉栓塞的病因包括动脉粥样硬化等,表现为一眼视力突发无痛性丧失。眼底表现为视网膜弥漫性混浊水肿,后极部尤为明显,混浊水肿呈苍白色或乳白色,中心凹呈樱桃红斑,视网膜动、静脉变细。此病应尽早尽快予以抢救性治疗,包括降低眼压,应用血管扩张药和抗凝药,此外,应系统性查找全身病因,对因治疗。视网膜分支动脉栓塞以栓子栓塞及炎症为主要原因。视力可有不同程度的下降,视野某一区域有固定暗影。眼底镜下表现为阻塞支动脉变细,受累动脉供血区视网膜灰白水肿。沿阻塞的血管的后极部视网膜灰白水肿最明显。应查找全身病因,对因治疗,其他治疗同视网膜中央动脉阻栓塞。

2.视网膜中央静脉栓塞　是由于血栓导致的视网膜中央静脉内栓塞造成的视力下降。眼底表现特点为各象限的视网膜静脉迂曲扩张,视网膜内出血呈火焰状,沿视网膜静脉分布。视盘和视网膜水肿,黄斑区尤为明显,久之可形成黄斑囊样水肿。可分为非缺血型和缺血型。缺血型多伴有黄斑囊样水肿,易发生虹膜新生血管和新生血管性青光眼,视力预后不良。应查找全身病因,治疗系统性疾病,眼部重点在于防治并发症。对于黄斑水肿,存在血管炎时,可口服糖皮质激素。对缺血性视网膜中央静脉栓塞,应行全视网膜光凝,防治眼新生血管性并发症。

3.视网膜分支静脉栓塞　常见于颞上支,栓塞静脉迂曲扩张,受阻静脉引流区视网膜浅层出血、视网膜水肿及棉绒斑。出血进入玻璃体引发玻璃体积血,甚至牵拉性/孔源性视网膜脱离。首先应进行病因治疗。视网膜存在大面积无灌注区或新生血管时,应行全视网膜光凝,可预防或促使新生血管萎缩消退。发生大量非吸收性玻璃体积血和/或视网膜脱离时,宜行玻璃体切除术和眼内光凝。

4.视网膜静脉周围炎　又名 Eales 病,是导致青年人视力丧失的重要视网膜血管病。该病为特发性视网膜周边栓塞性血管病变,小动静脉均受累,无灌注区形成和新生血管形成,极易突发玻璃体积血,患眼表现为无痛性急剧视力下降,仅有光感或数指。出血可快速吸收,视力部分恢复,但玻璃体积血常反复发生,最终因牵拉性视网膜脱离而失明。

5.糖尿病视网膜病变　是糖尿病严重并发症之一,发病率与糖尿病病程、发病年龄、遗传因素和血糖控制水平有关。临床上早期表现为微动脉瘤、视网膜内出血、硬性渗出、视网膜水肿,随着病程和视网膜缺血的发展,血管变化更明显,新生血管形成标志着发展为增殖性糖尿病视网膜病变。新生血管与玻璃体皮质相粘连,并长入玻璃体,其周围有纤维增生。这种粘连和新生血管膜收缩,能引发牵拉性视网膜脱离。另外,新生血管还是引起出血的主要原因,包括视网膜前出血和玻璃体出血。

6.高血压性视网膜病变　眼底改变与年龄、血压升高程度、病程长短有关。视网膜小动脉对系统性高血压的基本反应是收缩，随着病情加重和时间发展，进一步出现渗出、棉绒斑、视网膜水肿与浅层出血、动脉硬化性改变（动脉变窄、铜丝或银丝状变及动静脉交叉压迫征）、渗出性视网膜脱离及脉络膜病变（仅见于急进性高血压）。

7.早产儿视网膜病变　是一种血管增殖性病变，孕期34周以下、出生体重小于1500g、生后吸氧史，发生率约60%，孕期更短或更低出生体重者发生率可达66%～82%。视网膜的改变分为五期：①第1期，在血管化与非血管化视网膜之间存在分界线；②第2期，分界线抬高、加宽、体积变大，形成嵴；③第3期，嵴伴有视网膜外纤维血管组织增生；④第4期，不完全视网膜脱离；⑤第5期，漏斗状视网膜全脱离。第1期和第2期不需特殊治疗，观察即可。发展至第3期时可采用透巩膜冷冻疗法或激光光凝无血管区。第4期和第5期要进行玻璃体视网膜手术治疗。

二、黄斑疾病

1.中心性浆液性脉络膜视网膜病变　目前认为其发病机制为脉络膜毛细血管通透性增加引起浆液性色素上皮脱离，后者进一步诱发色素上皮屏障功能破坏，导致色素上皮渗漏和后极部浆液性视网膜脱离。患眼视力下降、视物变暗、变形、变小、变远，伴有中央相对暗区。眼前节无任何炎症表现，眼底黄斑区可见1～3DD大小、圆形或椭圆形扁平盘状浆液性脱离区，沿脱离缘可见弧形光晕，中心反射消失。眼底荧光血管造影呈喷射状上升或墨渍样弥散扩大。多数病例在3～6个月内自愈，视力恢复，但视物变形和变小可持续一年以上。无特殊药物治疗，应禁用糖皮质激素和血管扩张药。

2.年龄相关性黄斑变性　患者多为50岁以上，双眼先后或同时发病，视力呈进行性损害。临床上有两种表现类型：干性年龄相关性黄斑变性的特征性表现为黄斑区玻璃膜疣、色素紊乱及地图样萎缩。湿性年龄相关性黄斑变性时玻璃膜的变性损害可诱发脉络膜新生血管膜形成，大量出血时，出血可突破视网膜进入玻璃体，产生玻璃体积血。病程晚期黄斑下出血机化，形成盘状瘢痕，中心视力完全丧失。目前尚无有效治疗药物。激光光凝或微脉冲激光照射可促进软性玻璃膜疣吸收，激光疗法可用于脉络膜新生血管膜形成，但不能解决其复发问题。黄斑手术治疗包括清除视网膜下出血、去除脉络膜新生血管膜及黄斑转位术，但术后视力总体不理想。近年抗新生血管药物疗法展现了良好发展前景，包括抗血管生成药物和糖皮质激素类药物。

3.黄斑裂孔　是指黄斑的神经上皮层限局性全层缺损。按发病原因分为继发性和特发性。继发性黄斑裂孔可由眼外伤、黄斑变性、长期黄斑囊样水肿、高度近视眼等引起。特发性黄斑裂孔发生在老年人，无其他诱发眼病。目前认为玻璃体后皮质收缩对黄斑切线向的牵拉力起到重要作用。继发于高度近视眼的黄斑裂孔发生视网膜脱离的危险很大，需行玻璃体切除术治疗。特发性黄斑裂孔一般不发生视网膜脱离，对裂孔进行性发展、视力低于0.3者可行玻璃体手术治疗。

三、视网膜脱离

视网膜脱离是指视网膜神经上皮与色素上皮的分离。根据发病原因分为孔源性、牵拉性和渗出性三类。

1.孔源性视网膜脱离　发生在视网膜裂孔形成的基础上，液化的玻璃体经视网膜裂孔进入神经上皮视网膜下，使视网膜神经上皮与色素上皮的分离引起。眼底检查见脱离的视网膜呈灰白色隆起，大范围的视网膜脱离区呈波浪状起伏不平。严重者视网膜表面增殖，可见固定皱折。裂孔在脱离视网膜灰白色背景下呈红色。原则是手术封闭裂孔。手术方法有巩膜外垫压术、巩膜环扎术，复杂病例选择玻璃体切除手术。

2.牵拉性视网膜脱离　增殖性糖尿病性视网膜病变、早产儿视网膜病变、视网膜血管病变并发玻璃体积血及眼外伤等均可发生玻璃体内及玻璃体视网膜交界面的纤维增生膜，进而造成牵拉性视网膜脱离。此外，在视网膜受牵拉处也可产生牵拉性视网膜裂孔，形成牵拉并孔源性视网膜脱离。

3.渗出性视网膜脱离　有两种类型，即浆液性视网膜脱离和出血性视网膜脱离，均无视网膜裂孔。

四、视网膜色素变性

原发性视网膜色素变性是一组遗传性眼病，属于光感受器细胞及色素上皮营养不良性退行性病变。夜盲为最早期表现，并呈进行性加重。眼底视盘呈蜡黄色萎缩，视网膜血管变细。视网膜呈青灰色，赤道部视网膜血管旁色素沉着，典型的呈骨细胞样。色素性改变向后极部及锯齿缘方向发展。目前尚无有效疗法。营养素、血管扩张药及抗氧化药(维生素A、维生素E等)的治疗作用未确定。

五、视网膜母细胞瘤

是婴幼儿最常见的眼内恶性肿瘤，约40%病例属遗传型，为常染色体显性遗传。由于发生于婴幼儿，早期不易被发现，约半数患儿因出现白瞳症(瞳孔区出现黄白色反光)而被家人发现。眼底检查可见视网膜上有圆形或椭圆形边界不清的灰白色实性隆起肿块，可向玻璃体隆起，也可沿脉络膜扁平生长。肿块表面的视网膜血管扩张、出血，可伴渗出性视网膜脱离。瘤组织可穿破视网膜进入玻璃体及前房，造成玻璃体混浊、假性前房积脓，或在虹膜表面形成灰白色肿瘤节结。也可穿破巩膜侵及球外和眶内，出现眼球表面肿块或眼球突出等。瘤细胞可沿视神经向颅内转移，还可经淋巴管向附近淋巴结及通过血循环向全身转移，导致死亡。选择治疗方法时首先考虑保存患儿生命，其次考虑保存患眼和视力。

第十节　视神经及视路疾病

1.视神经炎　泛指视神经的炎性脱髓鞘、感染、非特异性炎症等疾病。根据病变部位不同可分为球内段的视乳头炎及球后段的球后视神经炎。表现为视力急剧下降，色觉异常，或仅有视野损害。可伴有闪光感、眼眶痛，特别是眼球转动时疼痛。患眼瞳孔常散大，直接光反应迟钝或消失，间接光反应存在。单眼受累时通常出现相对性传入性瞳孔功能障碍。视乳头炎者视盘充血、轻度水肿，视盘表面或其周围有小的出血点，但渗出物很少。视网膜静脉增粗，动脉一般无改变。球后视神经炎者眼底无异常改变。可出现各种类型的视野损害，较为典型的是视野中心暗点或视野向心性缩小。视觉诱发电位表现为P100波(P1波)潜伏期延长、振幅降低。血液学、影像学检查和某些针对感染病因的血液和脑脊液细菌学(如梅毒)、病毒学(如AIDS)、免疫学、遗传学等检查有助于诊断和鉴别诊断。治疗可采用皮质类固醇激素冲击疗法，或酌情选择免疫抑制药、丙种球蛋白等，恢复期可使用维生素B族药及血管扩张药。感染性视神经炎应针对病因进行治疗，同时保护视神经。自身免疫性视神经病应针对全身性自身免疫性疾病进行正规的皮质激素治疗。

2.前部缺血性视神经病变　为供应视盘筛板前区及筛板区的睫状后血管的小分支发生缺血，致使视盘发生局部的梗死。它是以突然视力减退、视盘水肿及视野缺损(与生理盲点相连的扇形缺损)为特点的一组综合征。应针对全身病治疗，改善眼部动脉灌注。全身应用糖皮质激素，以缓解循环障碍所致的水肿、渗出。

3.视神经萎缩　指各种疾病引起视网膜节细胞及其轴突发生的病变，一般发生于视网膜至外侧膝状体之间的神经节细胞轴突变性。可分为原发性和继发性两大类，原发性视神经萎缩为筛板以后的视神经、视交叉、视束以及外侧膝状体的视路损害，其萎缩过程是下行的。视盘色淡或苍白，边界清楚，视杯可见筛孔，视网膜血管一般正常。继发性视神经萎缩的原发病变在视盘、视网膜脉络膜，其萎缩过程是上行的。视盘色灰白、晦暗，边界模糊不清，生理凹陷消失。视网膜动脉变细，血管伴有白鞘。后极部视网膜可残留硬性渗出或未吸收的出血。积极治疗其原发疾病，可试用神经营养及血管扩张药物治疗。

4.视盘水肿　常见原因是颅内肿瘤、炎症、外伤及先天畸形等神经系统疾病所致的颅内压增高，其他原因包括恶性高血压、肺心病、眼眶占位病变、葡萄膜炎、低眼压等。视盘肿胀、充血，视盘附近有出血，黄斑部可有星形渗出或出血。视野检查有生理盲点扩大，慢性视盘水肿发展至视神经萎缩时，视野有中心视力丧失以及周边视野缩窄，特别是鼻下方。应针对颅内压增高的原发病因进行治疗。

5.视路病变　大致分为视交叉、视束、外侧膝状体、视放射和视皮质的病变。偏盲型视野是视路病变的特征，其定义是垂直正中线正切的视野缺损，包括早期某象限的缺损。偏盲分为同侧偏盲及对侧偏盲，对侧偏盲主要是双颞侧偏盲，为视交叉病变的特征。同侧偏盲为视交叉以上的病变，双眼视野缺损越一致，其病变部位越靠后。外侧膝状体之前的病变在后期可出现原发性视神经萎缩。

第十一节　屈光不正

当眼调节静止时，外界的平行光线(一般认为来自 5m 以外)经眼的屈光系统后恰好在视网膜黄斑中心凹聚焦，这种屈光状态称为正视。若不能在视网膜黄斑中心凹聚焦，将不能产生清晰像，称为屈光不正。屈光不正主要包括近视、远视、散光等。老视(亦称老花)虽然是因年龄而出现的生理性调节问题所致，可视为屈光不正的一种特殊类型。

1.近视　在调节放松状态下，平行光线经眼球屈光系统后聚焦在视网膜之前称为近视。近视的发生受遗传和环境等多因素影响，病理性近视近视度数较高，并可发生程度不等的眼底改变，与正常人相比，发生视网膜脱离、撕裂、裂孔、黄斑出血和新生血管的危险性大。常由于眼球前后径变长、眼球较突出、眼球后极部扩张而形成后巩膜葡萄肿。

2.远视　当调节放松时，平行光线经过眼的屈光系统聚焦在视网膜之后称为远视。能被调节所代偿的那一部分远视称为隐性远视。

3.散光　眼球在不同子午线上屈光力不同，形成两条焦线和最小弥散斑的屈光状态称为散光。可分为规则散光和不规则散光。最大屈光力和最小屈光力主子午线相互垂直者为规则散光，不相互垂直者为不规则散光。散光对视力下降的影响取决于散光度数和轴位。散光度数高或斜轴散光对视力影响较大，逆规散光对视力影响比顺规散光大。

4.屈光参差　双眼屈光度数不等者称为屈光参差。一般情况下，屈光参差度数相差超过2.50D 以上并使用框架眼镜矫正者，会出现相关融像困难症状如头晕、阅读模糊等。若佩戴角膜接触镜，可相对减少因融像困难带来的视觉症状。

5.老视　随着年龄增长，晶状体逐渐硬化，弹性减弱，睫状肌的功能逐渐减低，从而引起眼的调节功能逐渐下降。大约在 40～45 岁开始，出现阅读等近距离工作困难，这种由于年龄增长所致的生理性调节减弱称为老视。老视是一种生理现象，不论屈光状态如何，每个人均会发生老视。

6.屈光不正治疗　矫正或治疗屈光不正的方法分三种类型：①框架眼镜；②角膜接触镜；③屈光手术。不管采用何种方式，其光学原理均为通过镜片或改变眼屈光面的折射力，达到清晰成像在视网膜上的目的。

第十二节　斜视

双眼视觉正常时，被注视的目标同时成像在双眼视网膜黄斑上。当一眼偏斜时就只有另一眼在注视目标，任何偏离正位的偏斜都称为斜视。在双眼注视时就存在的斜视是显性斜视，只有在双眼视觉被破坏后(如一眼被遮盖)才发生的斜视称为隐性斜视。

一、共同性斜视

共同性斜视的病因不清，可能是大脑高级中枢的病变，而神经核和肌肉正常。它是一种眼位偏斜，眼球运动不受限制。无论双眼向任何方向注视时，向各方向运动是一致的，始终双眼的斜视角保持不变，而且无论以任何一眼作注视眼，另一眼之斜度不变，即第一斜视角等于第二斜视角。共同性斜视多为水平斜视，但垂直斜视可泛化续发为共同性斜视。共同性斜视可分为共同性内斜视和共同性外斜视。

(一)共同性内斜视

包括先天性内斜视、完全调节性内斜视和部分调节性内斜视、知觉性内斜视等。

1.先天性内斜视　表现为生后6个月以内出现斜视，斜视度大于40°，而且双眼可以交替注视。患者无双眼视功能，眼位不受屈光矫正的影响。常合并下斜肌亢进、分离性垂直偏斜和隐性眼球震颤。早期手术有望建立周边融合。

2.完全调节性内斜视和部分调节性内斜视　患儿发病年龄一般在2~5岁，有中度远视(+3.00~+6.00D)存在。如戴镜后内斜消失则为完全调节性内斜视，如戴镜不能完全矫正，则为部分调节性内斜视。完全调节性内斜视以屈光矫正为主，而部分调节性内斜视则需要通过手术矫正斜视。

3.知觉性内斜视　是在视觉发育过程中，由于一眼或双眼器质性病变，如先天性白内障、上睑下垂、角膜混浊等先天或后天疾病而引起的内斜视，可通过手术矫正斜视。

(二)共同性外斜视

共同性外斜视是由于双眼融合功能破坏，导致眼位向外分离的一种眼位偏斜状态。很多患者开始表现为外隐斜，随着时间迁移，转变为间歇性外斜视，最后变为恒定性外斜视。外隐斜和间歇性外斜视之间没有本质上的区别，只是在斜视量上的区别。间歇性外斜视是外斜视中的常见类型，是介于外隐斜与恒定性外斜视之间的一种类型。

多数患者发病较早，当眼位处于外斜位的时候，有视觉抑制存在，无复视主诉，很少出现症状。对于无视觉抑制的大龄儿童和成人会感觉复视，当利用调节性集合控制眼位时，有视疲劳，阅读困难，视物模糊，头痛，可有视物变小症。斜视角随融合和调节性集合力的强弱而变化，可合并A-V征或垂直性斜视。共同性外斜视的手术治疗原则是矫正眼位、改善症状和恢复双眼视功能。

二、非共同性斜视

非共同性斜视是由于眼外肌及支配眼外肌的神经及神经核团病变而导致的眼运动功能障碍和眼位偏斜。其特点是第一斜视角与第二斜视角不等。非共同性斜视包括麻痹性斜视、限制性斜视以及一些特殊类型斜视。

1.麻痹性斜视　可以是先天因素也可以是后天因素造成，累及的肌肉可以是一条也可以是多条。肌肉麻痹的程度可以是完全麻痹也可以是不完全麻痹。

先天或生后早期麻痹性斜视是发生在双眼视觉反射充分建立与巩固之前，由于伴随双眼视觉发育，患儿逐渐形成代偿或抑制。病因可能是支配眼外肌的神经核及神经的发育异常或病毒感染等，也可是产伤及生后早期疾病累及神经肌肉出现的眼运动功能障碍。此类患者虽然运动性融合功能存在障碍，但知觉性融合功能可保持正常。许多患者可通过代偿头位来获得双眼单视，因此，患者一般无复视，但多有代偿头位，如先天性右上斜肌不全麻痹患者多采用头向左肩倾斜、下颌微内收、面轻度右转的代偿头位。

后天性(获得性)麻痹性斜视的发生是在双眼视觉反射充分建立之后，由于外伤、肿瘤、脑血管疾病、炎症、内分泌疾病、免疫性疾病等因素导致的肌肉及支配眼外肌的神经或神经核团出现病变而导致的眼球运动功能障碍。此类患者最大的特点是往往有复视。

无论是先天性还是后天性麻痹性斜视，当患者眼球向麻痹肌作用方向注视时，斜视角会增大。而且，当患者用麻痹眼注视时的斜视角要大于非麻痹眼注视时的斜视角，即第二斜视角大于第一斜视角。

2.限制性斜视　包括甲状腺相关性眼病、眼眶壁骨折及鼻窦手术后造成的斜视。甲状腺相关性眼病是由于免疫性疾病导致的肌肉发生病理性改变而导致的眼运动障碍。眼眶壁骨折是由于外伤或鼻窦手术造成的眶壁骨折，眼外肌及周围组织嵌夹于骨折处引起的眼运动障碍。患者自觉复视，眼球运动障碍，被动牵拉实验有明显的限制。

3.特殊类型斜视　包括先天性颅神经发育异常，如先天性眼外肌广泛纤维化、眼球后退综合征，和一些自身免疫性疾病如进行性眼外肌麻痹、重症肌无力等。

对于非共同性斜视患者，在全身状况稳定的情况下，可根据斜视的临床表现进行详细检查，再根据斜视程度和眼球运动功能，选择治疗方法，包括光学手段和/或手术治疗。

第十三节　眼眶疾病

一、眼眶肿瘤

1.毛细血管瘤　多见于婴儿时期，发生在出生后的 3 个月以内，1 岁之后病变静止，有自发消退倾向。肿瘤形状不规则，边界清楚，稍隆起，鲜艳的深红色，病变较小者仅呈点状，大者可波及全眼睑及颜面部。以手指压迫可退色，手指离去后又恢复红色。深层毛细血管瘤可侵犯眼睑深层及眶隔之后，多发生于上睑内侧，局部肥厚或扁平隆起，皮肤或结膜透见紫蓝色肿物，哭闹时肿物增大。肿瘤侵犯全眼睑，肥厚肿大的上睑下垂遮盖瞳孔，影响视觉发育。位于球后者可引起眼球突出。

2.海绵状血管瘤　是成年人最常见的眶内肿瘤，多发生于一侧眼眶，偶见两侧眶，主要症状为缓慢、渐进性眼球突出，早期多无视力障碍和其他体征，患者本人多未察觉。但如果肿瘤原发于眶尖，压迫视神经即可早期出现视力下降。

3.静脉性血管瘤　是儿童时期最常见的眶内肿瘤。多发生于幼年至青年时期，无明显性别差异。临床表现多为一侧性眼球突出，早期无视力障碍，低头时有胀感或眼球突出加重，常发生眶内反复出血，出血时伴有明显的眼球突出，甚至可威胁视力。

4.泪腺混合瘤　又称泪腺多形性腺瘤，起源于具有多向分化潜能的上皮细胞。多见于青壮年，单眼进行性眼球突出及眼球下移位，无自发痛感，眶外上方可扪及硬性肿物，无触痛，多不能推动，也可出现眼睑肿胀。由于肿瘤压迫可出现睑裂变形，少数患者有上睑下垂及眼球运动障碍等症状。肿瘤压迫眼球壁，产生屈光状态改变，使视力减退。

5.多形性腺癌　也称恶性混合瘤，其临床表现类似良性泪腺混合瘤，在组织学上具有良性和恶性两种特征，在泪腺上皮性肿瘤中占第三位，在泪腺恶性上皮性肿瘤中占第二位。多形性腺癌的临床表现类似多形性腺瘤，病程短，肿瘤呈浸润性生长。在眶外上方出现粘连性肿块，边界不清，压痛，眼球向下移位。

6.腺样囊性癌　是泪腺恶性上皮性肿瘤，恶性度高。主要表现为眼球突出、移位、眶部肿块。与其它泪腺肿瘤不同的是疼痛的发生率很高，可达 79%，自发痛和触痛均存在，这是因为肿瘤早期侵犯神经及邻近骨膜、骨壁引起疼痛。疼痛是腺样囊性癌的主要症状。肿块长到一定程度时影响眼球运动及视功能。

7.视神经胶质瘤　是发生于视神经内胶质

细胞的良性肿瘤，组织学上为星形胶质细胞瘤。肿瘤向前生长可蔓延眼内，向后可至管内及颅内。视力下降是视神经胶质瘤最早的临床表现，肿瘤蔓延至视交叉，可致对侧视野缺失。可有眼球突出和视乳头水肿或萎缩，肿瘤较大可致眼球运动障碍。

8.脑膜瘤　是发生于脑膜细胞的良性肿瘤，发病率较高，严重时破坏视力，侵犯范围较广，易于向骨管、骨裂隙和骨壁内蔓延，手术切除后常有复发，甚至引起死亡。脑膜瘤因部位不同，其临床表现有一定差异。发生于视神经鞘的肿瘤早期视力减退，眼球突出，眼球运动受限，视乳头水肿或萎缩。发生于视神经管内者，视力丧失往往是早期唯一的症状，可较长时间内不出现眼球突出，少数患者伴有头痛，有些管状脑膜瘤发生于眶尖者，可出现视野内暗点。眶区疼痛也是脑膜瘤的常见症状之一，特别是发生于视神经管内和眶尖者，早期即有疼痛，脑膜、骨膜压迫和牵扯均可引起这一症状。

9.神经鞘瘤　是神经鞘细胞形成的一种良性肿瘤，神经鞘细胞亦名雪旺细胞，此肿瘤又名雪旺细胞瘤。眶内含有丰富的神经组织，神经轴突均被覆鞘膜细胞，因而可发生神经鞘瘤。神经鞘瘤生长缓慢，早期缺乏明显症状和体征。慢性进展性眼球突出是就诊的主要原因。肿瘤原发于眶前部或晚期就诊者，眶缘可扪及肿物，表面光滑，中等硬度，实体性或囊性感，可以推动。起源于感觉神经者可有触痛。复视和眼球运动障碍多见于肿瘤发生于Ⅲ、Ⅳ、Ⅵ颅神经或具有明显眼球压迫眼球运动神经，引起眼外肌麻痹或因肿瘤占据一定位置引起的机械性阻力所致。发生于眼神经分支的肿瘤，压迫、刺激可有自发疼痛和触痛。

10.神经纤维瘤　是周围神经的一种良性肿瘤，病理组织内除神经鞘细胞增生外，还混杂有神经内成纤维细胞增生。根据症状、体征和组织学改变可将眼眶神经纤维瘤分为局限、弥漫和丛状三型。

(1)眼眶丛状神经纤维瘤：多为神经纤维瘤病的眼部表现。发病较早，侵犯范围广泛，包括眼睑、眶内软组织、眶骨和邻近的脑、颞部等。在身体其他部位如皮肤、皮下组织、骨骼、内脏等也可发现病变。上、下睑软性肥厚是眼部最早和最多见的症状。眼睑皮肤肥大可呈袋状，下垂至面颊部。波及上睑可引起上睑下垂，上举不足或不能。上睑外侧结节状肿大，引起上睑外翻，结膜充血，肥厚，眼球向前突出和向下移位。眼前部眶骨受侵，引起骨骼缺失，眶缘不整。发生在眶后部继发后部脑膜脑膨出，引起搏动性眼球突出。躯干皮肤软性瘤和棕色色素斑。

(2)弥漫型神经纤维瘤：主要见于皮肤，发生于眶内者比较罕见。如肿瘤侵犯皮下组织、眶内脂肪、眼外肌和其他软组织，可发生眼睑肥厚、眼球突出和眼球运动受限，临床表现与丛状神经纤维瘤类同。

11.横纹肌肉瘤　是儿童时期最常见的眶部恶性肿瘤之一，好发于四肢、躯干和眼眶。典型症状是发生和发展较快的眼球突出和眶部肿物。10岁以下儿童眼球突出非常迅速，数天内即有明显的加重，但此时视力减退不明显。很多患者在发病前有外伤史。肿瘤多见眶上部，眼球突出伴随眼球向下移位，上睑前隆，可遮盖眼球。肿瘤也可位于眶下部或眼球后。由于肿瘤生长快，不少患者就诊时眼球已突出于眼眶之外，伴有睑裂不能闭合，结膜水肿充血、坏死和结痂。角膜完全暴露，皮肤发热充血，类似蜂窝织炎。眶缘可触及肿物，肿物边界清楚，中等硬度，轻度压痛，不能推动。肿物也可通过结膜查见，呈粉红色隆起，表面血管增多、扩张。肿物也可呈息肉状，自上穹隆部突出于睑裂之外。肿瘤侵犯结膜者可破溃、出血和感染，有恶臭。

二、血管性疾病

1.静脉曲张　是原发于眼眶的静脉畸形，因眼球突出和体位有关，又名体位性眼球突出和间歇性眼球突出。主要症状是体位性眼球突出，即当低头、弯腰、咳嗽和憋气等引起颈内静脉压增高，眶内畸形静脉充血扩张，驱使眼球突出。同时伴有眶内压增高症状，如眶内胀痛、视力减退、眼球运动障碍、眼睑遮盖角膜、恶心、呕吐。如长期静脉曲张，眶内脂肪受压吸收，可致眼球内陷。

一些畸形静脉壁甚薄，可引起眶内出血，眶尖部血肿，可导致视力完全丧失和视乳头萎缩。

2.颈动脉海绵窦瘘　是由于颈内动脉或硬脑膜动脉与海绵窦发生短路，进入海绵窦的动脉血通过眼上静脉引流，出现以红眼和眼球突出为主要临床表现的综合征。根据发病原因分为自发性及外伤性瘘。由于颈动脉血直接灌注于海绵窦，眶静脉扩张，血管搏动带动眼球搏动。静脉回流阻力加大，组织水肿，眼球突出。颈动脉血由高压突然降至静脉低压，发出吹风样杂音，向前传播，于眶前区闻及。眼球表面静脉迂曲怒张，房水静脉回流阻力加大，角巩膜静脉窦充血，眼压增高。眼底静脉压增高，静脉迂曲扩张，压迫眼球时可见视网膜中央静脉搏动。海绵窦内压力增高，眼球运动神经麻痹，复视。由于海绵窦扩大也常引起头痛。

3.动、静脉血管瘤　是一种先天性血管畸形。见于四肢和头颈部，发生在眶内者较为罕见。临床上与颈动脉海绵窦瘘和血运丰富的眶内肿瘤不易鉴别。它与毛细血管瘤、海绵状血管瘤和静脉性血管瘤同属错构瘤或血管畸形的范畴。本病病因不明，是一种先天或发育性缺陷，外伤也可引起。临床和影像表现具有血管异常和占位性病变两种特征，即搏动性眼球突出，眶前区可闻血管杂音，结膜螺丝状血管扩张，眼底静脉迂曲扩张等体征，需与颈动脉海绵窦瘘鉴别。

三、眼眶内炎症

1.眶蜂窝组织炎和眼眶脓肿　是发生于眶内软组织或骨膜下的急性化脓性炎症，可引起永久性视力丧失及向颅内蔓延。本病常由溶血性链球菌和金黄色葡萄球菌感染所致。感染途径来自副鼻窦化脓灶，病原体通过血管周围间隙，或病变侵蚀骨壁直接蔓延至眶内。其他邻近部位化脓灶，如牙周炎、根尖炎、泪囊炎、眼睑及颜面部的疖肿等可直接蔓延或通过静脉迁徙引起眶内炎症。眼眶穿通伤治疗不及时也可引起化脓炎症。炎症初起，可表现为发热、寒战、疼痛、水肿、眼球突出、眼球运动障碍、视乳头水肿、充血，晚期视乳头萎缩。球结膜水肿脱出于睑裂之外，睑闭不全，角膜暴露，形成溃疡，前房积脓等。如限于眶内形成脓肿，自结膜或眶缘皮肤破溃，症状缓解。眶内炎症通过静脉或眶上裂蔓延至海绵窦，形成脓毒性海绵窦栓塞，症状加重。

2.炎性假瘤　是一种原因不明的、非特异性炎症，比较常见。因其临床症状和体征类似肿瘤，镜下所见为慢性炎性改变，故名炎性假瘤。此病可呈急性、亚急性或慢性。其特征为眼疼痛和水肿，眼球突出和移位，眶部肿块，视力减退和视乳头水肿或萎缩，复视和眼球运动障碍。因炎症侵犯部位、组织类型和病程不同，临床表现也各异。

淋巴细胞弥漫浸润型呈急性或亚急性发病，多有眼痛，眼睑和球结膜充血、水肿，眼球突出并向一侧移位，眼球与眶壁之间可扪及一个或数个硬性肿物，呈结节状。炎症波及视神经鞘及神经纤维时，可出现视力减退、视乳头水肿或继发视乳头萎缩。眼外肌炎性浸润或肿物压迫，引起复视及眼球运动受限。病变主要发生于泪腺者，可见上睑外侧红肿，睑缘呈“S”形，眶外上象限可扪及肿物。翻转上睑时可见上穹隆外侧肿大及充血。肌炎型炎性假瘤多侵犯一条眼外肌，呈急性发作，眼睑红肿，球结膜水肿、充血，在受累的眼外肌肌腱表面结膜充血、水肿明显，并隐约可见紫红色眼外肌肌腹，有疼痛及压痛，眼球运动时疼痛加重及运动受限，眼球突出多为轻度，有时眶深部可扪及肿大的眼外肌。纤维增生型炎性假瘤，眶内各种软组织均可纤维化，显著的症状是视力减退和眼球各个方向运动明显障碍。根据纤维结缔组织增生量，眼球位置可突出、正常或内陷。眶内肿物扪及时无明显边界，表面平坦质地较硬，视乳头原发或继发萎缩。

第十四节　眼外伤

1.钝挫伤　由机械性钝力引起,除在打击部位产生直接损伤外,由于眼球是个不易压缩、内含液体的球体,力在眼内液体介质和球壁传递,可引起多处间接损伤。钝挫伤可造成眼附属器或眼球损伤,引起眼内多种结构病变。如角膜水肿混浊、外伤性瞳孔扩大、虹膜根部离断、房角后退、前房或玻璃体积血、晶状体脱位、挫伤性白内障、脉络膜破裂、黄斑裂孔、视网膜脱离以及巩膜破裂等。

2.眼球穿通伤　由锐器刺入、切割造成眼球壁全层裂开,伴或不伴有眼内损伤或组织脱出。预后取决于伤口部位、范围和损伤程度,有否感染等并发症,以及治疗措施是否及时得当。伤口较小且规则的角膜穿通伤,常会自行闭合。伤口大且不规则的角膜穿通伤、角巩膜穿通伤或巩膜穿通伤,可引起虹膜睫状体、晶状体和玻璃体的损伤、脱出,以及脉络膜和视网膜的损伤、出血。

3.眼内异物　是严重危害视力的一类眼外伤。损伤因素包括机械性破坏、化学及毒性反应、继发感染等。除穿通伤之外,还有异物特殊的损害,铁、铜等金属容易在眼内沉积形成铁质沉着症、铜质沉着症。球内异物一般应及早手术取出。

4.眼眶外伤　常见有眼眶骨折、眶内出血及视神经挫伤,眼眶的锐器切割或穿通伤常引起眼睑、眼球及眶深部组织的损伤。

5.眼酸碱烧伤　根据伤后组织反应,可分轻、中、重三种不同程度的烧伤。

(1)轻度:多由弱酸或稀释的弱碱引起。眼睑与结膜轻度充血水肿,角膜上皮有点状脱落或水肿。数日后水肿消退,上皮修复,不留瘢痕,无明显并发症,视力多不受影响。

(2)中度:由强酸或较稀的碱引起,眼睑皮肤可起水疱或糜烂,结膜水肿,出现小片缺血坏死,角膜有明显混浊水肿,上皮层完全脱落,或形成白色凝固层。治愈后可遗留角膜斑翳,影响视力。

(3)重度:大多为强碱引起,结膜出现广泛缺血性坏死,呈灰白色混浊,角膜全层灰白、或者呈瓷白色。角膜基质层溶解,出现角膜溃疡或穿孔。碱渗入前房,可引起葡萄膜炎、继发性青光眼和白内障等。愈合后会形成角膜白斑、前粘性角膜白斑、角膜葡萄肿或眼球萎缩、睑球粘连、假性翳状胬肉等。彻底冲洗眼部处理酸碱烧伤极为重要。局部和全身应用抗生素控制感染,1%的阿托品每日散瞳,点用降眼压药。局部或全身使用糖皮质激素可抑制炎症反应和新生血管形成。切除坏死组织,防止睑球粘连。应用胶原酶抑制药,防止角膜穿孔。晚期应针对并发症进行治疗。

(李宁东　崔丽红)

第四章 眼科手术病人常见并存病

眼科手术病人年龄跨度较大,并存病较多,有的病人病情还较严重,且眼科疾病经常是并存病的眼部表现。眼科手术并不能从病因方面治疗并存病,只是为改善病人视力。但是手术与麻醉常能加重并存病病情,甚至危及病人生命。撰写本章的目的是为使眼科及麻醉科医师了解眼科常见并存病病人情况,以利于评估麻醉与手术准入是否符合要求,围术期治疗是否合理,并能对并存病即将发生的紧急情况做出合理救治,以确保病人生命安全,术中及术后很少发生手术及麻醉并发症。

第一节 心脑血管疾病

一、心律失常

心律失常是手术麻醉病人常遇到的问题,其严重程度主要取决于心律失常的类型及所造成的血液动力学改变,影响血液动力学的因素之一是心率和每搏量,若延误诊断和处理不当常对机体造成严重影响,甚至出现心脏停搏。

(一)心房纤颤

心房纤颤常见于风湿性心脏病、冠心病和甲状腺功能亢进等。少数病例无心脏器质性病变证据,称为孤立性或特发性房颤,往往以阵发性形式为主。房颤的主要影响是心房收缩功能丧失及心室率快慢不定。因而房颤病人易导致心力衰竭、肺水肿、体循环栓塞和昏厥。

1.临床表现及诊断　房颤病人症状取决于心室率快慢及原有心脏病状况。病人可有心悸、气急、头晕、焦虑、自觉心跳不规则和胸部压迫感,严重时可伴有血压下降或心力衰竭,动脉栓塞是房颤常见并发症。

房颤的一般表现是心率快于脉率,心律与脉律绝对不齐,心音强弱不等。心房纤颤的心电图表现为P波消失,代之以间隔、大小、形状不同的颤动波,心室律绝对不齐,QRS波群形态正常。

2.治疗　应针对原发病积极进行治疗,如手术治疗心脏瓣膜病、积极治疗甲状腺功能亢进等,同时需要用药控制心室率。

心房纤颤发作时如心室率快且症状明显,可给予速效洋地黄制剂治疗,常用毛花甙丙0.4mg静脉注射,必要时2h后可重复0.2~0.4mg。如心室率未控制,也可选用维拉帕米等钙拮抗药或β受体阻滞药治疗。对难以转复为窦性心律的病人,应长期用药物将心室率控制在静息状态下的70~80次/分,轻度活动时不超过100次/分,为达此目的主要口服地高辛,如无心功能不全可采用β受体阻滞药或钙拮抗药治疗。

对于长期使用维持窦性心律药物无效病人,可采用药物复律或电复律治疗。但是慢性房颤心房易并发血栓形成,栓子脱落后可引起动脉栓塞,因此,对慢性房颤病人,不宜行电复律治疗。

(二)室性期前收缩

室性期前收缩是最常见的心律失常之一,它是指起源于希氏束或以下部位的期前收缩。常见于冠心病尤其是急性心肌梗死或陈旧性心肌梗死、各种心肌病、心肌炎、心瓣膜病等,亦可由电解质紊乱及某些药物诱发。许多室性期前收缩常不需特殊治疗,若有明显症状时则应严密监测并及时处理,否则易致围术期室速、室颤而导致心排出量明显降低,甚至出现循环停滞死亡。

1.临床表现及诊断　室性期前收缩大多数情况下无明显症状,频发或病人敏感常有心悸及心前区不适。典型心电图表现为提前出现宽大畸形的QRS波群,其前无相关P波,一般QRS

波前后的代偿间歇完全。室性期前收缩可孤立或规律出现,亦可呈二联律、三联律。临床上常见的几种特殊类型有:①多形性室性期前收缩:室性期前收缩在同一导联形态各异,其配对间期相同;②多源性室性期前收缩:室性期前收缩在同一导联具有两种或两种以上形态及配对间期不同;③室性并行心律:室性期前收缩在同一导联形态相同但配对间期不同,相邻两个室性期前收缩之间有倍数关系;④RonT现象:室性期前收缩的QRS波群落于前一个T波波峰附近;⑤舒张晚期室性期前收缩:室性期前收缩发生于下一个窦性P波之后。以上特殊类型室性期前收缩均是较为危险的心律失常,临床应引起充分重视。

2.治疗　治疗室性期前收缩的目的在于改善症状、预防猝死及复发。治疗前应对室性期前收缩的类型、症状、原发疾病及心功能状况作全面了解,判断室性期前收缩对病人预后的影响,从而选择不同的治疗方法。

(1)无器质性心脏病病人的室性期前收缩,尤其是偶发或单源性室性期前收缩,一般预后良好,无症状者不需抗心律失常药物治疗。若室性期前收缩频发且症状明显,治疗应以消除症状为目的,并积极去除诱因。β-阻滞药对于与交感神经兴奋有关的室性期前收缩有较好疗效,尤其适用于血压偏高、心率偏快的病人,可给予普萘洛尔或美托洛尔。若室性期前收缩严重影响生活质量,可酌情选用美西律或普罗帕酮等药物治疗。

(2)有器质性心脏病伴轻度心功能不全(左室射血分数为40%~50%)病人的室性期前收缩,原则上一般通过积极治疗原发病,改善心功能,纠正心肌缺血及水、电解质紊乱等诱因,多可使室性期前收缩减少而不必采用抗心律失常药物治疗。对于器质性心脏病伴有较严重心功能不全者出现多发、多源或成对、成串的室性期前收缩,可酌情选用β-阻滞药或胺碘酮等药物。紧急情况下可静脉注射利多卡因。在药物治疗过程中应严密观察心律失常的变化并给予相应处理。

(三)房室传导阻滞

房室传导阻滞是指冲动在房室结传导中传导时间延长,以至冲动部分或完全不能到达心室。按阻滞严重程度分为一度、二度Ⅰ型(文氏型)、二度Ⅱ型(莫氏型)和三度(完全性房室阻滞)。常见病因有心肌炎、心肌缺血或坏死,传导系统或心肌退行性变。该类病人在麻醉、手术期间最大的危险是发生阿-斯综合征,主要是由于心室率较慢及房室激动顺序失调而影响血液动力学,造成心排出量降低。因而,对严重房室传导阻滞的病人实施手术和麻醉时,应做好心脏起搏准备。

1.临床表现及诊断　一度和二度Ⅰ型房室阻滞常无症状,二度Ⅱ型和三度房室阻滞可有心悸、头晕、疲乏、晕厥甚至阿-斯综合征发作。诊断主要依靠心电图。一度房室阻滞表现为P-R间期延长大于0.20s。二度Ⅰ型心电图特点为P-R间期逐渐延长,直至有一次QRS综合波脱漏,脱漏后的P-R间期明显缩短,以后又逐渐延长,如此周而复始。二度Ⅱ型表现为每隔一次或数次P波后有一次QRS综合波脱漏,形成不同比例的房室传导,如大部分的P波不能下传,房室传导呈3:1或3:1以上称为高度房室阻滞。三度或完全性房室阻滞指P波完全不能下传,P波与QRS综合波无固定关系。

2.治疗

(1)病因治疗:如系洋地黄、奎尼丁等药物中毒,应立即停用药物,给予相应处理。风湿热或其他急性心肌炎可采用肾上腺皮质激素治疗。急性心肌梗死或心脏手术后的高度或完全性房室传导阻滞,亦可用强的松、氢化可的松或地塞米松加入葡萄糖液中静脉输注治疗。

(2)对症治疗:对一度、二度Ⅰ型房室传导阻滞,心室率在50次/分以上且无明显症状者,不需特殊治疗。二度Ⅱ型和三度房室传导阻滞且心室率慢者可用阿托品,重者可考虑小剂量异丙肾上腺素连续静脉输注,使心率维持在60~70次/分左右即可。对于高血钾或伴酸中毒时,可静脉输注碳酸氢钠液治疗。

(3)人工心脏起搏治疗:完全性房室传导阻

滞可能为暂时性,如由急性心肌梗死、心肌炎、心脏手术、药物中毒引起者或为慢性型,当心室率缓慢而发生低血压、心衰或阿-斯综合征时,均是安装人工心脏起搏器的指征。暂时性房室阻滞可安装临时心脏起搏器,有症状的慢性完全性房室阻滞则需安装永久性人工心脏起搏器。二度Ⅱ型房室阻滞常易演变为完全性房室阻滞,可有阿-斯综合征发作,故亦有安装人工心脏起搏器的指征。

(四)心室内传导阻滞

心室内传导阻滞是指房室束分支传导障碍。室内传导系统由三支组成:右束支、左前分支和左后分支,病变可波及单支或多支。左束支阻滞常提示心肌弥漫性病变,如冠心病、心肌病等,一般在麻醉及手术中若循环维持良好并不致因此而产生血液动力学紊乱。右束支阻滞可见于各种器质性心脏病,但亦可见于正常人,手术及麻醉可无顾虑。对于双分支或三分支阻滞病人,在进行麻醉和手术时应安装心脏起搏器,不宜单纯依靠药物治疗。

1.诊断　右束支阻滞心电图表现为 QRS 波 ≥0.12 秒,V1 导联呈 rsR'型、V5、V6 导联呈 qRS,S 波宽阔,T 波与 QRS 波主波方向相反。左束支阻滞表现为 QRS 波≥0.12s,V_5、V_6 导联 R 波宽大,顶部有切迹或粗钝,V_1、V_2 导联 r 波小,S 波宽大,T 波与 QRS 主波方向相反。不完全束支阻滞 QRS 主波方向相反。不完全束支阻滞 QRS 波时限<0.12s。

2.治疗　束支阻滞本身不妨碍心脏泵血功能,亦无明确的临床症状,故无需特殊治疗。治疗主要针对病因,双分支或三分支同时阻滞而致心动过缓且出现症状时,治疗同Ⅲ度房室传导阻滞。

二、冠心病

缺血性心脏病人手术及麻醉的危险性在于围术期发生心肌梗死,死亡率较高。但有些缺血性心脏病人,平时可无明显症状,也无心电图异常,而冠状动脉造影可以证实已有广泛的管腔狭窄,对这类无症状的缺血性心脏病人,在手术和麻醉中存在较大的潜在危险。

(一)隐匿型冠心病

1.临床表现及诊断　隐匿型冠心病是指常规静息心电图或运动试验心电图可显示异常的缺血型改变,并排除主动脉瓣狭窄或关闭不全、心肌病、自主神经功能失调、甲状腺功能亢进、贫血等,但无自觉症状者即可诊断为隐匿型冠心病。隐匿型冠心病常常因为没有临床症状,而被认为是冠状动脉阻塞不严重而不被重视。而冠脉造影可发现在冠状动脉管腔阻塞达 80%时病人可无症状。另一方面,有些隐匿型冠心病患者虽然管腔阻塞仅为 20%,但也可因粥样斑块破裂而发生急性冠状动脉综合征。因此,对隐匿型冠心病的病人应当引起足够重视。

2.治疗　治疗原则是控制动脉粥样硬化的易患因素如高脂血症、高血压及吸烟等,并积极治疗伴有血脂增高的原发病如糖尿病、甲状腺功能低下、肾病综合征等,防止粥样硬化狭窄或阻塞加重,争取粥样斑块消退和促进冠状动脉侧支循环的建立。

对初次诊断为本病的患者,应向病人说明疾病的性质、一般规律和与疾病有关的易患因素,强调如能预防病变发展和适当治疗可促使病变消退,旨在使病人建立乐观情绪,积极配合医生治疗。隐匿型冠心病需要按冠心病积极治疗,治疗心绞痛的各种方法和药物适用于本型病人。

(二)心绞痛

心绞痛是在一定条件下冠状动脉所供应的血液和氧不能满足心肌代谢的需要,心肌需氧和供氧之间暂时失去平衡而发生心肌缺血或功能障碍,但无心肌坏死。冠状动脉粥样硬化为其最重要的病因。此外,先天性冠状动脉畸形、冠状动脉痉挛、主动脉瓣狭窄或关闭不全、肥厚型心肌病、高血压、肺动脉高压、冠状动脉炎及冠状动脉栓塞等均可引起心绞痛。

1.临床表现及诊断　典型的心绞痛表现为阵发性胸骨后不适,多呈挤压、紧缩或窒息感,常放射至左肩和左臂,持续 3~5min,一般不超过 20min。在过力劳动或情绪激动时诱发,休息能使疼痛缓解,舌下含硝酸甘油后 1~3min 内疼痛消失。发作后心电图可以正常或有缺血型 ST-

T 改变。

心绞痛按其临床表现可分为稳定型和不稳定型。前者即典型心绞痛，经过数周或数月以上病情基本稳定。不稳定型心绞痛的特点是：①胸痛的性质发生改变，发作的程度和频率增加；②静息时发作；③反复发作，持续时间超过 15～20min；④硝酸甘油治疗无效；⑤原无症状，在近4周内初次发病；⑥发作无明显诱因；⑦心电图出现缺血型 ST-T 改变；⑧无酶学异常。不稳定型心绞痛的临床表现介于稳定型心绞痛与急性心肌梗死之间，约 30%～50% 的病人可发展为急性心肌梗死。

2.治疗　治疗措施包括针对基本疾病的治疗，尽可能避免与纠正诱发或加重心绞痛的因素，解除与防止心绞痛的发作。

(1)稳定型心绞痛：治疗主要是预防和控制心绞痛的发作。稳定型心绞痛发作时应立即休息，舌下含服硝酸甘油或使用硝酸甘油气雾剂，必要时适当给予镇静剂。缓解期应帮助病人认识促发心绞痛的因素，以避免这些因素引起心率增快或血压增高，从而诱发心绞痛。此外，可在医生指导下进行适当的体力锻炼，注意生活方式的改善，调节饮食等。抗心肌缺血药物以 β－受体阻滞药为主，并可配合使用硝酸酯类或钙拮抗药以加强疗效和减少各自的副作用。

(2)不稳定型心绞痛：治疗关键在于尽快控制症状，防止发生急性心肌梗死。

病人应严格卧床休息，像对待心肌梗死一样，密切观察心绞痛发作、体温、心率、血压、心电图和血清酶的变化。向病人作必要的解释，消除顾虑，可给予适当镇静药，并祛除诱因如贫血、发热、甲状腺功能亢进等。可按需要给予氧治疗。

硝酸甘油或长效亚硝酸盐制剂继续含服或口服，剂量随心绞痛发作的频率和程度而增减。胸痛严重而频繁或难以控制者可静脉内输注硝酸甘油，开始剂量要大，以后维持剂量以降低动脉压 1.33～2.00kPa(10～15mmHg)为宜。以狭窄为主时，加用 β 受体阻滞药减低心肌耗氧量。由于不稳定型心绞痛多有血栓形成，故宜常规给予抗血小板或抗凝治疗，必要时给予溶栓治疗。

此类病人病情稳定后应进行冠状动脉造影，必要时造影前进行主动脉内球囊反搏或体外反搏，对于冠状动脉病变严重者可选择介入治疗或外科手术治疗。

(三)心肌梗死

心肌梗死是由于持久而严重的心肌急性缺血、缺氧，造成部分心肌坏死，同时伴有心功能障碍。绝大多数心肌梗死是由于冠状动脉粥样硬化所致。也可见于细菌性或真菌性心内膜炎、风湿性二尖瓣病变和房颤时的栓子脱落引起冠状动脉栓塞等。

1.临床表现及诊断　常为突发的类似心绞痛的剧烈胸痛，呈压榨性，常放射至左上肢，持续 30min 以上或数小时，休息或用硝酸甘油不能缓解。病人多表现焦虑、辗转不安、大汗淋漓、面色苍白、四肢冰凉。病人常并发严重的心律失常、心力衰竭或休克，并伴随心肌坏死引起的全身反应，如发热、白细胞计数增多，血沉增快等，心电图相应导联出现特征性异常 Q 波和缺血损伤性 ST-T 改变，同时血清谷草转氨酶、乳酸脱氢酶和磷酸肌酸激酶升高。约 15% 的病人可无明显的胸痛。心肌梗死后左心室的功能状态取决于梗死的范围，梗死范围大小在很大程度上决定急性心肌梗死的预后。

2.治疗　心肌梗死发生后如不及时治疗，大部分病人在到达医院以前死亡。主要死因是致命的心律失常，多为原发性心室纤颤，下壁梗死时还可发生严重心动过缓和心脏停搏。因此，立即抢救极为重要。

急性心肌梗死主要是心肌的氧供锐减，造成心肌氧供需失衡和心肌代谢障碍。因此，急性心肌梗死的治疗原则是挽救急性缺血性损伤的心肌和积极防治严重并发症。治疗包括：改善心肌氧供应，减少心肌耗氧和改善心肌代谢，限制梗死区的扩大和缩小梗死范围，防治并发症，防止猝死，改善远期预后。

(1)紧急处理：用最短的时间了解病人的生命体征，初步判断有无心律失常、心力衰竭或休克，有条件时最好纪录心电图，并立即采取以下措施：

1)休息:就地平卧绝对休息,待病情稍稳定后,转移到适当的休息场所,然后再转送至医院。

2)止痛和镇静:有助于减轻心脏负荷,减慢心率,防止心律失常和心力衰竭,解除病人的不安和焦虑。首选吗啡或哌替啶,如果病人仅有轻度胸痛,则可给予镇静处理。

3)心动过缓的治疗:在心肌梗死最初2h内,心动过缓对病人的威胁比心动过速更大,尤其是下壁梗死。不论是窦房结功能低下或交界性心动过缓均易伴室性异位心律或心室纤颤。心动过缓使心排出量降低,可出现低血压甚至导致休克。心率低于50次/min时,可静脉注射阿托品0.5mg,必要时重复给药。在低血压时,可将下肢抬高45°以增加回心血量,提高心排出量。若心率在40次/min以下并有低血压,则多系严重房室传导阻滞所致,宜选用异丙肾上腺素静脉输注,维持心率在50~60次/min之间,或安装临时心脏起搏器。

4)室性心律不齐的治疗:有室性期前收缩或室性心动过速者,立即静脉注射利多卡因50~100mg,随后1~4 mg/min静脉输注维持。如不见效,可每隔5~10min静脉注射50mg,总量不超过300mg。也可采用胺碘酮静脉给药,给药时应在心电图监护下进行。

另外,还应尽早应用溶解冠状动脉内血栓的药物,以恢复心肌灌注,缩小心肌梗死范围,保护心室功能。对于休克病人应采取补充血容量,并应用心血管活性药物。静脉输注硝酸甘油可以减轻左室前、后负荷,缓解心绞痛,改善左室功能。还可应用β-受体阻滞药、血管紧张素转换酶抑制药等药物治疗。

就地及时治疗可以降低急性心肌梗死的病死率。医务人员不仅需要掌握急性心梗的诊断及治疗技术,尚应具有安装和使用除颤器等急救设备的技能。

(2)后续治疗:病人入院后,应按危重病人处理,昼夜监测呼吸、脉搏、血压、心电图等血液动力学变化。严密注意心律失常、休克或心力衰竭的发生。

1)休息:病人需要完全卧床休息至少1周,尤其是在发病后48h内。休息可解除病人的焦虑不安,减慢心率,降低血压,减轻心脏负担,减少心肌耗氧。

2)解除疼痛和镇静:吗啡是作用较强的镇痛药,并具有扩张容量血管及阻力血管作用,能减轻心脏负荷,降低心肌耗氧量的作用。哌替啶、地西泮亦可使用。

3)供氧:急性心肌梗死病人常有低氧血症,并发左心衰竭或休克时更为明显,且易促发心律失常。一般吸入40%氧浓度,在最初2~3d内间断或持续通过鼻导管或面罩给氧。

4)饮食:为不增加心脏负荷,在最初数日内以流质饮食为主,逐渐改为半流质饮食,应清淡及易消化,少吃多餐。

5)保持通便:卧床休息、食量减少或用吗啡均易引起便秘。可于睡前给予液体石蜡,使粪便松软。亦可用开塞露注入肛门,以引起排便,必要时以低压盐水灌肠。

6)控制感染:病情危重易并发感染,特别是肺部或泌尿系感染,应及时用抗菌药物控制。

三、高血压

高血压是以体循环动脉压增高为主要表现的临床综合征。高血压病人的手术及麻醉风险主要取决于并存重要脏器受累及损害程度,包括大脑功能、冠状动脉供血、心肌功能和肾脏功能改变。如果高血压病人的心、脑、肾等重要器官无受累,且功能良好,则手术和麻醉风险与一般人相当。如果病人病程长、受累器官多且程度重,则手术和麻醉的耐受性较差,术中常因血压剧烈波动而诱发严重低血压、心力衰竭或脑血管意外,处理也较为困难。因此,术前准备的重点是实施抗高血压治疗,手术宜在血压控制后施行。

1.临床表现及诊断 高血压可分为原发性和继发性两类。原发性高血压指发病原因不明的血压升高,又称高血压病,占总高血压病人的95%以上。继发性高血压则指血压升高是某些疾病的一种临床表现。高血压病根据起病缓急和病情进展情况,临床上分缓进型高血压病和急进型恶性高血压病。

缓进型高血压病约占95%，起病隐匿，病情进展缓慢，早期常无任何症状，偶尔查体时发现血压升高，少数病人在出现心、脑、肾及视网膜并发症后才被发现。起初血压波动较大，易在精神紧张、情绪波动或劳累后增高，去除病因或休息后血压能恢复正常。早期高血压病人可表现为头痛、头晕、耳鸣、心悸、眼花、注意力不集中、记忆力减退、手脚麻木、疲乏无力、易烦躁等症状，这些症状的轻重与血压增高程度常常并不一致。

随着病情发展，高血压经休息后不能转为正常，血压常持续在较高水平，并伴有心、脑、肾等脏器受损。如高血压引起脑损害，可出现短暂性脑血管痉挛，使头痛头晕加重，一过性失明，半侧肢体活动受限等，持续数分钟或数小时可以恢复，也可发生脑出血。对心脏的损害先是心脏扩大，然后发生左心衰竭，可出现胸闷、气急、咳嗽等症状。当肾脏受损害后，可见夜间尿量增多或小便次数增加，严重时出现肾衰竭，可有尿少、无尿、食欲不振、恶心等症状。

结合临床表现，高血压的诊断并不困难。它是指在未使用抗高血压药物的情况下，三次不同时间测量的血压，收缩压≥18.7kPa(140mmHg)和/或舒张压≥12.0kPa(90mmHg)。既往有高血压病史，目前正在使用抗高血压药物，现血压虽未达到上述水平，也应诊断为高血压。

2.治疗 控制原发性高血压的方法大致有两类，即药物和非药物疗法。非药物疗法主要用于新发现的轻度原发性高血压病人，通过减少食盐摄入，降低体重，增加运动，戒烟，少饮酒等措施来控制血压。药物应用主要包括六类，即利尿药、β受体阻滞药、钙拮抗药、血管紧张素转换酶抑制药、血管紧张素Ⅱ受体拮抗药及α-肾上腺素能受体阻滞药。

(1)药物治疗原则：①任何药物开始时应使用最低有效剂量剂量以减少副作用；②尽量应用24h有效的长效制剂，达到全天候治疗；③合理选择复合用药以达最大降压效果，而使副作用最小。

(2)降压药物选择：选择何种降压药物作开始治疗及维持治疗，应考虑每个病人的具体情况。

利尿药主要用于轻中度高血压病人，尤其在老年人高血压或并发心力衰竭时。痛风患者禁用，糖尿病和高脂血症患者慎用。小剂量应用可避免低血钾、糖耐量降低和心律失常等不良反应。可选择使用氢氯噻嗪，呋喃苯胺酸仅用于并发肾衰竭时。

β阻滞药主要用于轻中度高血压，尤其在静息时心率>80次/min的中青年患者或合并心绞痛时。心脏传导阻滞、哮喘、慢性阻塞性肺病及周围血管病患者禁用，胰岛素依赖性糖尿病患者慎用。可选择使用美托洛尔、阿替洛尔、比索洛尔等。

钙拮抗药可用于各种程度的高血压，尤其在老年人高血压或合并稳定型心绞痛时。心脏传导阻滞和心力衰竭患者禁用非二氢吡啶类钙拮抗药。不稳定性心绞痛和急性心肌梗死时禁用速效二氢吡啶类钙拮抗药。应优先选择使用长效制剂，如费乐地平、硝苯地平、苯磺酸氨氯地平、维拉帕米等缓释剂型。一般情况下也可使用硝苯地平或尼莫地平普通片剂。

血管紧张素转换酶抑制药主要用于高血压合并糖尿病，或并发心功能不全、肾脏损害有蛋白尿的患者。妊娠和肾衰竭患者禁用。可使用卡托普利及培哚普利等。

血管紧张素Ⅱ受体拮抗药与血管紧张素转换酶抑制药大致相同，目前主要用于血管紧张素转换酶抑制药治疗后发生干咳的患者，可使用氯沙坦等药物。

四、脑血管病

大部分脑血管病患者伴有高血压，在对并存脑血管病病人实施相应治疗时，还应按照高血压病人的治疗原则进行处理。脑血管病病人手术及麻醉处理不当，在围术期极易发生脑血管意外，导致高血压脑病、脑出血及脑血管栓塞性疾病，进而造成颅内压增高、昏迷、偏瘫甚至危及生命。

(一)高血压脑病

高血压脑病是指血压骤然升高而引起的急性一过性脑机能障碍，是高血压引起的神经系统并发症中较为常见的一种，常见于急进型高血压、急慢性肾炎或妊娠子痫病人。由于血压突然上升，脑的小动脉发生痉挛，脑组织缺血、缺氧而产生脑水肿，亦可引起毛细血管破裂和组织坏死。如能迅速降低血压，解除血管痉挛，大多可迅速恢复。如处理不及时，也可造成不可逆性损害，甚至可因脑疝而死亡。

1.临床表现及诊断　病人主要表现为剧烈头痛、眩晕、烦躁不安、恶心、呕吐、癫痫发作和意识障碍，亦可有短暂局灶性功能缺失的症状和体征，如黑朦、偏盲、失语、瘫痪等。一般症状持续数十分钟或1～2d，最多不超过数天。发作时血压升高，常超过26.7/16.0kPa(200/120mmHg)，平均动脉压在20kPa(150mmHg)以上。眼底检查可见视网膜动脉痉挛，常有高血压视网膜病变，视乳头水肿、出血和渗出。总体症状表现为血压升高，颅内压增高，症状一般较为弥散，且不稳定，如治疗及时短期内可缓解或消失。

2.治疗　治疗原则是尽快降低血压，降低颅内压，控制抽搐，减轻脑水肿，防止脑疝或脑出血的发生。

(1)降低血压：将显著升高的血压迅速降低是治疗成功的关键，宜采用作用快且强有力的药物，一般将血压降至21.3/13.3kPa(160/100mmHg)左右或接近发病前的基础血压。不宜将血压降得过低，以免发生脑梗死或心肌梗死。

硝普钠可直接松弛周围血管，降低外周阻力，作用快，维持时间短，须在监护下缓慢静脉输注，视血压下降幅度随时调整输注速度，一般用药时间不超过24h。

肼苯哒嗪可静脉或肌肉注射，静脉注入20～40min起效，可维持数小时，用于肾功能不全的高血压脑病，对肾小球肾炎或妊娠毒血症引起的高血压脑病较原发性高血压更为有效。由于此药能反射性增加心率和心排出量，故伴有充血性心力衰竭或有症状的冠状动脉硬化病人不应给予。

硫酸镁有镇静、止痉及解除血管痉挛与降血压作用，适用于各种高血压脑病、子痫等。常用20%的硫酸镁10ml肌肉注射，必要时每日2～3次。

其他较常用的降压药还有硝酸甘油、利血平、甲基多巴、硝苯地平等。

(2)降低颅内压，减轻脑水肿：可给予20%甘露醇250ml，静脉快速输注，6～8h一次，亦可选用呋喃苯胺酸、利尿酸等。

(3)控制抽搐：可采用地西泮、苯巴比妥钠、苯妥英钠等镇静药物静脉注射，必要时可反复应用。

(二)脑出血

脑出血是指非外伤性脑实质内出血，也称自发性脑出血。约占全部急性脑血管病(脑卒中)的20%～30%。最常见的病因是高血压和动脉粥样硬化，极少数为其他原因所致，如先天性脑血管畸形、动脉瘤、血液病、脑动脉炎、脑瘤等。由于出血产生颅内血肿导致脑组织受压水肿，进而影响颅内血液及脑脊液循环，引起脑组织水肿、颅内压增高，甚至形成脑疝危及生命。

1.临床表现及诊断　该病表现为发病急骤、神志障碍、颅内压增高等全脑症状及肢体瘫痪、麻木、颅神经麻痹等局灶症状，局灶症状视出血部位而定。中年以上有高血压动脉硬化病史者，在活动状态下突然发生头痛、呕吐、失语、意识障碍和肢体瘫痪，血压升高，均应考虑本病的可能，CT检查可早期确诊。

2.治疗　该病死亡率高，必须积极治疗。急性期治疗应保持安静，防止继续出血，积极控制脑水肿，降低颅内压，调整血压，改善循环，加强护理和防治并发症。

(1)保持安静：应尽可能保持安静并就近治疗，维持呼吸道通畅，密切观察血压、呼吸、脉搏、神志及瞳孔变化，以便掌握病情，及时抢救。

(2)控制血压：脑出血病人一般血压升高，这是颅内压增高时为了保证脑组织供血的代偿性反应，当颅内压下降时血压亦随之下降，因此一般首先给予降颅压治疗而不应使用降血压药物。但收缩压高于26.7kPa(200mmHg)时，可适当给予作用温和的降压药物如硫酸镁或利血平，亦可加用呋喃苯胺酸。急性期若血压急剧下降表示病情严重，应给予升压药物以保持足够的脑供血量。

(3)控制脑水肿，降低颅内压：脑出血后，脑水肿逐步加重，常在3～5d内达高峰，可引起脑疝，危及生命。控制脑水肿可快速使用脱水剂，常用20%甘露醇200ml静脉输注(30min内滴完)，每6～8h一次，输入后4h内如尿量少于200ml，要慎用或停用，并检查肾脏情况。使用脱水药时要注意水、电解质平衡。

急性期短期使用肾上腺皮质激素有助于减轻脑水肿，清除自由基，但对并存高血压、糖尿病，溃疡病及感染者有不利作用，故应慎用，更不可长期使用。

(4)止血药和凝血药：一般认为高血压性脑出血并非是凝血机制改变，故难以用药物制止，但对点状出血、渗血，特别是合并消化道出血时，止血药和凝血药的应用可发挥一定作用，故临床上对脑出血病人仍可选用。常用的有氨基己酸、氨甲苯酸、酚磺乙胺等。近年来用奥美拉唑、立止血等治疗消化道出血效果良好。

(5)防治并发症：昏迷病人的护理是十分重要，应注意保持呼吸道通畅，定时翻身，防止褥疮发生。还应注意大小便通畅，以免因便秘及尿潴留致排便用力或烦躁不安，加重病情。如并发肺部、泌尿系感染，应及时发现并尽可能查明致病菌，以利于抗生素的正确选用。高热者更应注意降温。可在头部放置冰帽或冰袋等，以减轻脑氧耗，降低颅内压。

(6)手术治疗：目的在于清除血肿、止血、降颅压、解除脑疝，对某些危重病人不但能挽救生命，还可提高生存质量。目前对高血压性脑血肿可在CT扫描下采用立体定向技术，钻孔碎吸血肿或脑室外引流均有较好效果。

(三)脑血栓形成

脑血栓形成是指脑动脉在自身病变的基础上形成血栓，引起管腔狭窄或闭塞，导致局部脑组织缺血、缺氧、软化、坏死，是脑血管疾病中最常见的一种。

1.临床表现及诊断　一般在安静休息时发病，多发生在65岁以上老年人，多无意识障碍，如为大血管急性血栓，可因广泛缺血水肿而伴有意识障碍及颅内压增高，甚至产生脑疝，有的呈缓慢性进展，类似颅内占位性病变。局灶性症状因发生血栓的血管不同而异，颈动脉系统血栓表现为病灶对侧中枢性偏瘫，对侧感觉障碍，主侧半球血管闭塞，可伴有失语。基底动脉系统血栓，出现脑干及小脑受累的症状，交叉性瘫痪，交叉性感觉障碍，脑神经麻痹和共济失调等。脑脊液检查压力及细胞数正常，CT扫描在发病后24～48h可见低密度灶，核磁共振检查对脑干、小脑梗死和小梗死灶比CT检查更清晰。

2.治疗　应按个体化的早期治疗原则，防止血栓进展及减少梗死范围，有利于神经功能的代偿和康复。

(1)早期溶栓：起病后血栓形成的中心坏死区难以救治，周围的缺血半暗带或半影区是治疗的重点。脑血栓形成发生后应早期溶栓，尽快恢复血供是主要处理原则。

目前常用的药物有尿激酶、链激酶及重组人类组织型蛋白酶原激酶。应用此类药物首先需经CT证实无出血灶，病人无出血倾向，并应监测出凝血时间、凝血酶原时间等。溶栓治疗须在发病后6h内早期给予。

(2)调整血压：血压应维持在发病前的基础值稍高水平，除非血压过高，一般不使用降压药，以免减少脑血流灌注加重梗死。若血压低，则可增加补液量或给予适量药物升高血压。

(3)防治脑水肿：梗死面积大、病情严重时，常用20%的甘露醇100～200ml静脉输注，应注意肾功能改变和水、电解质平衡。关于肾上腺皮质激素的使用仍存有争议，用时应警惕继发感染及消化道出血。对重症病人可早期短程使用。

(4)改善微循环：低分子右旋糖酐可降低血液黏度和减少血小板聚集，从而改善微循环。对有出血倾向或左心衰病人，使用该药可能引起出血或急性肺水肿，应慎用。

(5)抗凝治疗：适用于进展型脑卒中，主要为防止血栓继续进展。有出血倾向、严重高血压、肝肾疾病、溃疡病者禁忌。

(6)血管扩张药：目前认为它只能用于病变轻、无水肿的小梗死，或在脑血栓形成发病3周以后。对发病后24h至2周内有脑水肿和颅内压增高者、血压下降或有下降趋势者均不宜使用。常用药物有罂粟碱、己酮可可碱、烟酸及羟乙基芦丁等。近年多采用钙拮抗药,临床常用的药物有尼莫地平、尼卡地平及氟桂嗪等。

(7)并发症的防治:对于昏迷病人应注意保持呼吸道通畅,要注意肺部感染、心脏病、尿路感染及褥疮等的防治。不能进食的昏迷病人应尽早鼻饲流质。

(8)其他治疗:①脑代谢活化药:胞二磷胆碱、吡乙酰胺、脑通片、细胞色素C、辅酶A、三磷酸腺苷、脑活素等;②高压氧治疗,有促进侧支循环形成、增加病变部位脑血流灌注等作用,脑血栓形成病人若呼吸道没有明显分泌物,呼吸正常、血压正常、无抽搐,应尽早配合高压氧治疗。

(9)手术治疗:对急性小脑梗死产生水肿和脑积水者,可急行脑室引流术或手术切除坏死组织,以挽救生命。对大面积梗死所致的颅压高脑危象者,可开颅切除坏死脑组织和去颅骨减压。

(四)脑梗死

脑梗死系指各种栓子随血流进入脑动脉引起脑血流阻塞而产生脑梗死。脑梗死的栓子来源可分为心源性、非心源性和来源不明三类。临床上以心源性脑梗死最常见。当心房纤颤或心力衰竭时,易发生湍流而发生附壁血栓,其碎片或赘生物脱落形成栓子,随血流进入颅内血管引起脑梗死,以风湿性心脏病、心房纤颤及亚急性感染性心内膜炎最为常见,其次为冠心病、先心病及高血压心脏病、心脏手术等。非心源性者以动脉粥样硬化,尤其是颈内动脉颅外段粥样硬化斑块脱落引起脑梗死较常见。此外,气栓、脂肪栓、寄生虫卵、羊水以及癌细胞等均可引起栓塞。

1.临床表现及诊断　栓塞部位以大脑中动脉最多见。脑梗死的发病率约占全身动脉栓塞的50%,发病急骤,视栓塞部位不同以及栓塞所致脑梗死范围大小而有不同临床表现,可有癫痫发作、偏瘫、半侧身体感觉障碍、失语、偏盲等。CT和MRI检查对明确诊断脑梗死的部位、范围和是否伴有出血具有重要意义。

2.治疗　治疗主要包括脑部病变和原发病的治疗。

(1)脑部病变的治疗:与脑血栓形成的治疗相同。由于心源性脑梗死的充血性梗死区极易出血,故抗凝治疗必须慎用,即使应用也应待急性期过后实施。如CT显示为出血性梗死或脑脊液中含红细胞,或由亚急性感染性心内膜炎并发的脑梗死均应禁用抗凝治疗。对感染性栓塞还应积极抗炎治疗。

(2)原发病的治疗:治疗目的在于根除栓子来源,防止脑栓塞再发。①亚急性感染性心内膜炎、心房纤颤、心力衰竭等应给予相应的治疗;②二尖瓣狭窄伴心房纤颤,以及心源性脑梗死的其他原发病者若有手术适应证,应积极手术治疗,如心瓣膜分离术、瓣膜移植术、房室间隔缺损修补术;③气栓的处理与心源性引起的脑梗死治疗基本相同,还可采取头低位,左侧卧位,如系减压病,应进高压氧舱治疗;④对于脂肪栓子的处理可采用肝素10~50mg,6~8h 1次,或5%酒精葡萄糖液1000ml静脉输注,每日一次或5%碳酸氢钠液250ml静脉输注,这些均有助于脂肪颗粒溶解。

(申　岱　贾晓宁)

第二节　糖尿病及甲状腺功能亢进

一、糖尿病

(一)糖尿病定义

糖尿病以胰岛素分泌缺陷和(或)胰岛素作用缺陷所引起并以慢性高血糖伴碳水化合物、脂肪和蛋白质的代谢障碍为特征。临床表现典型时,患者往往已出现空腹高血糖症。而在临床表现不那么显著的阶段,糖尿病通常是于葡萄糖耐量受损后被确诊的。糖尿病可造成眼、肾脏、心脏和血管等多种器官的慢性损害、功能障碍以及衰竭。糖尿病可表现出烦渴、多尿、视物模糊、体重下降却多食等特征性症状,并且在严重时出现酮症酸中毒或非酮症性高渗状态,如果缺乏有效的治疗可导致木僵、昏迷甚至死亡。通常来说,糖尿病的症状并不严重甚至缺如。在确诊以前,足以导致病理性功能改变的高血糖很可能已经存在很长时间了,故而常是由于血糖或尿糖常规检查的结果异常,或者发生并发症才确诊为糖尿病。大部分糖尿病病例可按照病因和发病机制分为两大类,目前称为1型及2型糖尿病,但在这些类型之间的异质性程度仍不清楚。目前的分类标准是由美国糖尿病 协会(American Diabetes Association)于1997年提出,于1999年被世界卫生组织(World Health Organization,WHO)接受,它取代了此前被国际承认的1985年WHO分类标准。

(二)糖尿病分型

世界卫生组织(WHO)和美国糖尿病协会(ADA)对糖尿病的最新病因学分型和以往分型的最大不同之处在于取消了"胰岛素依赖性糖尿病"和"非胰岛素依赖性糖尿病"这两个名称。这两个名称是基于治疗的需要定名的,目前是依据病因学特性来分型,将糖尿病分为"1型糖尿病"和"2型糖尿病"(表4-1)。

1.1型糖尿病　1型糖尿病的主要病因是β细胞遭到破坏,患者通常需要使用胰岛素来维持生命。1型糖尿病在出现临床表现以前其糖代谢正常,但通过检测自身抗体可以发现β细胞破坏的进展。1型糖尿病通常以存在谷氨酸脱羧酶抗体、胰岛细胞抗体和胰岛素抗体为特征,这些抗体反映了导致β细胞破坏的自身免疫过程。如果检测到上述抗体中的一项或几项,患者可被进一步分为1A型糖尿病,即免疫介导1型糖尿病。

表4-1　糖尿病的病因学分型

1型(β细胞破坏,通常造成胰岛素的绝对缺乏)
A.自身免疫性
B.特发性
2型(可从胰岛素抵抗为主伴相对胰岛素缺乏到胰岛素分泌缺陷为主伴或不伴胰岛素抵抗)其他特殊类型
β细胞功能遗传性缺陷
胰岛素作用遗传性缺陷
胰岛素外分泌疾病
内分泌疾病
药物或化学品所致
感染
不常见的免疫介导糖尿病
其他遗传综合征有时伴发的糖尿病
妊娠糖尿病

有些1型糖尿病患者没有自身免疫抗体，也没有任何自身免疫性疾病的证据。这些患者的自然病程也表现为进行性进展的严重高血糖，最终需要胰岛素治疗以防止酮症及维持生存。该亚型为1B型糖尿病，即特发性糖尿病。

1A型糖尿病，即免疫介导1型糖尿病，其发病与人白细胞抗原（HLA）复合物的DQ-A和DQ-B位点的特殊单倍体或等位基因高度相关，患者β细胞破坏程度和速度在不同个体之间差异很大：有些十分迅速（主要在婴幼儿），有些患者空腹血糖增高并不严重，却很迅速发展成高度高血糖甚至酮症酸中毒，而有些患者（尤其是成年人）则可以在很长时间保留残存的β细胞功能，有时被称为"隐匿型自身免疫糖尿病（latent autoimmune diabetes）。这些患者可能在起病多年后才表现出依赖胰岛素治疗来维持生存。1型糖尿病患者的胰岛素和C肽水平明显降低甚至测不出。1A型糖尿病患者合并有其他自身免疫疾病，如Graves病、桥本甲状腺炎、Addison病、白癜风和恶性贫血等。

1B型糖尿病，即特发性糖尿病，虽没有自身免疫抗体，但也以低胰岛素和C肽水平及酮症倾向为特征，偶尔可发生酮症酸中毒，该亚型胰岛素缺乏的病理基础尚未明了。

2.2型糖尿病　2型糖尿病是糖尿病中最常见的类型，其特征为胰岛素作用异常和分泌障碍。可以其任意一个方面为主，通常在糖尿病有明显临床表现时两者均存在。确切病因还不清楚，但不出现β细胞的自身免疫性破坏。

2型糖尿病患者通常存在胰岛素抵抗及胰岛素相对缺乏。尽管许多患者最终需要胰岛素来控制血糖，但在诊断为糖尿病时，甚至终生都可不需胰岛素治疗来维持生存。β细胞功能通常随着糖尿病的病程而不断下降。很少出现自发酮症，但在感染等其他疾病造成应激时也可以出现酮症。

绝大多数2型糖尿病患者在发病时体型肥胖，而肥胖则加重胰岛素抵抗。因为2型糖尿病患者的高血糖发生较缓，在病程早期程度较轻，不足以引起糖尿病的典型症状，所以常多年未得诊断。虽然如此，这些病人仍有发生大血管和微血管并发症的风险。他们的循环胰岛素水平可能处于正常范围甚至高于正常范围，但由于体内存在胰岛素抵抗，该水平的胰岛素并不足以将血糖控制在正常范围，即存在相对而非绝对的胰岛素不足。通过减轻体重或药物治疗可改善胰岛素抵抗并使血糖正常。有妊娠糖尿病史的妇女及有高血压、血脂异常等胰岛素抵抗综合征表现的个体，易于发生2型糖尿病。

有些患者并不肥胖并且家族中有1型糖尿病患者，其临床表现符合Ⅱ型糖尿病，但可以检测到和1型糖尿病相似的自身抗体。这些患者本质上是1A型糖尿病，只不过在测定自身抗体之前常常被诊断为2型糖尿病。

发生2型糖尿病的危险因素包括年龄增长、肥胖、缺乏体力活动等。2型糖尿病有很强的家族聚集倾向，因此2型糖尿病患者的一级亲属易患此病，有肥胖、高血压、血脂异常及有妊娠期糖尿病的妇女也属于高危人群。2型糖尿病的发病率在不同人种有所差异。在美国或非洲裔的美国人比欧洲人发病率高。2型糖尿病可发生于任何年龄的个体，包括儿童和青少年。

（三）糖耐量受损及空腹血糖受损（表4-2）

1.糖耐量受损（IGT）　是指糖耐量超过正常范围，但低于糖尿病的诊断标准（7.8～11mmol/L），此定义需行口服葡萄糖耐量试验（OGTT）认定。IGT者被认为是发生糖尿病的高危人群，但不是说IGT者均会发展为糖尿病，部分IGT者可恢复至糖耐量正常，其他IGT者可在数年之内维持在IGT状态，但罕有糖尿病视网膜病变和肾病。

2.空腹血糖受损（IFG）　是指空腹血糖高于正常，但低于诊断糖尿病标准的人群。IFG人群空腹血糖在6.1～6.9mmol/L之间，如果做OGTT检查，部分IFG人群可能合并IGT（即口服75g葡萄糖后2h血糖水平≤11.1mmol/L）。因此WHO推荐IFG者应行OGTT检查，以排除糖尿病。在多数人群中IFG的发生率比IGT为低。

表 4－2　糖尿病及相关高血糖分期的诊断标准

	血糖浓度(mmol/L)	
	毛细血管全血	静脉血浆
糖尿病		
空腹	≥6.1	≥7.0
服糖后 2h	≥11.1	≥11.1
糖耐量减低(IGT)		
空腹(如有检测)	<6.1	<7.0
服糖后 2h	7.8～11.0	7.8～11.0
空腹血糖受损(IFG)		
空腹		6.1～6.9
服糖后 2h(如有检测)	7.8～ 11.1	7.8 ～ 11.1

(四)糖尿病病人围术期治疗

1.择期手术　糖尿病病人术前不但要对三餐前血糖、餐后 2h 血糖和晚 9 点血糖进行监测，而且与糖尿病相关的心血管疾病、肝肾功能、水电解质等都要进行详细的评估，因为这些因素都会影响病人手术安全和术后恢复。Umipierrez 等指出，如果术前检查不仔细，将导致部分糖尿病病人被遗漏。这部分被遗漏者由于术前缺乏积极的胰岛素治疗和有效的血糖控制，术后死亡率比正常人高 18 倍，比接受良好治疗者也要高 3 倍，由此可见术前筛查糖尿病的重要性。

术前应将空腹血糖（FPG）控制在≤8.3mmol/L，眼科手术则应控制在更接近正常水平。对于 FPG≤8.3 mmol/L 者在接受小型手术时，原降糖治疗方案不变。对于行大中型手术时，应按以下不同情况采取治疗措施。

(1)原口服降糖药不需变更者：Ⅱ型糖尿病病人，病程短，病情轻，无糖尿病急、慢性并发症，FPG≤8.3 mmol/L 者，单纯饮食或饮食加口服降糖药治疗。但须在术前 3d 停用口服长效降糖药(如格列苯脲等)改用短效或中效的口服降糖药(如格列喹酮、格列吡嗪或达美康等)。若病人合并有肝肾功能不全，则停用双胍类药物。术前监测空腹和三餐后血糖，根据血糖调整口服降糖药剂量。

(2)需要用胰岛素者：1、2 型糖尿病，病程长，病情重，有急、慢性并发症，FPG>8.3 mmol/L，或需行急诊手术者，均需在手术前应用胰岛素。原已用胰岛素或原口服降糖药者于术前 3d 改为三餐前短效胰岛素和睡前中效胰岛素，一般为 16～20U/d。

(3)对于原无糖尿病史，入院后常规检查发现的糖尿病者，应使用预混胰岛素皮下注射控制血糖。若 FPG 在 9～10mmol/L，按胰岛素 12U/d，FPG 在 10～12mmol/L 按 18U/d，FPG>12mmol/L，按 24U/d 应用。

2.急诊手术　对于急诊手术的糖尿病病人来说，除常规检查外，还需进行血酮、尿酮的检查，以免因酮症引起的腹痛与外科急腹症混淆而致误诊。血糖控制应改为胰岛素替代治疗。

3.术中血糖调控　由于手术后应激反应，可导致体内儿茶酚胺、糖皮质激素、胰高血糖素水平明显升高，引起对胰岛素抵抗，使血糖控制更加困难，造成体液严重高渗状态，有引起神经脱髓鞘的危险。根据临床观察，此种情况下应按 1g 糖比 1U 胰岛素给药治疗，可使血糖维持正常范围。关于体内葡萄糖蓄积量的计算，可按每升细胞外液超出值计算(对肝细胞葡萄糖属于无效渗透分子)，即体重(kg)×0.2×超出值(测量值－正常值上限)。

术中如发生高血糖性高渗综合征(血糖超过 27.5mmol/L)，应以迅速利尿为首要治疗措施，因胰岛素降低血糖需数小时之久。在严重高血糖时，预期每排尿 1L，可排泄葡萄糖 300mmol，使血糖降低 15mmol/L。在大量利尿时，每利尿 1L 补 KCl 1.5g(每小时排尿超 250ml 为利尿)，以防发生低血钾。

4.术后血糖调整　手术后 2～3d 内病人仍处于应激状态，应通过给胰岛素将血糖控制在 8.3mmol/L 水平左右，为此每 2h 监测血糖 1 次，对体内超出的葡萄糖的处理可按 2g 糖比 1U 胰岛素给药治疗。术后胰岛素应单独静脉输注，可在 500ml 0.9%NaCl 液中加入胰岛素 50U 输注。并注意定时监测血糖值，将血糖维持在正常范围内。

二、甲状腺功能亢进

甲状腺功能亢进亦称 Graves 病、Parry 病或 Basedow 病，简称甲亢。是甲状腺毒症中常见的类型，任何年龄均可发病，20～40 岁发生率最高，女性较多见，男性与女性的比例是 1:5。其主要表现是弥漫性甲状腺肿伴甲亢症状、浸润性突眼和胫前黏液性水肿。该类型甲亢大约占全部甲亢症的 80%左右，是一种与遗传、精神及自身免疫均有关的病症。

(一)病因

病因尚不十分清楚，但病人有家族性素质，约 15%的患者家属有同样疾病，其家属中约有 50%的人抗甲状腺抗体呈阳性反应。许多研究认为甲亢是一种自身免疫性疾病(AITD)。由于免疫功能障碍可以引起体内产生对淋巴因子和甲状腺自身抗体，抗体与甲状腺细胞膜上的 TSH 受体结合，刺激甲状腺细胞增生和功能增强。此种抗体称为甲状腺刺激免疫球蛋白(thyroid－stimulating Immunoglbulin, TSI)。血循环中 TSI 的存在与甲亢的活动性及其复发均明显相关。但引起这种自身免疫反应的因素还不清楚。

由于甲状腺激素和肾上腺素协同作用的结果，引起甲状腺毒症患者的心悸、颤抖、多汗、上睑挛缩及凝视等表现。

(二)病理

甲亢病患者的甲状腺呈弥漫性肿大、柔软且血管丰富。基本病理学改变为甲状腺实质肥大和增值，特征为滤泡上皮增高和增多，从而产生乳头状内折并提供活性增加的细胞学依据。增值常常伴随淋巴浸润，反映了该疾病免疫学方面的改变。其程度与血液中抗甲状腺抗体水平有关。给碘以后，有胶质贮存，有时这种贮存可引起甲状腺肿大和硬度增加。甲亢病伴随广泛淋巴增殖和浸润，偶有脾和胸腺增大，还可引起骨骼肌纤维退化，心脏增大，肝脏脂肪浸润或弥漫性纤维化，骨骼脱钙和身体组织丧失。

眼病特征为除眼球外，眼眶内容物淋巴细胞、肥大细胞、浆细胞浸润。眼眶肌肉系统变大，是引起眼球突出的眼眶内容物容量增加的主要原因。肌纤维退化，纹理丧失，最后纤维化。

Graves 病的皮肤特征为皮肤增厚，增厚的皮肤被淋巴细胞和亲水性异染性粘多糖浸润。

(三)临床表现

本病多见于女性，男女之比约为 1:4～6。有报道在非甲状腺肿流行区，女性与男性的比率为 7:1。地方性甲状腺肿地区比值较低。所有年龄组都可发病，但以 20～40 岁多见。起病一般较缓慢，精神刺激等因素可诱发甲亢。不同患者的临床表现、病情轻重之间有较大差异。典型患者高代谢症、甲状腺肿、内分泌突眼三方面均较明显。儿童甲亢表现生长增快及骨成熟增快。老年病人心血管症状及肌病表现比较突出。有些患者主要表现为突眼，其余症状、体征较轻或无。

1.代谢增高　常见症状有怕热、多汗、皮肤温暖湿润，面部皮肤红润，不少病人伴有低热，常在 38℃左右。发生甲亢危象时可出现高热，可达 40℃以上。

2.神经系统症状　神经过敏、兴奋、紧张易激动，多言好动、失眠、烦躁多虑、思想不集中，重者可出现多疑、幻觉，甚至发生躁狂症，有类似精神病表现。老年患者可有寡言、抑郁、表情淡漠等。伸舌和手平举时，可见舌及手指细颤。腱反射活跃，时间缩短等。

3.心血管系统症状　常见心悸、气促，心动过速，重者常有心律失常、心脏扩大、心力衰竭等表现。心动过速多为窦性，一般为 90～120/min，休息和睡眠时心率仍快，并与代谢增高程度明显相关。心律失常以期前收缩常见，阵发性或持续性心房纤颤或心房扑动、房室传导阻滞等也可发生。心音增强，心尖区第一心音亢进有时可闻收缩期杂音。病期较长的患者可有心脏扩大和充血性心力衰竭。如遇额外增加心脏负荷时如合并感染、β 肾上腺素能阻断药使用不当,可影响心肌收缩,诱发充血性心力衰竭。甲亢病人血压改变为收缩压增高,舒张压正常或稍低,脉压差增大。循环时间缩短,心搏出量和每分钟输出量均增加。

4.消化系统症状　患者食欲亢进,但体重下降。少数老年病人可因厌食以致消瘦更明显。有些人甚至可达到恶液质状态。由于肠蠕动增加,不少患者发生顽固性腹泻,大便次数增多。内含不消化食物,有些病人可有肝肿大,肝功能损害。

5.甲状腺肿大　甲状腺只有在病理情况(甲状腺疾病)和某些生理情况下(如青春期和妊娠期)才可在颈部触摸到。甲亢时甲状腺呈不同程度弥漫性肿大,质软,两叶一般对称肿大,随吞咽上下移动。也可两叶不对称或呈分叶状肿大。由于甲状腺血管扩张,血流量增多,血流速度加快,可在腺体上下极外侧闻及血管杂音并能扪及震颤,甲状腺弥漫性肿大伴有局部血管杂音和震颤对甲亢病的诊断有重要意义。但需与静脉音和动脉音相区别。有些患者的甲状腺呈单个或多发的结节性肿大。质地可以中等硬度,也可以坚硬表面不平。

甲状腺肿大的程度有轻有重,划分标准不尽一致,通常分为轻度(Ⅰ度)、中度(Ⅱ度)和重度(Ⅲ度)。划分标准如下。

(1)Ⅰ度肿大:患者头部保持正常位置时,望诊甲状腺不大,但触诊可摸到甲状腺,其两侧边缘不超出胸锁乳突肌内缘。

(2)Ⅱ度肿大:颈部可以看到肿大的甲状腺,而且触诊可摸到肿大的轮廓,甲状腺两侧边缘不超过胸锁乳突肌的后缘。

(3)Ⅲ度肿大:望诊和触诊都可以发现肿大的甲状腺,甲状腺超出了胸锁乳突肌后缘,有些使颈部失去正常形态。

6.内分泌突眼　有人称之为甲亢眼病,其发生主要和自身免疫有关。半数以上甲亢病人可伴有眼部病变,内分泌突眼分为浸润性突眼和非浸润性突眼两大类。

(1)非浸润性突眼:又称良性突眼,单纯性突眼。甲亢病大多数为良性突眼。女性较男性多见,眼部症状不多,预后良好。一般呈双侧对称性,其病因被认为是血中甲状腺激素浓度过高,交感神经兴奋,使上睑提肌挛缩而致上睑收缩,球后组织改变不大。常见眼征主要有:

1)Stellwag 征:瞬目减少。

2)Darympel 征:上睑退缩,致眼睑裂隙增宽。

3)Mobius 征:双眼球向内侧聚合欠佳或不能。

4)Von Graefe 征:向下注视时,上睑不能随眼球向下移动,角膜上方露出白色巩膜。

5) offroy 征:眼向下看时,前额皮肤不能皱起。

(2)浸润性突眼:浸润性突眼又称恶性突眼,占 Graves 眼病的 5%～10%,严重者占 3%～5%,男性多于女性,为浸润性损害累及眼眶内容物所致,眼部症状较重,多数预后较差。

7.运动系统症状　主要表现为肌无力、肌萎缩,严重者发生甲亢性肌病。

(1)浸润性突眼伴眼肌麻痹。

(2)急性甲亢性肌病或急性延髓麻痹:急性肌病很罕见,起病急,严重肌无力,迅速发生松弛性瘫痪。可发生急性呼吸肌麻痹而危及生命。

(3)慢性甲亢性肌病:患者有消瘦表现,肌肉不同程度萎缩,部分患者可呈进行性加重,严重者日常生活受影响。

(4)甲亢性周期性麻痹:4%的患者可发生四肢或下肢麻痹。男性甲亢患者多见,血钾降低,疲劳、精神紧张为诱发因素,多在夜间发作,发作率不一致,长者一年,短者 1d 内数次发作,发作时间长者数天,短者数十分钟,为可逆性病变,甲亢控制,肢体麻痹不再发作。

(5)甲亢伴重症肌无力:主要表现受累肌肉易疲劳,活动后加重,休息后减轻或恢复,最常累及眼外肌、呼吸肌、颈肌、肩胛肌等。甲亢控制后重症肌无力可减轻甚至缓解。

(四)临床分型

根据甲亢的临床症状、体征可将甲亢分为

轻、中、重三型。

1.轻型　症状、体征较轻，心率 < 100 次/分，T_4 < 258nmol/L，甲状腺摄取率 4h > 35%，24h > 54%。

2.中型　症状、体征明显，精神兴奋，心率 100 ~ 120 次/分，T_4 258 ~ 323nmol/L，^{131}I 摄取率 4h > 50%，24h > 65%，可有高峰前移。

3.重型　症状、体征非常明显，病人表现异常兴奋激动，心率 > 120 次/分，有心律失常，甚至伴有肝功能损害、黄疸。T_4 > 323nmol/L，^{131}I 摄取率 4h > 68%，24h > 85%，多伴高峰前移。

(五)诊断

1.有诊断意义的临床表现　通过望、闻、触、听等来了解和掌握病人有关症状和体征。特别要注意病人有无怕热、多汗、易激动、纳亢易饥、腹泻、消瘦、心动过速及眼征、甲状腺肿大等症状、体征，在甲状腺部位听到血管杂音和摸到震颤，更具有诊断意义。

2.甲亢病早期及治疗后复发　此时血清 T_3 水平升高显著，随着病情进展 T_3、T_4 水平均升高，甲状腺摄^{131}I 增高，游离 T_4 指数(FT_4I)高于正常，TSH 浓度低于正常。抗甲状腺抗体多为阳性，TGAb、TMAb 滴度增高，但不及桥本甲状腺炎高，如滴度极高(≥1/2500)，应考虑桥本甲状腺炎或甲亢病合并甲状腺炎。

甲亢的实验室检查应首选 T_3、T_4、TSH，其诊断价值为 TSH(高灵敏检测法) > FT_4 > TT_3 > TT_4。

如果一般实验室检查仍不能明确诊断，可在吸^{131}I 试验的基础上加作甲状腺激素抑制试验，TRH 兴奋试验等特殊检查，抑制试验表现为不受抑制或 TRH 兴奋试验表现无反应，都有助于甲亢病的诊断。对妊娠妇女及有心脏病症状的老人当血清 T_3、T_4 水平增高不明显时，TRH 兴奋试验对诊断有很重要价值。

在一些基层单位因无条件作上述项目测定，可采用基础代谢率来做初步拟诊，也可根据病人的症状、体征等情况采用计分法来判断甲亢的诊断是否成立。

(六)治疗

目前治疗甲亢的方法包括：①内科治疗(主要是抗甲状腺药物治疗)；②手术治疗；③放射性^{131}I 治疗。

1.药物治疗　硫脲类抗甲状腺药物的应用已近半个世纪，在欧洲仍把它作为年轻甲亢病人起始治疗之首选药物。在我国也为大多数医生和病人所接受。

(1)优点：①治疗方法简便，价格便宜；②药物作用有可逆性，一般不会引起永久性甲减；③安全，不良反应较少；④可控制各种病因引起的甲亢。

(2)缺点：①疗程太长，致使部分病人不能坚持常规治疗、定期复诊，而影响了疗效观察和药物剂量的及时调整；②疗程结束后，复发率较高，缓解率只达到 40% ~ 50%。

(3)适应证：①病情较轻，甲状腺轻度肿大病人；②青少年及儿童患者；③行甲状腺次全切除术后复发的甲亢病人；④甲亢伴有严重突眼者；⑤甲亢伴有心脏病、血液系统疾病者；⑥患有甲亢的妊娠妇女。

(4)相对禁忌证：原则上所有甲亢病人都可采用抗甲状腺药物治疗，但有下列情况者，应考虑采用其他治疗方案：①甲状腺肿大程度较重者；②毒性结节性甲状腺肿及毒性甲状腺腺瘤患者；③末梢白细胞持续低于 3.0×10^9/L，中性白细胞分类小于 50%者；④对硫脲类药物有严重过敏反应或毒性反应者；⑤甲状腺压迫附近器官和胸骨后甲状腺肿者；⑥就医条件差，不能定期复诊者。

2.联合用药

(1)合用甲状腺片：一般情况下硫脲类药不与甲状腺片合并使用。仅在甲状腺肿大或突眼较重的甲亢患者中才与抗甲状腺药合用。部分患者单独采用甲状腺药治疗后，甲状腺较治疗前反而增大，因为用药后甲状腺激素合成分泌减少，对垂体的负反馈作用减弱，垂体分泌 TSH 增加，刺激甲状腺代偿性增生，这种情况在治疗后发生甲减的可能性较大。因此对于治疗开始伴严重突眼的甲亢以及引颈围增粗致局部压迫症状或突眼加重者，可适当减少他巴唑用量加用甲状腺片，20～60mg/d，分1～2次服用，以抑制TSH分泌，使甲状腺逐渐缩小或者减轻突眼。

(2)合用心得安、利血平：心得安与硫脲类药合用或单独用于甲亢的治疗，能较快地控制其儿茶酚胺增多引起的症状，但不能降低末梢血中甲状腺激素浓度，对突发的各种应激防护反应性差，对一些有支气管痉挛、心脏传导阻滞、充血性心力衰竭的患者应禁用或慎用心得安。为迅速降低交感神经兴奋性增高的症状，在病情控制阶段有些病人，可联合使用利血平0.25mg或胍乙啶10～20mg。这些药也可与心得安以及镇静药如地西泮等配伍。目的是耗竭组织中儿茶酚胺，改善精神紧张、震颤、多汗和心动过速等。

(3)消胆胺与他巴唑联合应用：Mercado等报道，消胆胺与他巴唑或与心得安合用，能有效地使突眼性甲亢患者甲状腺素迅速下降。治疗效果较单用抗甲状腺药物好且易被接受。第4周多数病人的甲状腺功能恢复正常。

3.甲亢的外科治疗　外科手术主要是甲状腺次全切除术。甲亢经手术治疗，特别是由经验丰富的外科医生手术后，90%可获长期缓解，复发率只有2%～8%。但约有50%以上的病人最终会出现甲状腺功能减低。其他手术并发症包括颈部出血、喉返神经损伤和甲状旁腺功能减退等。但在医疗条件好、技术水平高的医院，这些并发症极少见(<1%)。

4.放射性碘治疗　放射性碘治疗在20世纪40年代末期已出现，此办法可以根治，复发率低，但甲状腺功能减退的发生率较高。治疗后第一年约10%，以后20年内，每年约增加5%。甲状腺癌及白血病危险性无明显增加。

(李文硕　贾晓宁)

第三节　支气管与肺疾病

眼科手术病人老年人居多，因此慢性支气管炎与肺气肿等较为常见，这给麻醉处理带来一定困难，现就眼科病人常见的支气管与肺疾病介绍如下。

一、慢性支气管炎

慢性支气管炎(chronic bronchitis)是由感染或非感染性因素引起的气管、支气管黏膜及周围组织的慢性非特异性炎症，临床上表现为咳嗽、咳痰或伴有喘息及反复发作的慢性过程，简括特征为"咳、痰、喘、炎"。

慢性支气管炎反复发作可导致终末细支气管远端气腔过度膨胀，肺内残气难以排出，伴有气道壁的破坏，引起慢性阻塞性肺气肿，进而发展成为肺原性心脏病。

1.诊断要点

(1)临床表现：咳嗽、咳痰或伴有喘息反复发作，每年发作至少累计3个月，并持续2年以上。

(2)鉴别诊断：排除心、肺其他疾病引起的咳嗽、咳痰、喘息症状(如肺结核、肺脓肿、支气管哮喘、支气管扩张、尘肺、肺癌、心脏病等)。

(3)辅助检查：胸部X线检查、实验室检查早期可无异常。病情进展X线可出现两肺纹理增多、增粗，管状阴影(轨道征)或刀鞘状气管；急性发作或合并肺部感染时可有白细胞及中性粒细胞增高，喘息性慢性支气管炎可见嗜酸性粒细胞增高。

2.处理原则

(1)一般处理：增强体质，注意耐寒锻炼，提高免疫能力，彻底戒烟和尽可能脱离烟尘环境。缓解期可用气管炎菌苗、卡介苗、咳酪、胸腺肽等。

(2)控制感染：呼吸道感染加重患者，及时选用有效、足量的抗生素，必要时静脉用药。根据痰细菌培养药物敏感试验选择抗生素：①青霉素400～800万U/d静脉输注，或头孢菌素类抗生素等；②氨基糖甙类如庆大霉素、妥布霉素等；③大环内酯类如罗红霉素、红霉素、阿奇霉素；④喹诺酮类如环丙沙星、氧氟沙星等；⑤磺胺类如复方新诺明等；⑥适当的中草药方剂。

(3)止咳祛痰和湿化痰液：选用定喘止咳片、克咳敏、氯化铵、必嗽平、痰易净、糜蛋白酶等，或用0.02%～0.04%碳酸氢钠，α－糜蛋白酶 5mg 稀释至 10ml 雾化吸入。

(4)扩张支气管：可选用舒喘灵、溴化异丙托品雾化吸入，也可口服茶碱等支气管扩张药。

(5)氧疗：根据病情可低流量持续给氧 0.5～2L/min。

(6)其他处理：积极处理并发症如心力衰竭、酸碱平衡紊乱等。

二、支气管哮喘

支气管哮喘(bronchial asthma)是由是嗜酸性粒细胞、肥大细胞和 T 淋巴细胞等多种炎性细胞参与的气道慢性炎症。这种炎症使易感者对各种激发因子具有气道高反应性，并可引起气道缩窄，表现为反复发作性的喘息、呼吸困难、胸闷或咳嗽等症状，常在夜间和(或)清晨发作、加剧，常常出现广泛多变的可逆性气流受限，多数患者可自行缓解或经治疗缓解。

1.诊断要点

(1)典型临床表现：反复发作喘息、呼吸困难、胸闷或咳嗽，多与接触变应原、冷空气、物理化学性刺激、病毒性上呼吸道感染、运动等有关。发作时在双肺可闻及散在或弥漫性、以呼气为主的哮鸣音，呼气相延长。上述症状可经治疗缓解或自行缓解。

(2)其他表现：症状不典型者(如无明显喘息或体征)应至少具备以下一项试验阳性：①支气管激发试验或运动试验阳性；②支气管扩张试验阳性[1 秒用力呼气容积(FEV_1)增加 0.15 以上，且 FEV_1 增加绝对值＞200ml]；③最大呼气流量(PEF)日内变异率或昼夜波动率≥0.20；④除外其他疾病所引起的喘息、胸闷和咳嗽。

(3)其他诊断要素：嗜酸细胞与嗜酸细胞阳离子(ECP)、遗传病史的采集与遗传因素检查、支气管呼出气 NO 浓度等可有助支气管哮喘的诊断。

2.处理原则

(1)改善工作与生活环境：避免环境中过敏原刺激，保持良好的心态，积极锻炼身体，提高机体免疫力。

(2)肾上腺糖皮质激素：是公认的治疗慢性哮喘的一线药物。

1)吸入激素：丙酸倍氯米松(BDP)，一般成人剂量 400～800μg/d。

2)口服用药：强的松、强的松龙，半衰期短，对 HPA 抑制小。用法：大剂量 1mg/(kg·d)；控制哮喘症状通常 30～40mg/d，维持量 5～10mg/d。用药时间不超过 15d。

3)肌肉注射用药：肌肉注射治疗慢性哮喘，有明显疗效。

4)静脉用药：静脉输注激素多用于中度以上哮喘急性发作。氢化可的松琥珀酸钠：成人一般 600～1000mg/d，分 3～4 次静脉输注或缓慢静脉注射，疗程视病情而定，一般 3～5d，曾经未用激素治疗者可突停，而平时常用激素或有激素依赖倾向的患者，则应口服激素并逐渐减量。此外甲基强的松龙、地塞米松、促皮质素 ACTH 也较常用于静脉输注。

(3)$β_2$ 受体激动药

1)沙丁胺醇：口服 2.4～4.8mg，3 次/d，舒喘宁气雾剂 100～200μg 吸入，舒喘宁注射液 0.25mg加入 500ml 液体内缓慢静脉输注，根据病情调整滴速。

2)硫酸叔丁他林(特布他林、间羟舒喘灵)：口服 2.5～4.8mg，3 次/d。

3)中长效 $β_2$ 受体激动药：如氯苯特罗、盐酸丙卡特罗等也广泛应用于临床，其中氯苯特罗为每天 1 次剂量型缓释剂，独具优势。

(4)黄嘌呤类药物—茶碱：常用药物有氨茶碱，常规剂量 8～10mg/(kg·d)，分 3～4 次。如 24h 内未用茶碱者，用 5～6mg/kg 缓慢静脉注射(30min)，以后在 24～48h 内以 0.5～0.6 mg/(kg·h)维持。茶碱(控)释剂如葆乐辉、舒弗美以及最新的茶碱择时控制剂埃斯吗龙也是目前控制夜间哮喘的首选药物。此外，喘定(二羟丙茶碱)临床应用比较广泛。

三、支气管扩张症

支气管扩张(bronchiectasis)是常见的慢性

支气管化脓性疾病。支气管及其周围组织慢性炎症，肺组织感染和支气管阻塞，感染刺激分泌物增加，管腔黏膜充血、水肿，管腔狭小，以致支气管管腔扩张和变形。

1.诊断要点

(1)临床表现：呼吸道感染反复发作，慢性咳嗽，咳脓性痰，量大时每日可达数百毫升，痰量与体位有一定关系，晨起或入睡卧床位改变时痰量增多，并发呼吸道感染时痰量明显增多。反复发生咳血，其程度可从少量痰中带血至大量咳血，常由呼吸道感染诱发。

(2)胸部X线检查：可表现为两下肺纹理或于一侧肺有局限性纹理增多及增粗征象，或粗乱纹理中有多个不规则的环状透亮阴影，或有沿支气管卷发状影。有感染时阴影内可出现液平面。

(3)鉴别诊断：应排除慢性支气管炎、肺脓肿、先天性肺囊肿、肺结核等疾病。

2.处理原则

(1)抗菌治疗：感染明显者选用适当的抗生素和用药途径。常选用青霉素400~800万U/d+庆大霉素16万U/d静脉输注，或根据细菌培养药敏试验确定抗生素种类，疗程约2~3周。

(2)排痰：顺位排痰，安置患者于相应肺段支气管引流的体位，使支气管内痰液借重力作用，流经大气管咳出。或嘱患者做深呼吸及咳嗽，并帮其拍背，以促痰液流出。每晨早饭前及晚间睡眠前施行一次，每次10~15min。可适当选用痰液溶解药如糜蛋白酶、N-乙酰半胱氨酸等。

(3)外科治疗：反复咳血和大量脓痰，病变较局限，心肺功能正常，年龄45岁以下者可考虑手术治疗，切除扩张病灶。

四、肺气肿

肺气肿(pulmonary emphysema)是指终末细支气管远端(呼吸细支气管、肺泡囊和肺泡)的气道弹性减退、过度膨胀、充气和肺容积增大或同时伴有气道壁破坏的病理状态。按其发病原因将肺气肿分为以下几种类型：①老年性肺气肿，由于老年肺组织生理性退行性改变所引起；②代偿性肺气肿，由于部分肺组织失去呼吸功能(如肺萎缩不张，或肺叶切除术后，或胸廓畸形)，致使健康的肺组织代偿性膨胀而发生；①及②都不属于病理性的；③灶性肺气肿，由于吸入的粉尘，特别是煤尘着于呼吸性细支气管壁而引起纤维组织增生和收缩，致使管腔扩大而产生的肺气肿；④旁间隔性肺气肿，由于肺小叶间隔纤维组织附近的肺泡过度扩张充气或破裂融合，形成肺气肿泡，其破裂后可引起自发性气胸；⑤α_1抗胰蛋白酶缺乏性肺气肿：由于遗传因素，如先天性血清α_1-抗胰蛋白酶(α_1-AT)缺乏，不能防止肺组织遭受白细胞和巨噬细胞产生的蛋白溶解酶破坏，而诱发的肺气肿；⑥阻塞性肺气肿，由慢性支气管炎或其他原因逐渐引起的细支气管狭窄，终末细支气管远端气腔过度充气，并伴有气腔壁膨胀、破裂而产生，临床上常为慢性支气管炎的并发症。从广义上讲，肺气肿可分为两大类。一为阻塞性肺气肿，二为非阻塞性肺气肿。此处重点概述阻塞性肺气肿，它分为气肿型亦称红喘型(PP型)、支气管炎型亦称紫肿型(BB型)及混合(X型)。BB型支气管炎症状严重，肺气肿病变较轻，PP型肺气肿病变严重，支气管炎症状较轻。

1.诊断要点

(1)症状：劳动时气急，严重者轻微活动即感气急或呼吸困难，休息后减轻。随着病变的发展，在平地活动或静息时也感气短。当慢支急性发作时，支气管分泌物增多，进一步加重通气功能障碍，胸闷、气急加剧，严重可出现紫绀、头痛、嗜睡、神志恍惚等。

(2)体征：早期体征不明显。随着病情的发展，可出现桶状胸、呼吸活动减弱、触诊语颤减弱或消失；叩诊过清音，心浊音界缩小或不易叩出，肺下界和肝浊音界下降；听诊心音遥远，呼吸音普遍减弱，呼气延长，并发感染时，肺部可有湿啰音。肺动脉瓣第二音亢进等。

(3)胸部X线检查：肺纹理稀少，肺野透明度增加，横膈下降、低平，胸肋骨平举，胸廓前后径增大，心脏呈垂悬型。

(4)心电图检查：一般无异常，有时可呈低电压。

(5)肺功能检查：残气、肺总量增加，RV/

TLC%增加。肺弹性系数降低(肺处于总量位置时,肺弹性回缩力与肺总量之比)。弥散功能降低,肺泡动脉氧分压差增加。

(6)血气分析:肺气肿患者休息时 PaO_2 可近似正常,$PaCO_2$ 正常或减低,运动后 PaO_2 降低。严重肺气肿或继发感染时,可发生高 CO_2 血症。

(7)不同类型肺气肿的临床表现:①红喘型肺气肿:临床主要表现为呼吸困难,但紫绀不明显;②紫肿型肺气肿:有明显紫绀和浮肿。二者因发生的病因和病理生理不同,临床表现亦各异,现将二者的区别列表 4-3。

表 4-3 PP 型和 BB 型肺气肿的鉴别

临床表现	PP 型(红喘型)	BB 型(紫肿型)
(1)年龄	多在 60~70 岁	多在 40~50 岁
(2)体型	高瘦型	矮胖型
(3)咳嗽、咳痰	轻	重
(4)呼吸困难	活动时明显,呈渐进性加重	急性感染时加重
(5)紫绀	不明显或轻度	明显
(6)桶状胸	多明显	不明显
(7)啰音	少或无	多
(8)肺心病发生率	低,约占 0.20	高,约占 0.45 以上
(9)心力衰竭	少,且轻	多,且重
(10)病程	长	短
(11)预后	较好	差
(12)胸部 X 线	肺气肿征极明显,肺纹理稀少,有"净肺"之称。肺大泡常见	肺气肿征不明显,肺纹理粗重紊乱,有"垢肺"之称,肺大泡少见
(13)心脏	心影缩小,多呈悬垂型	心影增大,多呈二尖瓣型
(14)肺功能		
①$FEV_{1.0}$	下降	明显下降
②TLC	增高	可以正常
③RV/TLC%	明显增加	增加
(15)血细胞比容	多 <0.45	多 >0.50
(16)血气分析		
①PaO_2 静息时	轻度降低,常 >8.66kPa(65mmHg)	明显降低,常 <8.66kPa(65mmHg)
②PaO_2 运动时	明显降低	降低更明显
③$PaCO_2$	正常或轻度增高	增高
(17)肺动脉高压	轻度升高	明显升高
(18)心排出量	降低	正常或增加
(19)病理变化	广泛肺气肿呈泛小叶型	严重支气管炎伴有小叶中心型肺气肿及周围结缔组织增生

2.处理原则

(1)治疗原发病:如对 COPD 等作相应处理。

(2)呼吸操和体育锻炼:呼吸操包括深缓呼吸、缩唇呼吸、腹式呼吸等,以增加肺泡通气量,体育锻炼包括散步、打太极拳、做体操等,可改善呼吸循环功能。

(3)氧治疗：运动时低流量吸氧，可防止 PaO_2 急剧下降，减轻心脏负担，促进食欲，改善体质，提高运动耐力。长期低流量吸氧适用于慢性低氧血症、继发性红细胞增多和肺动脉高压者，每日吸氧时间酌情10～15h。

(4)药物治疗：可给予支气管扩张药如氨茶碱、β_2 受体激动药如舒喘灵、硫酸叔丁他林和胆碱能M受体阻滞药等降低气道阻力。呼吸道感染时应用抗生素及祛痰剂等对症治疗。

(5)手术治疗：如为泛小叶型肺气肿，可考虑外科开胸或通过胸腔镜进行肺气肿减容手术。部分患者可获得症状改善，但此项手术开展时间不长，其效果仍需要更多的临床验证和总结。

(贾晓宁　李文硕)

第四节　常见全身疾病对眼的损害

眼是人体的重要器官之一，大多数全身性疾病对眼的不同部位都会造成某种程度损害，现将动脉硬化、高血压、糖尿病及甲状腺疾病对眼损害的具体情况分述如下。

一、动脉硬化与高血压对眼的损害

1.*动脉硬化*　通常所说的动脉硬化包括动脉粥样硬化、动脉中层硬化、老年退化性硬化和小动脉硬化四种。

动脉粥样硬化主要累及大型及中型动脉，以主动脉、冠状动脉为多见。视网膜中央动脉除在视乳头的主干及紧邻视乳头旁的大血管管径超过100μm外，其余分支的管径均在100μm以下，属小动脉。因此，动脉粥样硬化累及眼底的视网膜中央动脉，偶尔可在视乳头的第一分支小动脉上见灰白色的动脉粥样硬化斑，对诊断有价值。如发生在视网膜中央动脉进入视神经筛板之间一段，可引起视网膜中央动脉阻塞。有认为凡小于125μm直径的动脉应称为小动脉，在视乳头附近的动脉直径为100μm左右，以后动脉逐渐分支愈分愈细，一般在第一分支后，距视乳头约1～2PD以外属小动脉，故全身动脉硬化可引起视网膜动脉病变。眼血管粥样硬化通常发生在视网膜中央动脉视神经内段和筛板区，视网膜部分仅发生在视乳头附近的主干动脉上。视网膜动脉硬化与全身血管有一定的关系，当视网膜动脉有老年性硬化的时候，提示周身血管有改变，但不一定表示病变的程度，有时周身已有广泛的严重的病理改变，而眼底无明显异常，因此，眼底无血管硬化改变亦不能排除全身无血管硬化。

有统计表明，眼底改变以视网膜动脉硬化为主的患者易发生充血性心力衰竭、冠状动脉硬化性心脏病、脑血管功能障碍，而以视网膜或者视神经视网膜病变为主者则易发生尿毒症。

眼底动脉硬化可见视网膜动脉血管细小狭窄、管壁光反射带增强，呈铜丝状或银丝状，在动静脉交叉处可有压迫征等。其改变与高血压早期略同。通常所说的动脉硬化和高血压的眼底表现常相互联系。

2.*高血压*　高血压病程越长，眼底病变程度越严重。高血压性视网膜病变可反映高血压病的病程及其与全身重要器官的关系。眼底正常者，心、肾功能无异常。而有视乳头、视网膜病变者，据统计有左心室扩大者占62.5%，左心室肥厚者75%，肾功能不全者87.5%。高血压患者眼底病变严重而肾功能较好者，多为原发性高血压，反之，多为肾性高血压。

高血压性视网膜病变可分为慢性进行性(良性)和急性进行性(恶性)两型。

(1)良性高血压性视网膜病变：早期视网膜动脉可呈痉挛状态，动脉管壁粗细不均，管壁反光增强，甚至呈铜丝状或银丝状，静脉扩张和行径迂曲，动静脉管径之比由正常2:3减少为1:2，甚至更小。由于动静脉交叉处有共同鞘膜，依据动脉和静脉交叉处所在的位置，可呈现静脉下陷或呈笔尖状，或隆起呈驼峰状，这是视网膜血管硬化的表现，进一步发展可出现视网膜水肿、出血及硬性渗出。临床上常采用 Keith – wagener 四级分类法，对高血压视网膜病变程度进行分析。

Ⅰ级：视网膜动脉痉挛或合并轻度硬化。此改变发生于第二分支以下的分支；Ⅱ级：视网膜动脉硬化程度比Ⅰ级明显，动静脉交叉处常可见到不同程度的病理变化，动脉管径狭窄而不均匀；Ⅲ级：除视网膜动脉狭窄与硬化外，尚有视网膜水肿、棉绒状斑、硬性白斑、出血斑等；Ⅳ级：除Ⅲ级改变外，并有视乳头水肿。

(2)恶性高血压性视网膜病变：恶性高血压常伴有眼底、肾脏和大脑损害，眼底可见动脉显著狭窄、出血、渗出，视乳头及其周围视网膜水肿，若视乳头周围视网膜神经纤维层有火焰状出血，应视为恶性高血压的病征之一。软性渗出意味着高血压的严重性，渗出多位于后极部视乳头1～4PD处，尚可见微动脉瘤和毛细血管迂曲扩张，在水肿、出血消退后，视网膜深层的硬性渗出物往往在黄斑区呈星芒状排列，视乳头附近亦可见边缘清晰，形状不规则的白色渗出点，视乳头水肿不消退预示预后不良。总之，动脉硬化和高血压的眼底视网膜病变对动脉硬化和高血压本身的诊断、病情观察、疗效的判断及预后均有一定价值。

二、糖尿病对眼的损害

糖尿病是致盲的主要疾病之一。我国目前有糖尿病患者500余万人，因糖尿病致盲者约占20%，其平均年龄58岁，最小者为20岁，从发病到致盲平均17年，致盲到死亡平均约5年。糖尿病对眼的损害可表现于以下十个方面。

1.屈光改变　晶状体是无血管的形如双面凸透镜的组织，由晶状体囊、前上皮层、晶状体纤维和晶状体悬韧带组成，是复杂的光学系统。通过胶原弹性囊及前上皮层与房水及玻璃体进行物质渗透交换。当血糖升高，房水中葡萄糖浓度也升高，扩散进入晶状体。晶状体内葡萄糖经醛糖还原酶转化为山梨醇和果糖。使晶状体渗透压升高，晶状体纤维吸收房水的水分而肿胀，晶状体的弯曲度和折光指数发生变化，屈光率增强，出现近视。当血糖突然降低时可引起相反的渗透压改变，晶状体水分减少，屈光率减弱，出现远视。

2.眼睑、睑缘及结膜感染　糖尿病由于物质代谢紊乱和功能失调，机体抵抗力减低，高血糖有利于致病微生物在器官组织内繁殖，眼睑组织疏松，腺体较多、血管丰富，容易发生感染，糖尿病人常见眼睑结膜的急性感染或反复发生感染。

(1)睑腺炎：俗称麦粒肿，为眼睑的皮脂腺或睑板腺的急性炎症。初起时眼睑红肿，局部有硬结压痛，球结膜可出现充血、水肿，数日后硬结化脓破溃。外睑腺炎在皮肤面破溃，内睑腺炎在结膜面破溃，脓液流出红肿消退。有时病情较重，可发展为眼睑脓肿。耳前或颌下淋巴结肿大、压痛、甚至体温升高，白细胞增高。痊愈后有时复发。

(2)睑缘炎：睑缘部富有腺体开口，脂性分泌物较多，糖尿病人容易发生感染，慢性炎症不易彻底治愈。病人多有眼干燥感、异物感及痒感。

1)眦部睑缘炎：多为摩–阿(Morax – Axenfeld)双杆菌致病，与维生素 B_2 缺乏也有关。内外眦部潮红、糜烂，附近结膜充血。

2)鳞屑性睑缘炎：多为酿母样霉菌或糠疹癣菌感染，睑缘充血，点状皮脂溢出，睫毛间有灰色鳞屑。

3)溃疡性睑缘炎：多为葡萄球菌感染，睑缘充血、肿胀，睫毛根部有黄色脓痂，去除痂皮其下为小溃疡，睫毛脱落不能再生。溃疡愈合后形成瘢痕，严重者可引起睫毛乱生，睑缘内翻或外翻，眼睑变短，闭合不全。

(3)结膜炎：结膜为覆盖于眼睑内面，止于角膜缘的透明薄黏膜。有较丰富的血管和淋巴管。由于结膜时常与外界接触并和呼吸道相通，糖尿病患者抵抗力低时容易感染发炎。结膜上皮层有杯状细胞分泌黏液，结膜囊内泪液有溶菌酶及多种抗体，一般致病菌不易繁殖，因糖尿病患者泪液理化性质的变化容易引发细菌感染，从而发生急性或慢性炎症。

1)急性卡他性结膜炎：常为科–威杆菌、流行性感冒杆菌、肺炎双球菌或葡萄球菌致病，为分泌物传染，偶有流行。糖尿病人被传染容易发病。多为双眼。有灼热感及异物感，起病急，分泌物为黏脓性，遮挡视线可致短时视物不清，睡醒时分迷物黏着可致睁眼困难。眼睑浮肿，球结膜中度或重度周边性充血，有时有小点状出血及水肿，在角膜周边可出现角膜浸润及溃疡。

2)慢性结膜炎：由急性转为慢性，受烟、尘、药物、烟酒嗜好等刺激。多为双眼，痒感、干涩感及眼疲劳，眼睑沉重感。眦部有白色泡沫样分泌物，睑结膜充血，乳头增生。没有线状瘢痕，穹隆部血管清晰，可与沙眼鉴别。

3.眼睑黄色瘤　病因不明，一般认为与高血脂有关。糖尿病患者脂肪代谢障碍，血清胆固醇升高，可能为患病原因。多见于老人，女性较多，双眼对称，在上睑内侧皮肤呈黄色斑状隆起，质软，为圆形或椭圆形的良性肿物。

4.球结膜微血管病变　糖尿病患者的球结膜微血管病变主要由于缺氧使基底膜增厚、微血管壁损害以及血流动力学的变化引起毛细血管阻塞。但也有人认为与高血压有关，与糖尿病无关。斜照法检查可见球结膜有红色小点，裂隙灯检查可见球结膜细静脉迂曲扩张，红细胞聚集以及红色小点状的微血管瘤，呈圆形或椭圆形，可随球结膜移动。多位于球结膜近角膜处。

球结膜微血管位于白色巩膜表面、平面分布，其上仅被覆薄而透明的球结膜，红白色对比清楚，血液的有形成分循环动态清晰可见，在全身血管中，唯独从球结膜血管能观察由小动脉进入细动脉、毛细血管、细静脉又汇集注入小静脉的全部流程。老年动脉硬化及高血压患者可见球结膜细动脉变细、细静脉迂曲。而糖尿病则细静脉迂曲扩张、红细胞聚集和微血管瘤较多见。老年糖尿病患者三种病态合在一起难以区分。张希兰报告糖尿病血管改变中，球结膜改变占89.2%，因此观察球结膜微血管病变，可评估糖尿病人血管的变化，对糖尿病的诊断和治疗都有参考价值。

5.角膜病变　角膜是无血管的透明组织，由上皮与内皮两个细胞层、上皮基底膜与后弹力膜两个基底膜以及一层无细胞的结缔组织前弹力层和有细胞的结缔组织间质层构成。由来自三叉神经的自主神经支配。

糖尿病时前房水内葡萄糖浓度升高，扩散进入角膜，由于异常糖代谢，可能在醛糖还原酶作用下，角膜组织内山梨醇和果糖增加，使组织细胞形成高渗状态。角膜的细胞层及神经受损。内皮阻止房水进入角膜间质的屏障功能和排出角膜间质多余水分的功能都受到损害，导致角膜水肿。角膜上皮表面与泪液关系密切，糖尿病人泪液的理化性质改变也影响角膜上皮，因此角膜上皮通透性增加，知觉下降，上皮以及间质组织再生能力减低。易发生以下病理改变：

(1)角膜伤口愈合延迟：糖尿病患者在白内障摘除术或玻璃体切割术后，往往出现角膜伤口延期愈合。因此术前必须尽量把血糖控制在正常范围。术后3~4d内不用糖皮质激素药物。拆线日期推迟有利于伤口愈合。不适宜做屈光性角膜手术如放射状角膜切开术等。

(2)角膜上皮糜烂：病人有摩擦感、羞明流泪。检查眼部可见睫状充血或混合充血，角膜表面粗糙，裂隙灯下角膜表面有点状或片状浅层上皮剥脱区，荧光素染色该处呈黄绿色。往往角膜知觉下降。多发生在内眼术后或感冒发烧后，常反复，拖延时日。

(3)角膜皱襞性纹状混浊：可有轻度视物不清，裂隙灯检查可见后弹力膜直条状或斜条状皱襞。多发生在高龄糖尿病患者，患病时间长、年龄高，发生率高，约为7%。血糖控制稳定可以恢复好转。不需要特殊治疗。

6.虹膜病变　虹膜为色素膜的前部分，是圆盘状膜，位于前后房之间，周边与睫状体相连并一起组成前房角的内壁，中央有一孔为瞳孔，它缩小开大时在晶体表面滑动。虹膜有五层组织，即内皮层、后上皮层、前和后界膜及间质层，间质层为疏松结缔组织，有丰富的血管、神经、肌肉和色素细胞。

正常房水很容易进入虹膜间质，血糖高时，房水中高浓度的葡萄糖也容易扩散进入虹膜组织中，由于异常糖代谢可使虹膜组织中的山梨醇和果糖增加，渗透压增高，造成组织和细胞水肿，色素游离。毛细血管基底膜增厚血管壁受损，血栓形成，这是虹膜新生血管形成的原因之一。正常虹膜的氧供给源于房水，而房水的氧供给源于视网膜及睫状体血管。糖尿病患者的视网膜中央血管及睫状血管的微循环都不同程度受损，影响氧的供给，因此，虹膜长时间处于缺氧状态，这也是虹膜新生血管形成的主要原因。其主要病理改变如下。

(1)虹膜囊肿：虹膜色素上皮层发生水肿及变性，形成囊肿或囊状间隙。一般较小，不需要治疗。应与虹膜植入性囊肿鉴别，后者可以发展较大，如果继发青光眼需手术治疗。

(2)瞳孔畸形：由于瞳孔括约肌和开大肌或所支配的神经受损，表现瞳孔呈直立梨形开大，光反应减弱。有时裂隙灯检查可见虹膜水肿，伴有瞳孔强直，不易被散瞳药扩大。不需治疗。

(3)虹膜色素脱失：由于色素细胞肿胀，色素游离脱失，裂隙灯检查可见角膜后壁及晶体前囊有棕色色素沉着，糖尿病患者行青光眼或白内障手术时，可有色素脱落游离到前房内，但可自行吸收。

(4)虹膜睫状体炎：可能为自身免疫功能紊乱，或病毒感染。突然眼红，眼痛，视力明显下降，检查所见为睫状充血或混合充血，角膜后壁弥散细小灰色或羊脂状沉着点，前房渗出物为浆液性、纤维素性或脓性，虹膜肿胀，色素部分脱落，可有后粘连，瞳孔缩小，对光反应迟钝或消失。眼压可能降低或升高。

(5)虹膜红变：患病率为 0.5% ~ 10%，伴有增殖性视网膜病变的糖尿病患者约半数发生虹膜红变。根据荧光血管造影及裂隙灯检查一般分为四级。一级：瞳孔周围有扩张而渗漏的毛细血管。二级：前房角附近有表浅的树枝状新生血管。三级：瞳孔周围及房角的新生血管呈编织样连贯，可出现青光眼。四级：虹膜新生血管多呈绯红色，房角阻塞继发青光眼。虹膜红变虽然不如白内障和视网膜病变常见，但它预示眼内其他部位有新生血管形成。它导致继发青光眼和眼内出血，是造成失明的严重并发症，应早期发现和治疗。

7.青光眼　具有病理性高眼压，视乳头血流灌注不良合并视功能障碍者称为青光眼。可分为以下两种类型：

(1)开角型青光眼：糖尿病人青光眼发病率高于一般人，为 4% ~ 11%。发现有 6% ~ 13% 的开角型青光眼患者有糖尿病。这种病人在较低的眼压水平就可出现视盘的病理凹陷及视野的暗点和缺损。由于小梁和 Schlemm 管的组织结构异常或房水生化的缺陷，虽然房角是开放的，但房水排出发生障碍。

临床表现少数病人有眼胀，头痛，眼压在一天之内时有升高，因此必须测 24h 眼压曲线；眼压描记以及青光眼诱导试验才有助于诊断。病情重者，眼压持续增高，超过 3.19kPa(24mmHg)以上，眼底可见视乳头凹陷增大，视野检查出现暗点及缺损。

(2)新生血管性青光眼(出血性青光眼)：由于虹膜和小梁表面有新生的纤维血管膜，导致周边虹膜前粘连，阻碍房水流通造成青光眼。因虹膜新生血管丛容易破裂，反复发生前房出血，故又名出血性青光眼。

临床表现：眼痛、头痛、往往已失明，球结膜重度混合充血，角膜上皮水肿，虹膜组织模糊呈暗红色，表面有新生血管，虹膜周边粘连，瞳孔缘上皮外翻，眼压高。

8.白内障　正常晶体无血管，为富有弹性的透明体。当晶状体囊受损或晶状体蛋白质发生改变而使晶状体变混浊，称为白内障。

白内障形成的原因是多方面的，既有遗传和先天因素，也有年老、疾病、代谢障碍等多种因素。晶体通过囊膜吸收房水中的营养物质，排出代谢产物。糖尿病患者晶体内过多的葡萄糖经醛糖还原酶转化为山梨醇和果糖，随之渗透压增高，晶体吸收水分而肿胀，氨基酸等物质代谢紊乱，晶体蛋白合成障碍导致晶体混浊。可见以下两种情况。

(1)真性糖尿病性白内障：比较少见，多发生于血糖控制不良的青少年患者。双眼发病，进展迅速，可在数周或数月内晶状体全混浊。病初起表现为晶状体前、后囊下点状或片状白色混浊，逐渐向皮质深层发展，最终全部混浊并肿胀，视力下降仅见眼前手动。

(2)老年性白内障：糖尿病患者的老年性白内障比一般老年人发病率高、发病早、进展快。与老年性白内障临床表现相同。

1)皮质性白内障：初起期在晶状体皮质周边部出现楔形灰白色混浊，逐渐增多。肿胀期前房变浅，晶状体混浊肿胀，可能伴发青光眼。成熟期晶状体肿胀消失，全部或大部分灰白色混浊，适宜手术。过熟期晶状体囊膜皱缩，核呈棕黄色，晶状体缩小，皮质液化渗出可引起色素膜炎以及青光眼等并发症。应尽早摘除。

2)核性白内障：首先晶状体核部呈棕黄色混浊，当强光下瞳孔缩小明显影响视力。病情进展缓慢，常需拖延数年后方可手术。

9.眼肌麻痹　可能与糖尿病多发性神经炎有关，由于糖尿病的微血管改变，产生出血、血栓形成以及糖原过多地沉积，都可使神经轴突开始出现病变引起眼肌麻痹。临床可见两种表现：

(1)调节麻痹：突然感觉看近物不清或原有的老视眼镜度数不够，需远移阅读的书报距离才能看清。检查未发现眼屈光间质有影响近视力的器质性改变，看近物时加用正球镜片可矫正到正常近视力。

(2)外眼肌麻痹：病人突然上睑下垂、视物成双、恶心、头痛。检查发现病人有代偿头位，上睑下垂不能上抬，眼位斜，眼球运动受限，复视试验阳性。多累及外展神经、动眼神经，滑车神经较少见。常持续2个月以上。

10.视网膜病变　糖尿病性视网膜病变是危害视力的视网膜微血管病变，如果程度轻、进展慢，可以数年不危及视力，如果增殖性病变广泛，可引起失明。

视网膜病变的发病原因是在遗传因素的基础上，内分泌调节失常，引起糖、脂肪代谢紊乱，因血糖升高引起视网膜微循环一系列复杂的病理生理改变。

(1)组织缺氧造成微血管改变：组织供氧不但取决于血液流量，而且与红细胞、血红蛋白有关。红细胞的2,3－二磷酸甘油(2,3－DPG)与血红蛋白(Hb)结合，降低Hb对氧的亲和力，使氧易于解离。当血糖升高时，红细胞中产生过多的糖基化血红蛋白(HbAIc)，阻止2,3DPG与Hb结合，于是Hb对氧的亲和力增强，使氧不易解离导致组织缺氧。由于组织缺氧，血管扩张，渗透性增加，内皮细胞肿胀分离，外皮细胞消失，基底膜肥厚，引起血－视网膜屏障的崩解以及管壁的溶纤蛋白功能下降，引起血栓形成。

(2)血黏稠度过高：可使红细胞聚集及变形能力减低，导致血循环障碍及微血管瘤形成。红细胞黏度增高及血小板聚集可造成血栓形成。组织的进一步缺氧导致血管新生，使视网膜病变由单纯型向增殖型发展。

(3)眼底表现以下7种情况

1)出血：位于深部内核层为圆形和点状，神经纤维层为火焰状，也可扩展到视网膜各层，严重时出现半月形视网膜前出血，并可突入玻璃体内。检眼镜可见出血斑位于黄斑区和颞上下支血管附近，也可在其他处。位于黄斑附近的小出血点要同微动脉瘤区别，后者持续时间较长，而小出血点可有形态改变和吸收。

2)渗出斑：硬性渗出位于视网膜外丛状层，为含脂蛋白和粘多糖的黄白色，界限清楚的腊样损害，呈点状或斑状，也可融合为大片状。检眼镜可见黄白色斑位于后极部可呈环状或半环状围绕黄斑。也可位于其他处。软性渗出呈灰白色，为神经纤维层膨胀性损害。检眼镜所见，位于距视盘3～4个视盘直径范围内，沿上下大血管分布。

3)黄斑病变：黄斑中心的反射消失或仅有色素紊乱，而荧光血管造影显示局部缺血为毛细血管无灌注区。局灶性可见出血、渗出、微动脉瘤和水肿。水肿严重可成囊样。

4)微动脉瘤：位于小动脉或小静脉侧，呈小瘤状。检眼镜可见在视网膜的黄斑附近有圆形红色小点状物，在其附近有时可见出血及渗出。

5)视网膜静脉改变：由于管壁增厚退行性变及内皮细胞和外皮细胞的损伤，检眼镜可见静脉淤血串珠样迂曲扩张，也可形成环袢，血管伴有白鞘，并可见血栓形成。

6)视网膜动脉硬化：见于糖尿病伴有高血

压、动脉硬化病人。

7)结缔组织增生：增殖性糖尿病性视网膜病变，在微动脉瘤、视网膜出血、渗出、毛细血管闭塞及静脉血栓形成的基础上，由于严重的组织缺氧及退行性变，在视神经乳头及其附近形成新生血管的结缔组织，血管破裂可有玻璃体出血及增殖性组织。当结缔组织收缩可继发视网膜脱离甚至眼球萎缩失明。

三、甲状腺功能亢进对眼的损害

对眼科而言，临床常见的甲状腺疾患是甲状腺功能亢进，这种病人往往因眼球突出而首先就诊于眼科。甲状腺功能亢进又称突眼性甲状腺肿或Giaves病、或Parry病、或Basedow病，由于甲状腺素分泌过多，机体的各组织氧化速度加快和新陈代谢率增高，因而引起一系列内分泌系统症状。就本病的突眼而言，一般可分为由甲状腺功能亢进所引起的突眼性甲状腺肿(也称甲状腺毒素性突眼)和由促甲状腺激素所引起的促甲状腺激素性突眼(也称恶性突眼)两类。二者皆多发生于20～40岁的女性。

1.临床症状　一般起病缓慢，也有少数病例起病较骤。患者主要症状为精神紧张，兴奋性加强和过敏，易于感情激动和忧虑，出汗较多，怕热喜冷，食欲增加，身体消瘦，无力，极易疲乏和气促，心悸，脉搏速，心率快以及月经量少等。眼球突出是此病常见症状之一，而且常是首先被发觉的主要症状之一，有时患者并未察觉其眼球突出，当他由于其他疾病就诊时，医生可首先发现此患者的单眼或双眼眼球突出，经检查证实此患者确实患有甲状腺功能亢进症。另外，大多数甲亢患者甲状腺肿大，手指颤动，基础代谢率增高，^{131}I碘吸收率和血清蛋白结合碘高于正常。

2.眼部表现

(1)眼球突出：是甲状腺功能亢进的典型症状之一，故此病又称为突眼性甲状腺肿，因内分泌失调，致使甲状腺增生肥大，甲状腺素分泌增加，眼球后软组织发生水肿和细胞浸润以及眼外肌发生中毒性变性，此外，在交感神经兴奋的基础上，米勒(Müller)平滑肌使眼睑收缩向后，同时眼外肌变性，产生眼肌无力症状，加强了对眼球突出的影响，所以这种眼球突出比较容易被认出。绝大多数患者双眼呈现一种独具的特殊神态，往往眼球呈直向前看的凝视状，睑裂明显增大，状似受了惊吓，出现恐惧的表情。

眼球突出方向以轴性突出最为多见，一般起病比较迅速，双眼呈现相等程度的向前突出。但突出的程度和轻重有时并不一致，进展的快慢每例和每眼也都不尽相同。也有一侧眼较另侧眼显著突出，或仅一侧有眼球突出的病例。故临床见到单侧眼球突出的病例，不能排除诊断此病的可能性，特别是当患者全身症状或眼局部已有某种程度的特征表现的女性患者，更要考虑到突眼性甲状腺肿的可能性。

(2)视力：有的患者出现视力减退、弱视或复视，晚期时如发生视神经萎缩，则视力严重减退，甚至仅有光感。

(3)眼睑：甲状腺功能亢进患者的眼睑常常有典型的特征性表现，临床方面结合其眼球突出的情况，有助于诊断。常见征象为：

1)睑裂增宽。

2)瞬目运动减少(称Stellwag征)。

3)眼睑肿胀增厚(称Enroth征)，以近睑缘处为显著。

4)眼睑运动迟缓(僧Boston征)。

5)当眼球向下看时，上眼睑收缩，并且不立即随眼球运动向下移动(称von Graefe征)。

6)当眼球向上注视时，眼球移动情况迟缓于上眼睑(称Mean征)。

7)上眼睑收缩，使角膜上缘和上部巩膜暴露(称Darlymple征)。

8)当眼球注视时，上眼睑收缩现象加强(称Kocher征)。

9)当眼球向上看时，下眼睑动作迟缓(称Griffith征)。

10)眼向上看时，前额部皮肤不起皱褶(称Joffory征)。

11)上眼睑翻转困难(称Gifford征)。

12)眼睑闭合时，出现颤动(称Rosenbach征)。

13)在闭合着的眼睑上可以听到杂音(称

Riesman 征）。

14）眼睑色素沉着增加（称 Jellinek 征）。

15）滴 1∶1000 的肾上腺素，上眼睑后缩现象加重。

16）行颈部星状神经节阻滞时，上眼睑后缩现象减轻。

17）眼球突出严重者，眼睑可以发生闭合不全，甚至不能闭合，容易发生暴露性角膜炎，或角膜溃疡，以致患者非常痛苦。

（4）泪器：少数患者泪腺扩大，甚至可被触及，泪腺分泌增多，出现溢泪症状。

（5）结膜：轻度眼球突出者，结膜往往呈轻度灰白色，一般不水肿，仅稍欠光滑。重度眼球突出的病例，球结膜常常出现充血和水肿，并且有时隆起突出于睑裂之外，状如水泡，不易缩回，这种现象多见于恶性突眼患者。

（6）角膜：眼球突出程度严重时，角膜也被暴露，易于发生角膜浸润、角膜混浊或角膜溃疡，甚至形成角膜脓肿。

（7）巩膜：偶有巩膜硬度减低现象。

（8）虹膜：角膜炎如累及虹膜时，可以发生虹膜炎，甚至发生虹膜后粘连。甲状腺功能亢进时，瞳孔常常发生如下改变：①两侧瞳孔不对称扩大（称 Knies 征）；②瞳孔对肾上腺素反应很强，滴入肾上腺素，瞳孔迅速扩大（称 Loewi 征）；③瞳孔对光刺激反应特别迅速（称 Cowen 征）。

（9）视网膜：少数患者视网膜少量出血或水肿，也有视网膜动脉管径较细或较直者。

（10）视神经：如并发视神经中毒症状时，可出现球后视神经炎，视神经乳头炎，视神经乳头水肿和原发性视神经萎缩，此时患者视力往往很差，视神经乳头可正常或充血、水肿，甚或发生萎缩，视神经乳头苍白，视网膜动脉较细直。

（11）眼压：偶有眼压增高者。

（12）眼眶：眼眶内组织水肿和细胞浸润，眼眶内容饱满。除恶性突眼病例外，这种患者的眼球突出往往可以回归，但严重患者也偶有眼球似乎脱出眼眶外者。

（13）眼外肌：各眼外肌都可以发生运动减弱或运动麻痹症状，可以单一眼肌或多数眼肌同时发生，并且垂直眼肌常常发生麻痹（称 Ballet 征）。眼球向侧位看时，往往注视能力差（称 Suker 征）。双眼看近物时辐辏能力减退（称 Moebius 征）。如多数眼肌失去张力时，则眼球运动瘫痪，眼球突出程度往往更为显著。也偶有患者眼球运动或转动时出现疼痛症状。

（14）视野：视力减退者视野往往发生向心性收缩，也可出现旁中心暗点。

另外，在临床上有时也可以见到与以上所述突眼性甲状腺肿不完全相同的另一种情况，即促甲状腺激素性眼球突出症，也称恶性眼球突出症。多发生于甲状腺功能亢进治疗不当或甲状腺功能低下时，有时原为甲状腺功能亢进的突眼性甲状腺肿患者，做甲状腺部分切除术以后，甲状腺功能亢进的症状虽然消退，但眼球突出的症状反而加重。有人认为由于某种原因，脑垂体前叶功能亢进，促甲状腺素分泌增加，但甲状腺不能发生相应的增生反应，因而促甲状腺激素的分泌继续增多，使体内产生一种有使眼球突出作用的物质，故眼球显著突出。因此，这种病的临床表现为眼球突出程度显著不同，而全身甲状腺中毒症状反而不很显著，甚或很轻微。有人曾将其分为两类：①原发性甲状腺激素缺乏，代偿性脑垂体促甲状腺激素增多患者基础代谢率常低于正常，临床出现眼睑和结膜水肿以及眼球突出等症状；②原为甲状腺激素增多，基础代谢率亢进，经过甲状腺部分切除术后，代之以促甲状腺激素增多，此时患者基础代谢率减低，眼睑肿胀，眼球突出，并且可以出现眼肌瘫痪症状。

此病多发生于中年男性，有自然痊愈趋势。眼球突出特别显著的原因仍与眼眶内球后组织水肿、脂肪堆积和淋巴细胞浸润以及眼外肌变性和纤维组织增生有密切关系，从而使眼球后面的压力增高，故以手推压向前突出的眼球，虽然有时也能回纳，但多数不能恢复原位。由于以上病理改变，常累及眼球运动，因而有复视症状发生。因眼球突出严重，常导致球结膜水肿和充血，并有浸润，故而出现结膜炎症状。如球结膜水肿严重时，往往肿出睑裂之外，状如红色亮泡，不能推回眼睑之内，甚至眼睑不能闭合。当角膜发生暴露性炎症或角膜溃疡时，患者感觉眼痛、畏光、流泪，并有烧灼感。如角膜穿孔眼内继发感染时，则形成眼内炎或全眼球炎。

3.治疗

(1)全身治疗

1)一般治疗：休息，镇静，高蛋白饮食和多种维生素等。

2)药物治疗：复方碘溶液，硫脲类药物如甲基硫氧嘧啶、丙基硫氧嘧啶和肾上腺皮质激素类药物。

3)放射疗法

①同位素碘^{131}I：利用β射线，破坏甲状腺组织，以降低其机能。

②深部X线：照射脑垂体、下视丘部或眼眶后部，以抑制促甲状腺激素分泌和活动。

4)手术：甲状腺部分切除术。

(2)眼部治疗

1)最主要的治疗为妥善保护角膜，预防和治疗感染，涂消炎眼药膏，夜间盖以眼垫。如已发生角膜溃疡，应热敷和滴散瞳药物。

2)醋酸氢化可的松或透明质酸酶做球后注射，每周二次。

3)对严重眼球突出患者或有产生暴露性角膜溃疡威胁者，应尽早做上下眼睑部分缝合术，目的是为了保护角膜。

4)对恶性眼球突出患者，如病情严重时，应做眼睑缝合术，如果不满意，眼球继续向前突出时，可采取眶内减压手术，将眼眶外侧壁除去或经颅内将眼眶上板除去，目的是使眼眶内腔扩大，以缓解眼球后的压力，有时能收到一定局部治疗效果。

（贾晓宁　李文硕）

第五节　其他常见全身疾病眼部并发症

一、肾炎

肾炎通常是指弥漫性肾小球肾炎，包括急性肾小球肾炎和慢性肾小球肾炎。急性肾小球肾炎多发于小儿或青少年。起病急，以全身水肿、血尿和蛋白尿为最常见，70%～90%病人有程度不一的高血压症状。眼部除眼睑水肿外，眼底大都正常，少数因高血压而出现小动脉痉挛及轻度视乳头水肿等。但这些改变可随病情好转而自愈。慢性肾炎病程长，临床上以蛋白尿、血尿、高血压、水肿及肾功能不全为特征。眼底表现为视网膜动脉变细，反光增强，呈铜丝状或银丝状，有动静脉交叉压迫征，可有视网膜水肿、出血和渗出，若伴有视乳头水肿，则预后不良。近年来慢性肾炎患者有的接受血液透析治疗或肾脏移植手术，其视网膜病变可因视神经萎缩或黄斑部病变而丧失视力。

二、亚急性感染性心内膜炎

亚急性感染性心内膜炎主要是由草绿色链球菌感染，其心内膜的炎性赘生物脱落会发生血管机械性阻塞，使眼部出现转移性眼内炎，包括化脓性葡萄膜炎及脓毒性视网膜炎等。化脓性葡萄膜炎可因前房或玻璃体积脓，最终造成眼球萎缩。脓毒性视网膜炎表现为视网膜出血和渗出，渗出呈圆形或椭圆形白色斑块，周围绕以出血环（Roth 斑）。若发生机械性阻塞，则在阻塞部位有相应的表现，如眼睑、结膜的小血管梗阻，会出现小出血点，视网膜、视神经血管阻塞可出现相应的视力及视野损害，或有不同程度的视乳头充血及水肿，脑部血管阻塞可出现视野改变及眼球运动障碍。

三、妊娠高血压综合征视网膜病变

妊娠高血压综合征病人有73%左右发生眼底病变，多见于先兆子痫期或子痫期，其眼底最先出现视网膜血管收缩，如果是均一性收缩，视网膜动脉与静脉的比例为1:2、1:3甚至1:4。动脉中心反射变窄，也可见血柱粗细不均匀，中央反射不规则，这种视网膜动脉痉挛于高血压降低时可以完全恢复正常。

如果妊娠高血压征继续发展，可发生高血压性视网膜病变或视盘视网膜病变、视网膜水肿，尤以视盘及其附近明显，并有棉絮状渗出斑及出血斑。因发病较急，硬性渗出较少见。但高血压持续时也可有硬性渗出及黄斑星状图存在。严重病例可发生视网膜脱离，不仅视力明显减退且有视野缺损。

视网膜脱离与妊娠期高血压程度、水肿和蛋白尿程度密切相关，舒张压在16～17.3kPa（120～130mmHg）以上、同时水肿和蛋白尿为强阳性（+++时，可出现视网膜脱离。一般产后4～10d内血压即恢复正常，1～2周内水肿和蛋白尿消失，约3周之内脱离的视网膜可完全复位，视力随之恢复。如果视神经或黄斑受损，可致永久性视力障碍。多数患者可见残留的视网膜动脉硬化。

四、老年性动脉硬化

随着年龄增长，全身器官和组织进入衰老阶段。老年性动脉硬化即代表生命在血管系统的衰老。这种改变普遍分布于全身血管，并非与血压相关。通常发生在50～60岁以上老年人。其发病率约占40%～80%。主要病理改变是血管壁中层纤维样变和玻璃样变，使弹力层和肌层受损，血管弹性和舒张性降低。由于管壁退行性变，管腔内血流量降低，使全身和脑供血减少，但很少造成严重组织损害。如合并高血压，则病理改变明显。

眼底检查可见视网膜动脉普遍变细，血管透明度降低，颜色变浅、反光带变暗，血管走行平直，分支呈锐角。由于舒张压不高，动静脉交叉处很少有变化。如合并有高血压或动脉粥样硬化，则动静脉交叉处有明显改变。

五、贫血

当红细胞降至正常的30%～50%以下时，即可出现眼底改变。当血红蛋白低于40g/L时，100%患者有眼底改变。表现为：

1.视网膜出血　是贫血眼底最常见的征兆，血红蛋白愈低，出血发生率愈高。出血多在后极部，围绕视乳头分布，呈火焰状或圆点状，也可呈线状或不规则形状。依贫血病因不同，出血数量和形态不同。如再生障碍性贫血，可产生大片扇形或船形视网膜前出血。恶性贫血和再生障碍性贫血可出现Roth斑，即出血中心有一白芯，白芯直径大小很少超过0.5DD，是纤维蛋白或变性白细胞聚积所致。Roth斑并非贫血眼底所特有，其他眼底病也可产生，如白血病眼底、红斑狼疮等。如病情好转，出血可完全吸收。如不侵犯黄斑，通常视力不受影响。

2.视网膜渗出　严重贫血可产生棉絮状斑。也可产生硬性渗出，在黄斑处排列呈翼状或星状，但不常见。

3.视网膜水肿　由于缺氧致组织水肿，可局限于后极部或散布整个视网膜。眼底呈粉红色或橙黄色。视网膜也可呈雾样水肿，致组织模糊不清。

4.视乳头改变　视乳头颜色偏淡。严重贫血可产生缺血性视神经病变。晚期视神经萎缩，则视乳头色苍白，视野缩小或有中心暗点。

5.视网膜血管改变　视网膜动脉管径一般正常或稍变细，由于红细胞和血红蛋白数量少，故血管颜色暗淡。静脉扩张迂曲，颜色也变淡，致使动静脉颜色相近，不易区分。

6.眼部其他症状　可有眼睑水肿，皮下出血，睑结膜血管呈淡白色，球结膜下出血等。

六、红细胞增多症

红细胞增多症分为原发性和继发性。当红细胞超过6×10^{12}/L时，即可出现眼底症状。

1.自觉症状　轻症者视力正常或有短暂视力模糊，或有一过性黑蒙、畏光、视力疲劳、闪光幻觉、夜视力障碍、眼前黑点等。可有视野缺损、出现复视等。

2.眼底改变

(1)视乳头水肿，可高达2～3个屈光度，边界模糊。原发者占3.2%，继发性者较多，约占11.6%。产生视乳头水肿的原因可能是因红细胞增多致血黏度增高，血流缓慢，致视盘小血管堵塞，或因缺氧组织水肿所致。红细胞数量愈多，视乳头水肿愈严重。由于血管内红细胞数量增多，致视乳头颜色加深呈红色，或呈深红色。表面毛细血管扩张致生理凹陷看不清楚。

(2)一般视网膜动脉无明显改变，少数病例可有动脉痉挛或硬化。视网膜静脉高度充盈扩张是本病最突出和最常见的症状，约占本病的78.5%。红细胞数愈多，静脉扩张率愈高。当红细胞数增高至 8×10^{12}/L 以上时，则静脉充盈扩张可高达100%。视网膜静脉高度迂曲扩张，呈紫红色或紫黑色，在动静脉交叉处尤为明显。静脉管径粗细不匀，在动静脉交叉处远端静脉膨大，呈串珠状或腊肠状，颜色呈熟紫葡萄色。静脉管径增粗，可比原来管径宽2~3倍，动静脉比例可高达2:6。严重者血流受阻，可产生视网膜中央静脉阻塞或分支阻塞。毛细血管充盈扩张，好似整个视网膜布满血管。由于脉络膜血管也扩张充盈，颜色发暗，致整个眼底呈现青紫色，或看上去像李子的颜色，称为视网膜发绀(cyanosis retinae)。

(3)视网膜出血和渗出比较少见，出血可为小点状或片状，大多数为浅层出血，偶尔出血较多，可进入玻璃体内。

3.眼前节改变　眼睑可呈紫红色，睑结膜血管扩张充盈，可见小出血点，球结膜血管扩张充盈，尤以末梢血管为重，可呈螺旋形扩张，并有散在小出血点。浅层巩膜血管也可见扩张，虹膜血管扩张充盈、致虹膜组织变厚，睫状区虹膜隐窝和皱襞变浅或变平。

七、出血性紫癜

血小板是主要凝血因子之一，当其降低至 50×10^{9}/L 时，即可发生眼底出血，其多为双眼发病，视网膜出血为最常见的眼底改变。出血多分布在视乳头周围的视网膜上，呈斑点状，颜色深红，也可有火焰状出血，或视网膜前出血。黄斑可有水肿、或星芒状渗出。视乳头正常或边界不清，也有产生视乳头水肿，其原因可能为代偿性，也可能因颅内出血致颅压增高所致。视网膜血管一般无异常。

八、白血病

眼部受累的发病率约为67%~89.4%，其眼底与眼其他部位改变如下：

(一)眼底改变

1.视网膜血管改变　以静脉迂曲扩张最常见。静脉扩张使管径增大至数倍，且管径不规则，呈阶段状或腊肠状。白血病病人常伴有贫血，由于贫血或血液内充满白细胞致静脉颜色变浅黄红色，与动脉不易区分。由于血管周围有白细胞浸润，血管周围有白色线条。动脉早期无改变，晚期也可扩张。少数慢性白血病人周边毛细血管闭塞，形成无灌注区甚至新生血管形成。

2.视网膜出血　也为白血病常见眼底症状。出血可发生在眼底任何部位，但以后极部为多。出血形态多样，可位于视网膜浅层和深层，故出血形态可呈火焰状、线条状、点状、斑状。有的出血可有一白芯位于出血中央，大约1/6~1/4DD。白芯的成分有的认为是由不成熟的白细胞聚集而成，也有的认为系纤维蛋白或血小板聚集所致。

3.视网膜渗出　比较少见。黄斑可有硬性渗出，呈星状排列。也可在视网膜后极部出现棉絮状斑，可能为视网膜神经轴索梗死或局部白细胞聚集所致。

4.视网膜浸润　由于视网膜有大量白细胞浸润。可产生视网膜水肿，视网膜颜色呈橘黄色甚至黄白色。少数病人视网膜内有大量白细胞聚集形成结节状，呈大小不等的灰白色隆起。这种病人血液中不成熟的白细胞也大量增多。属爆发型，常早期死亡。

5.脉络膜浸润　脉络膜由于大量白细胞浸润而增厚，或因白细胞浸润而堵塞脉络膜毛细血管，则干扰了视网膜色素上皮细胞的血供，导致色素上皮崩解，失去屏障功能，早期荧光血管造影可见大量点状荧光素渗漏。有的病人可产生浆液性视网膜脱离，则染料可进入视网膜下空间。

6.视乳头水肿　白细胞细胞可浸润视神经的任何部位，如果浸润位于筛板前可使视乳头边界模糊，视乳头水肿可高达数个屈光度。同时可伴有出血。单纯视乳头水肿，视力较少受损，如乳斑束受侵犯或黄斑受损，则视力明显下降。视乳头水肿的原因可能因白血病细胞浸润视乳头组织或浸润视乳头血管致静脉回流受阻或缺血所致。

(二)眼其他部位改变

1.眼眶浸润　多发生在10岁以内的幼儿，

男性比女性多见，可单侧或双侧发病，以急性粒细胞白血病发病率最高。因眼球突出、肿瘤呈绿色，故以往称为绿色瘤（chlormas）。近年来发现许多白血病所致眼眶浸润并不均呈绿色，根据肿瘤细胞结构，称为粒细胞肉瘤或髓样肉瘤更合适。其特征是因眼眶组织受白血病细胞浸润而产生眼球突出、眼睑下垂、结膜充血水肿、眼球运动受限。眶缘可触及坚硬的肿物及眼球触痛等。

2.玻璃体浸润　垂危病人大量瘤细胞进入玻璃体致浑浊。但多数病人以玻璃体出血为主，其中混杂有肿瘤细胞。

3.虹膜浸润　多发生在急性淋巴性白血病患者，同时有脑膜浸润的病人，可单侧或双侧受累，产生类似急性虹膜睫状体炎的症状，如睫状充血、疼痛畏光、前房积脓或积血。虹膜浸润可为弥漫性或结节状。弥漫性者因白血病细胞浸润则在虹膜形成局限性边界不清的隆起，常位于虹膜瞳孔缘。

4.其他眼组织　角膜也可产生白血病细胞浸润而形成角膜环状溃疡。如侵犯泪腺则泪腺肿大，如侵犯小梁网则可致房水引流受阻而产生开角型青光眼，甚至眼前节缺血。

九、艾滋病眼底并发症

艾滋病是一种流行病，其常见的眼底并发症为巨细胞病毒性视网膜炎。在正常人群中，巨细胞病毒（CMV）抗体阳性者约占50%～80%。它引起视网膜炎的机制是近期全身有CMV感染并再度活动，通过血液循环扩散至眼内的结果。艾滋病患者的发病率为15%～46%。其眼部表现为前葡萄膜可见轻微炎症。眼底检查，轻者可见少量出血斑及棉絮斑，有时可见感染的视网膜呈白色颗粒状，且沿血管分布，出血斑及棉絮斑常见于视盘周围，随着病情的发展，视网膜出现奶酪色坏死性病变区，其边缘呈不规则的灰色浸润，表示病变活动。经治疗病变区炎症退却，视网膜及色素上皮萎缩，有时可见脉络膜血管。黄斑部受累重者呈圆形病灶水肿区。其他改变还可见视盘炎症，晚期视神经萎缩，血管发炎甚至阻塞有白鞘形成，及脉络膜视网膜炎症病灶等。在视网膜萎缩区内，如有多发性细小裂孔形成，则可引起视网膜脱离，发病率可达24%～33%。

十、早产儿视网膜病变

早产儿视网膜病变（retinopathy of prematurity），旧称晶状体后纤维增生症（retrolental fibroplasia），因为早产儿视网膜血管未完全发育成熟，其间大量的吸氧促使未成熟血管发生收缩与阻塞，影响血管发育。同时组织缺氧导致新生血管形成及纤维组织增生，最终形成牵引性视网膜脱离，眼球萎缩。

十一、Marfan综合征合并视网膜脱离

Marfan综合征是一种先天性遗传性疾病，由于结缔组织异常，表现为躯干及四肢细长，手指足趾呈蜘蛛脚样，胸部畸形及心血管异常。眼部主要症状为晶状体呈部分或全部脱位，屈光不正多为-6D以上近视眼。容易并发裂孔性视网膜脱离，以萎缩裂孔为主。其眼部详细症状为：①晶状体脱位，双眼性，多向鼻上方脱位。晶状体小而呈球形，并可见晶状体浑浊；②屈光改变，高度近视、远视或散光；③虹膜震荡，虹膜缺损，瞳孔缩小，瞳孔残膜等；④巨角膜；⑤青光眼；⑥眼球震颤、斜视、调节麻痹；⑦黄斑缺损，脉络膜硬化；⑧视网膜色素变性，视网膜脱离；⑨视神经缺损；⑩蓝色巩膜，全色盲。

（周　芳）

第五章 眼科手术病人麻醉前评估与麻醉前准备

第一节 麻醉前评估

眼科手术病人麻醉前评估不仅包括一般住院病人,还包括相当数量的门诊和当日住院的病人。由于当日住院到手术相隔时间短暂,给麻醉带来了新的课题,使麻醉前访视、麻醉前病情评估和准备面临很多困难,麻醉医师只能在麻醉前较短时间(10～15min)内接触病人,仓促了解病情后即要实施麻醉,这给麻醉安全带来了极大隐患。为此许多医院开设了麻醉科门诊,其工作内容包括:①对已确定手术治疗的病人,汇总其有关病史、既往史、体检结果和实验室检查等资料,到麻醉科门诊进行综合分析评估,确定其是否存在麻醉禁忌证,选择所需麻醉方法、麻醉药和麻醉前用药,制订麻醉实施方案;②指导病人做好麻醉前准备工作,讲明手术后应注意的事项;③与病人及家属进行谈话,征得对麻醉方案的理解和同意,并签署麻醉同意书;④协商及确定具体手术麻醉日期和时间。此项工作应由一位专业基础理论知识面广和临床麻醉经验丰富的医师主持,并做好麻醉门诊病人记录,以供负责实施麻醉的医师参考。

麻醉前病人评估包括以下内容:①全面了解病人全身状况和病情;②评估病人对手术麻醉的耐受性;③评估术中可能发生的并发症及应采取的防治措施;④制定麻醉具体实施方案。实践证明,充分的麻醉前评估和准备,不仅可提高麻醉安全性,减小并发症和加速病人康复,还能明显扩大手术范围和指征。

一、病人一般情况评估

(一)病史

麻醉前要对病历资料进行系统复习,尽可能做到全面详细的了解。

1.个人史　了解日常活动能力,有无烟酒嗜好,每日量多少,有无吸毒成瘾及药物依赖史。

2.既往史　了解以往疾病史,特别注意与麻醉有关的疾病,如心、脑、肝、肾、代谢及内分泌疾病等。

3.麻醉手术史　了解过去做过那些手术,用过何种麻醉方法和麻醉药物,麻醉中及麻醉后是否出现特殊情况,有无意外、并发症和后遗症,有无药物过敏史,家庭成员中是否也发生过类似的麻醉严重问题。

4.治疗用药史　麻醉手术前用过何种药物、剂量、用药时间及反应情况。如降压药、β－受体阻滞药、糖皮质激素、洋地黄、利尿药、抗生素、胰岛素及口服降糖药、抗癌药、镇静安定类药、单胺氧化酶抑制药、三环类抗抑郁药、抗凝药等。治疗青光眼常用的胆碱酯酶抑制药有两种:2－氧膦酰硫胆碱(echothiophate)和异氟磷(isoflu-ophate),均为非可逆性抗胆碱酯酶药,可延长琥珀胆碱的作用时间。眼局部应用β－受体阻滞药可吸收入血并引起全身反应。

5.过敏史　对麻醉药的真性过敏反应极为罕见,酯类局麻药过敏反应较酰胺类局麻药多见,术前应慎重施行皮内过敏试验。

(二)体格检查

麻醉前要针对与麻醉实施密切相关的全身情况和器官部位进行系统检查,特别要注意气道、心肺和神经系统检查。

1.一般状况　包括神智、认知能力、瞳孔、面容、营养状况、体态及皮肤黏膜是否黄染。颈及下颌关节活动度,有无气管偏移、颈部包块、牙齿松动和义齿等。

2.呼吸系统　观察呼吸频率、幅度、呼吸形式及呼吸道通畅度、胸廓有无异常活动和畸形,听诊肺部有无啰音、呼吸音减弱或消失。有无咳嗽、咳痰,运动或休息时有无气短,有无杵状指和发绀等。

3.心血管系统　测量血压(测量双上肢,注意其差异)、脉搏,注意脉率和节律,心前区听诊有无杂音,有无颈静脉怒张及下肢水肿等。

(三)实验室检查及特殊检查

术前应对病人进行相关的实验室检查,包括血尿常规、血生化及肝肾功能等。对老年人应根据其所患疾病做一些特殊检查,如超声心动图、放射性核素检查、肺功能、血气分析等。

二、心脑血管状况评估

眼科手术病人大多数为老年人,并存心血管疾病较多,麻醉和手术可加重原有的心脏疾患,使病情复杂化。麻醉医师必须在全面复习病史、访视病人及进行术前检查的基础上,正确评估病情,并采取相应措施,改善病人预后,从而提高心脏病人围手术期安全性。常见的心脏病有先天性心脏病、风湿性心脏病和缺血性心脏病。

1.先天性心脏病　应注意病人发育、活动情况,有无心力衰竭、发绀、晕厥及反复肺感染,对有上述症状的病人,手术的危险性增大。先天性心脏病中的房间隔缺损或室间隔缺损,如果心功能仍在Ⅰ、Ⅱ级,或以往无心力衰竭史者,对接受一般性手术无特殊困难或危险。如果同时伴有肺动脉高压,则死亡率显著增高,因此,除急症以外的一般手术应推迟或暂缓。法洛四联症由于存在红细胞增多和右心流出道狭窄,麻醉后易致心排出量骤减和严重低氧血症,择期手术危险性极大。

2.心脏瓣膜病　麻醉危险性取决于病变的性质及其对心功能损害的程度。麻醉前要尽可能鉴别是以狭窄为主,还是以关闭不全为主,还是两者兼有。一般来说,以狭窄为主的病情发展较关闭不全者迅速。重症主动脉瓣狭窄或二尖瓣狭窄极易并发严重心肌缺血、心律失常(房扑或房颤)和左心功能衰竭,也易并发心腔血栓形成和栓子脱落,因此,麻醉危险性相当高,一般应禁忌施行择期手术。轻度肺动脉瓣狭窄不是择期手术的禁忌证,重度者术中易发生急性右心衰竭,择期手术应列为禁忌。二尖瓣关闭不全病人对麻醉和手术的耐受力尚可,但易继发细菌性心内膜炎或缺血性心肌改变,有猝死的可能。对这些病人应重点了解有无心力衰竭、心律失常(如房颤)、胸痛发作、心绞痛发作的频率、严重程度及治疗措施,有无意识障碍及神经系统症状和体征。反复发作心力衰竭常提示瓣膜疾病已损害心肌功能,并可影响肺、肝、肾等重要脏器功能。神经系统症状常提示脑供血不全、脑缺血、脑栓塞。对因心脏疾病引起组织供血不良而致严重营养不良的病人,多伴有多脏器功能减退,其手术危险性增加,对麻醉药耐量减少。

3.缺血性心脏病　麻醉危险性在于围手术期发生心肌梗死,死亡率很高,应注意其心绞痛发作的频度、治疗药物及效果、有无心力衰竭、是否发生过心肌梗死、最近一次的发作时间与范围、是否有瓣膜损害、目前的心脏代偿功能如何。冠心病病人进行非心脏手术病死率为一般病人的2~3倍,最常见的原因是围手术期心肌梗死,其次是严重的心律失常和心力衰竭。大量统计资料指出,心肌梗死后6个月内施术者,术后再发梗死率和死亡率明显高于6个月以后施术者。因此对心肌梗死病人,择期手术应推迟到梗死6个月以后施行,且术前应尽可能达到心绞痛症状已消失、充血性心力衰竭症状(肺部啰音、颈静脉怒张、呼吸困难、心脏第三音或奔马律等)已基本控制、心电图已无房性期前收缩和每分钟超过5次的室性期前收缩等。心肌梗死后有下列情况者问题较严重:①多次心肌梗死;②心力衰竭症状和体征;③左心室舒张末压大于2.4kPa(18mmHg);④心排出指数小于2.2L/(min·m^2);⑤左室射血分数小于40%;⑥左心室造影显示多部位心室运动障碍;⑦体能差。

4.心律失常　主要应查明引起心律失常原因及其对血流动力学影响。

(1)窦性心律不齐:多见于儿童,一般无临床意义。如见于老年人则可能与冠心病有关。

(2)窦性心动过缓:①药物影响:常见于应用β-受体阻滞药及强心甙类等情况;②迷走张力过高:如无症状,多不需处理;③病态窦房结综合征:宜作好应用异丙肾上腺素和心脏起搏器的准备。

(3)窦性心动过速:常见于精神紧张、激动、体位改变、体温升高、血容量不足、体力活动、药物影响及心脏病变等。应分析其原因并予以适当处理。对因发热、血容量不足、药物作用和心脏疾病引起者,主要应治疗病因,有明确指征时才采取降低心率的措施。

(4)室上性心动过速:常见于无心脏病患者,也可见于心脏病、甲状腺功能亢进和药物毒性反应。预激综合征可发生室上性心动过速,使用内感受器反射活动抑制药如氟哌利多可有效预防其发作。

(5)房颤:常见于风湿性心脏病、冠心病、高血压性心脏病和肺心病等疾患,慢性房颤病人常伴有心房栓子,可导致体循环栓塞,如伴有血流动力学明显异常,则需进行药物复律或电复律治疗。麻醉前应将心室率控制在 80 次/min 左右,如心室率难以控制,则提示存在严重心脏病变或并存其他病因,麻醉危险性将显著增加。

(6)右束支传导阻滞:右束支传导阻滞多见于冠心病病人,单纯右束支传导阻滞麻醉可无顾虑。左束支传导阻滞常见于动脉硬化、高血压、冠心病患者,左束支传导阻滞可对血流动力学产生严重不良影响,一般在麻醉前应置入起搏导管。双束支传导阻滞(右束支传导阻滞合并左前分支或左后分支阻滞)有可能于围麻醉期发生猝死,对这类病人施行麻醉前应做好心脏起搏的准备。

(7)房室传导阻滞:一度及二度Ⅰ房室传导阻滞,一般可较好的耐受麻醉,但需避免使用β-受体阻滞药与钙通道阻滞药,以免加重房室传导阻滞。二度Ⅱ型度和三度(完全性)房室传导阻滞应置入起搏导管,以策安全。

(8)房性期前收缩或室性期前收缩:偶发在年轻人多属功能性,一般不需处理,或仅用镇静药即可被解除,不影响麻醉耐受力。慢性频发性房性期前收缩或室性期前收缩,尤其是室性期前收缩,常为病人并存器质性心脏病表现,如室性期前收缩频发(>5 次/分)、呈二联律、三联律、成对出现,或为多源性,或提前出现落在前一心搏的 T 波上(R on T),极易演变成室性心动过速和心室颤动,需迅速加以治疗,择期手术应推迟。

阵发性室性心动过速一般认为属病理性质,常为器质性心脏病的客观表现,如发作频繁且药物疗效欠佳者,需有电复律和电除颤的准备。

5.高血压　麻醉安危取决于是否并存继发性重要脏器损害与损害程度。如果高血压病人心、脑、肾等重要器官无受累的表现、功能也良好,则麻醉的危险性与一般病人无异。单纯慢性高血压,只要不并存冠状动脉病变、心力衰竭或肾功能减退,即使已有左心室肥厚和心电图异常,在充分的术前准备和恰当的麻醉处理前提下,耐受力仍较好,死亡率无明显增高。如果病程长、受累器官多或(和)程度严重,则麻醉风险较大。高血压病人行择期手术一般均应在高血压得到适当控制后实施。对病程长的高血压应缓慢降压,以使重要脏器功能逐渐适应。

6.心脏功能的评估　心脏功能的评估方法有以下几种:

(1)体力活动试验:根据病人在日常活动后的表现估计心功能。

(2)屏气试验:病人安静 5~10min 后,嘱深吸气后作屏气,计算其最长屏气时间,超过 30s 表示心功能正常,20s 以下者表示心脏代偿功能低下,对麻醉耐受力差(表 5-1)。

(3)起立试验:病人卧床 10min 后,测量血压、脉搏,然后嘱病人骤然从床上起立,立即测量血压、脉搏,2min 后再测一次。血压改变在2.67 kPa(20mmHg)以上,脉率增快超过 20 次/分者,表示心脏功能低下,对麻醉耐受力差,本法不适用于心功能 IV 级的病人。

目前普遍采用 Goldman 计分法(表 5-2),每级计分与心脏病发病率相关(表 5-3)。

表 5-1　屏气试验与体力活动试验的心功能分级及其对麻醉耐受力

心功能	屏气试验	临床表现	临床意义	麻醉耐受力
Ⅰ级	30s 以上	普通体力劳动、负重、快速步行、上下坡，不感到心慌气短	心功能正常	良好
Ⅱ级	20～30s	能胜任正常活动，但不能跑步或做较用力的工作，否则心慌气短	心功能较差	麻醉处理如果恰当，耐受力仍好
Ⅲ级	10～20s	必须静坐或卧床休息，轻度体力活动后即出现心慌气短	心功能不全	麻醉前充分准备，麻醉中避免加循环负担
Ⅳ	10以内	不能平卧，端坐呼吸，肺底啰音，任何轻微活动即出现心慌气短		术必须推迟实施

表 5-2　Goldman 多因素心脏危险因素

	参　数	计分
病史	心肌梗死＜6 月	10
	年龄＞70 岁	5
体检	第三心音、颈静脉怒张等心衰征象	11
	主动脉瓣狭窄	3
心电图	非窦性节律，术前有房性期前收缩	7
	持续室性期前收缩＞5 次/min	7
一般内科情况差	PaO_2＜8.0kPa(60mmHg)，$PaCO_2$＞6.67kPa(50mmHg)，K^+＜3mmol/L，BUN＞18mmol/L，Cr＞260μmol/L，SGOT 升高，慢性肝病征及非心脏病因卧床	3
腹内、胸外或主动脉外科		3
急诊手术		4
合计		53

表 5-3　Goldman 分级及各级病人非心脏手术后并发症及病死率

分级	计分	明显的非致命性并发症发生率	病死率
1 级	0～5	0.7%	0.2%
2 级	6～12	5%	2%
3 级	13～25	11%	2%
4 级	≥26	22%	56%

在表 5-3 中 1～2 级病人其手术危险与一般病人无异，3 级病人手术危险性较大，需进行充分的术前准备，使心功能和全身情况获得改善以提高麻醉和手术的安全性。4 级病人麻醉和手术风险极大，只宜施行紧急抢救的手术。

三、呼吸系统情况评估

麻醉医师对病人呼吸系统状况的正确评估与术后病人肺部并发症发生率直接相关。麻醉前对急、慢性呼吸系统疾病或呼吸功能减退病人进行适当的准备和治疗，可显著减少围手术期呼吸系统并发症和死亡率。

(一)呼吸系统疾病病人麻醉耐受力评估

并存急性呼吸系统感染(如感冒、咽炎、扁桃体炎、气管支气管炎、肺炎)者,术后极易并发肺不张和肺炎,择期手术必须推迟到完全治愈后1~2周再实施。如系急症手术,应避免应用吸入麻醉药,需用抗生素控制感染,在获得咽分泌物或痰的细菌培养之前,可先用广谱抗生素治疗。

手术病人并存慢性呼吸系统感染和肺通气功能不全者并非罕见,其中尤以哮喘和慢性支气管炎并发肺气肿为常见。麻醉前要重点掌握有关病史和体格检查及辅助检查结果,以判断感染程度和肺通气功能减退程度,并据此进行细致的术前准备工作。下面列举常见的病史和体检项目,对这类病人的术前估计和准备具有实用价值。

1.呼吸困难　活动后呼吸困难(气短)是衡量肺功能不全的主要临床指标,据此可作出评估(表5-4)。

表5-4　呼吸困难程度分级*

分级	依　据
0	无呼吸困难症状
Ⅰ	能根据需要远走,但易疲劳,不愿步行
Ⅱ	步行距离有限,走一或二条街后需要停步休息
Ⅲ	短距离走动即出现呼吸困难
Ⅳ	静息时也出现呼吸困难

(*指呼吸系统疾病引起的呼吸困难,根据正常步速、平道步行结束后观察)

2.慢性咳嗽、多痰　凡1年中有持续3个月时间的慢性咳嗽、多痰,并有连续2年以上病史者,即可诊断为慢性支气管炎,这是一种慢性阻塞性肺疾病,手术后极易并发弥漫性肺泡通气不足或肺泡不张,术前应做痰细菌培养,并开始用相应抗生素控制感染。

3.感冒　为病毒性呼吸道感染,可显著削弱呼吸功能,呼吸道阻力增高可延续达5周,同时对细菌感染的抵抗力显著降低,可使呼吸道继发急性化脓性感染,或使原有呼吸系统疾病加重。

4.哮喘　提示呼吸道已明显阻塞,肺通气功能严重减退,但一般均可用支气管扩张药和肾上腺皮质激素治疗而缓解。哮喘病人围手术期呼吸系统并发症可比呼吸系统正常病人高4倍。

5.咯血　急性大量咯血有可能导致急性呼吸道梗阻和低血容量,甚至出现休克,有时需施行紧急手术。麻醉处理的关键在于控制呼吸道,必须施行双腔支气管插管。

6.吸烟　只要每日吸烟10~20支,即使年轻人肺功能也开始有变化。凡每日吸烟20支以上、并有10年以上历史者,即可认为已经并存慢性支气管炎,平时容易继发细菌感染而经常咳嗽、吐痰,麻醉后则很易并发呼吸系统严重并发症,发生率远比不吸烟者为高。

7.长期接触化学性挥发气体　是慢性支气管炎的主要诱因,同时可伴全身毒性反应。

8.高龄　老年人易并发慢性肺疾病,尤以阻塞性肺疾病和肺实质性疾病为多见,并可由此继发肺动脉高压和肺心病,这是高龄老人麻醉危险的主要原因之一,麻醉前必须对这类并存病加以明确诊断,并做好细致的术前准备工作。

9.胸部视诊　观察呼吸频率、呼吸形式和呼吸时比,有无唇紫、发绀,有无膈肌和辅助呼吸肌异常活动(三凹征),有无胸壁异常活动(反常呼吸、塌陷等),胸廓呈桶状者提示阻塞性肺疾病已达晚期,脊柱呈后侧凸变形者,提示存在限制性肺疾病。

10.肺听诊　有无啰音、支气管哮鸣音,或呼吸音减弱或消失。

11.气管移位或受压　要寻找原因,估计是否会妨碍使用麻醉面罩，是否存在气管插管困难。

12.过度肥胖　体重超过标准体重30%以上者，易并存慢性肺功能减退，术后发生呼吸系统并发症可增高2倍。

(二)麻醉前肺功能估计

简单易行的肺功能估计方法如下。

1.测胸腔周径法　测量深吸气与深呼气时，胸腔周径的差别，超过4cm以上者，提示无严重肺部疾病和肺功能不全。

2.测火柴火试验　病人安静后，嘱深吸气，然后张口快速呼气，能将置于15cm远的火柴火吹熄者，提示肺储备功能好，否则示储备低下。

凡呼吸困难程度已超过Ⅲ级，或具备前述12个病史和体检项目明显异常者，尤其对活动后明显气短、慢性咳嗽痰多、肺听诊有干湿啰音或哮鸣音、长期大量吸烟、老年慢性支气管炎及阻塞性、限制性肺功能障碍等病人，术前还需做详细的胸部X线检查和肺功能检查。检查结果预示高度危险的指标见表5－5。

必须强调，这些数据需结合临床表现去综合判断才有实际意义。近年来对于慢性肺功能不全，除非已有广泛的肺纤维性实变，一般均可通过术前细致的治疗而获明显改善，故已很少被列为手术禁忌证。

表5－5　估计手术后并发肺功能不全的高度危险性指标

肺功能测验项目	参考值	高度危险值
肺活量(VC)	2.44～3.47L	＜1.0L
第1秒时间肺活量(FEV_1)	2.83L	＜0.5L
最大呼气流率(MEFR)	336～288L/min	＜100L/min
最大通气量(MVV)	82.5～104L/min	＜50L/min
动脉血氧分压(PaO_2)	10～13.3kPa	＜7.3L/min
动脉血CO_2分压($PaCO_2$)	4.7～6.0kPa	＞6.0kPa

3.动脉血气分析　是评价肺功能最有效的定量指标。通过血气分析可了解病人术前通气状况、酸碱平衡、氧合状况及血红蛋白浓度，还可了解病人肺疾患严重程度、病程(急、慢性)和肺功能的基础水平。

四、内分泌系统疾病

1.糖尿病　对糖尿病病人，应了解其分型(1型或2型)、所用控制血糖药物和剂量、目前血糖的控制水平等。麻醉前应使血糖控制在稍高于正常的水平，以免麻醉时可能出现低血糖的威胁。如病人系使用口服降糖药治疗，在术前宜改用正规胰岛素。对营养状态不佳者，应改善营养，不予限制饮食。此外，对糖尿病病人的心血管、肾、眼和神经系统的并发症情况应进行评估。还应注意有无其他严重并发症，如酮症酸中毒、严重感染等。

2.甲状腺功能亢进(甲亢)　是眼科手术病人中的常见疾病，对甲亢病人应了解其控制甲亢所用的药物，是否使用了β－受体阻滞药，目前对甲亢的控制是否已达到可以接受手术治疗的水平，甲状腺素(T_4)和三碘甲状腺原氨酸(T_3)在血中的浓度是否达到要求，病人情绪是否趋于稳定，心动过速、多汗、体重等是否明显改善，基础代谢率是否接近正常等。如果术前准备欠妥或不够充分，未能有效控制已亢进的甲状腺功能，仓促进行手术，则甲状腺危象便有可能出现。巨大的甲状腺有可能影响呼吸道的通畅，应了解病人气管是否受压，受压时间长短和受压程度，判断有无气管环软化的可能。如病人已出现呼吸困难，应了解病人自己感觉于何种体位(特别是头、颈位置)呼吸最为通畅，从而决定全身麻醉诱导时的体位和(或)采取何种方式(包括一般清醒插管或纤维气管镜引导行气管内插管)进行气管内插管。

五、对服用单胺氧化酶抑制药和三环类抗抑郁药患者的评估

单胺氧化酶抑制药(MAOIs)是儿茶酚胺和其他单胺物质(如酪氨)的主要灭活酶的抑制药，如帕吉林(优降宁)、异烟肼(闷可乐)、异丙异烟肼、苯乙肼等。这类药可使儿茶酚胺类药物代谢减慢，服用者在伍用儿茶酚胺类药物或间接作用的拟交感药时加压反应可增强多倍，甚至出现高血压危象。MAOI 对肝内药酶系也有抑制作用，伍用相应药物时都可增强毒性反应。例如常规剂量的哌替啶可引起激动、高热、呼吸抑制、惊厥、血压升降不稳定等。这是因为哌替啶促进中枢神经元释放儿茶酚胺、5-羟色胺，不能灭活而聚集，且其代谢因肝内药酶抑制而降解受阻。服用 MAOI 者，必须于术前 2~3 周停药。急症手术宜在部位麻醉下进行。

三环类抗抑郁药，如阿米替林(amitriptyline)、多虑平(doxepin)、与普替林(maprotiline)等，其主要作用是减少去甲肾上腺素和 5-羟色胺的重摄取，阻断乙酰胆碱毒蕈受体和组胺受体(H_1 和 H_2 受体)，长期使用可引起 β 受体(可能还有 H_2 受体)减少(下调)。主要副作用是阿托品样作用及对心肌的影响，服用者在吸入全身麻醉时可引起惊厥或心律失常。引起惊厥的原因可能是抑制了依赖 GABA 的氯化物离子载体致惊厥阈值降低，吸入恩氟烷最易出现惊厥。心律失常主要表现为心动过速，尤易见于使用泮库溴铵等有抗胆碱作用的药物时。间接作用的拟交感药如麻黄碱也可引起血压剧升。这类药也有抑制肝内药酶系的作用。对服用三环类抗抑郁药者，术前最好停药 2 周以上。

第二节　麻醉前准备与计划麻醉

一、麻醉前准备

1.*精神状态准备*　手术病人多数有恐惧、紧张和焦虑心理。情绪激动或失眠可导致中枢神经或交感神经系统过度兴奋，对麻醉和手术产生不利影响。为此术前应尽可能就麻醉和手术有关问题向病人作具体解释，针对存在的顾虑和疑问进行交谈以取得病人信任。对过度紧张而不能自控的病人，术前数日可服用适量安定类药物。

2.*胃肠道准备*　择期手术除在局部麻醉下做小手术外，不论采取何种麻醉方式，均需常规排空胃，目的在于避免术中或术后反流、呕吐和误吸。正常情况下胃排空时间为 4~6h，情绪激动、恐惧、焦虑或疼痛不适等可使胃排空时间延长。因此，成人一般应在麻醉前 12h 开始禁食，4h 开始禁饮，以保证胃彻底排空。

3.*膀胱准备*　病人被送进手术室前应嘱其排空膀胱，以防术中排尿和术后尿潴留，对危重病人及复杂手术应常规放置导尿管以便观察尿量。

4.*口腔准备*　对拟行气管插管全身麻醉的病人，要特别留意口腔及牙齿情况，有松动龋齿或牙周炎者需经口腔科诊治，进手术室前应将活动义齿摘下以防麻醉时脱落，甚或被误吸入气管或嵌顿于食管。

5.*治疗药物的检查*　病情复杂的病人，术前已接受一系列药物治疗，麻醉前除需全面检查药物治疗效果外，还应重点考虑某些药物与麻醉药物间的相互作用，以防在麻醉期间引起不良反应。例如，洋地黄、胰岛素、皮质激素和抗癫痫药一般都需要继续用至术前。对 1 个月以前曾服用较长时间的皮质激素而术前已经停服者，手术中有可能发生急性肾上腺皮质功能不全危象，术前须考虑恢复使用外源性皮质激素直至术后数天。正在施行抗凝治疗的病人，手术前应停止使用并设法拮抗残余抗凝作用。病人长期服用某些中枢神经抑制药如巴比妥、单胺氧化酶抑制药、三环抗抑郁药等均可影响对麻醉药的耐受性或于麻醉中诱发呼吸和循环意外，故均应于术前停止使用。安定类药、抗高血压药(血管紧张素转换酶抑制剂、β-受体阻滞药、钙通道阻滞药等)、抗心绞痛药等一般不主张停药，但由于它们

可能导致麻醉中出现低血压、心动过缓、甚至心肌收缩无力，故术前应根据病情酌情调整用药品种和剂量。

6.手术前晚复查　手术前晚应对全部准备工作进行复查，如临时发现病人感冒、发热、妇女月经来潮等情况时，除非急症，手术应推迟施行。

7.心脏病人准备　心脏病人能否承受麻醉与手术，主要取决于心血管病变的严重程度和代偿功能，以及其他器官受累情况和需要手术治疗的疾病等，需根据病史、体格检查、实验室资料和各项必要的特殊检查等对病人作全面了解、评估与准备，以免围麻醉期发生心力衰竭。

8.高血压病人准备　对于高血压病人，手术前首先应通过全面检查明确是原发性高血压还是继发性高血压。对于原发性高血压病人，应了解高血压病期和进展情况、脏器受累及其他并存疾病如伴发糖尿病、肥胖等。另外还应了解高血压治疗情况，如所用抗高血压药的种类、持续时间和效果等。对于使用利尿药者，要注意水与电解质平衡情况，特别是有无低血钾等。对于并发心衰者，要了解洋地黄类药的用量和体内蓄积情况。择期手术病人术前收缩压应 < 21.3kPa (160mmHg)、舒张压 < 12kPa(90mmHg)。

9.呼吸系统疾病病人准备　呼吸疾病的主要症状为咳嗽、咳痰、咯血、喘鸣和呼吸困难等。咳嗽、咳痰表明气道黏膜受刺激，气道分泌物增加，气道纤毛传递分泌物功能障碍。询问病史应了解咳嗽起始时间、严重程度、痰量和颜色、痰的黏稠度和规律性及与体位的关系等。应了解呼吸困难起始时间、程度、季节性和诱发因素等。例如哮喘表现为反复发作性呼吸困难，且伴有哮鸣音。吸气性呼吸困难伴喘鸣提示上呼吸道狭窄，如喉头水肿、喉与气道炎症、肿瘤或异物。慢性支气管炎、支气管哮喘和肺水肿病人的细支气管阻力增加或痉挛，其呼吸困难呈呼气性等。此外，尚需了解有无胸痛和咯血史等，以及有助于缓解上述症状的方法。应注意询问病人吸烟史及累计吸烟量。

肺功能测定有助于诊断肺脏疾病类型，确定病变的范围和严重程度，判断治疗效果，监测疾病进展情况，并可区别限制性或阻塞性肺功能障碍。此类病人术前应禁吸烟 2 周以上，并于术前 1 周开始雾化吸入治疗。

10.肝功能不全病人准备　对肝功能不全病人，手术和麻醉前必须进行充分的准备。应嘱病人充分休息，加强营养(高糖、高蛋白饮食及补充维生素 B、C、K 等)，以利肝功能恢复。对合并有纤维蛋白减少症的病人，可输纤维蛋白制剂。严重贫血者，可给予小量多次输血。遇有腹水病人，除积极改善肝功能外，尚需进行对症治疗，包括限制水和钠的摄入，使用利尿药，必要时可输入全血、浓缩红细胞或白蛋白以提高血浆胶体渗透压。对腹水过多者，为改善呼吸功能，可于术前穿刺放腹水，一次量不要超过 3000ml。在此期间应严格防止水、电解质失衡，特别是低钾血症，治疗过程中，应根据血清钾浓度，适量补钾。

11.肾功能不全病人的准备　充分了解病人是否有肾脏疾病的症状，如多尿、口渴、疲乏无力、无尿、水肿等。病人的用药情况，特别是应用利尿药、钾制剂、碳酸酐酶抑制药、改变渗透浓度的药物等。对于透析的病人应了解透析的日程、透析水量及病人对液体负荷的反应。重视手术前的适当治疗和处理，尽力保护慢性肾功能不全病人残余肾单位的功能。

12.内分泌系统疾病病人准备　对合并不同内分泌系统疾病的病人，依其病理生理学特点，麻醉前准备的侧重点不同。对于甲状腺功能亢进病人，麻醉前准备的关键在于防止术中、术后危象的发生，手术前一般先用抗甲状腺药控制病情，然后用 Lugol 液(复方碘溶液)两周，使甲状腺充血、肿胀明显减轻。也可把碘化物与普萘洛尔(propranolol)、艾司洛尔(esmolol)配伍，用作甲状腺功能亢进症术前准备。对于糖尿病病人，术前应控制空腹血糖在 8.3mmol/L(150mg/dl)以下，最高不应超过 11.1 mmol/L(200 mg/dl)，因为高血糖可加重术中脑缺血引起脑损害。原来口服降糖药的患者术前应改用胰岛素皮下注射或静脉滴注。1 型糖尿病病人，除非急诊手术，必须控制尿酮体阴性及血糖在正常范围。

13.妊娠病人的准备　妊娠合并眼科疾病时，

是否施行手术和麻醉必须考虑孕妇和胎儿的安全性。妊娠头3个月期间，因缺氧、麻醉药或感染等因素易导致胎儿先天畸形或流产，故应尽可能避免手术，择期手术宜尽量推迟到产后施行。如系急症手术，麻醉时应充分供氧，避免缺氧性低血压。妊娠后4~6个月期间一般认为是手术治疗的最佳时机，如有必要可施行限期手术。

14.小儿麻醉前准备

(1)术前访视：除了对患儿病情进行评估外，更重要的是帮助患儿及其家长对手术、麻醉做好心理上的准备。1~5岁的患儿容易因以往手术的经历而产生长期的心理损害，因此需特别注意通过术前访视与患儿和家长交谈来减轻焦虑。

(2)术前检查及准备：通过物理检查了解患儿一般情况，包括心肺功能状态，是否存在严重先天畸形，通过检查皮肤弹性、囟门、眼窝、脉搏、体温和四肢毛细血管的再充盈情况来评估患儿有无脱水，血细胞比容、尿量、尿比重以及体重的变化等有助于评估脱水程度。明显的脱水应在麻醉诱导前予以纠正。

术前禁食应在患儿对水和糖的需求以及胃排空二者之间寻求一种平衡。小于36个月者，禁食6h，禁饮2~3h。大于36个月者，禁食8h，禁饮2~3h。在手术安排上，应将年幼的患儿放在前面，如果因故推迟手术，则需在病房给患儿适量补液。

二、计划麻醉

临床麻醉安全为本，质量第一。为达此目的，要求做到：①麻醉医师的知识技能能胜任麻醉工作；②具备完成麻醉工作的设备条件；③围麻醉期的管理与监护达标。

在围麻醉期管理中计划麻醉对确保病人安全十分重要。计划麻醉的核心内容是：①把一个什么样的病人送到手术室去接受麻醉；②麻醉医师所面临的是一个什么状态的病人；③怎样去实施麻醉。也即对选择性手术病人，应有计划、有准备、有步骤地去实施麻醉。在计划麻醉中必须达到以下两方面要求：

1.择期手术的最低实验室检查标准

(1)所有手术病人必须进行的实验室检查：①血、尿常规；②出、凝血检查；③血小板计数；④肝、肾功能；⑤艾滋病检查；⑥血型。

(2)并存心肺疾患病人：①电解质；②血尿素氮；③胸X线片；④ 心电图；⑤心脏射血分数；⑥时间肺活量。

(3)并存肝肾疾患病人：①电解质；②血尿素氮；③肝功能全项。

(4)并存糖尿病病人：①电解质；②血尿素氮；③血糖；④血肌酐；⑤ 心电图。

2.择期手术术中监测标准

(1)所有病人术中必须监测：①无创血压；②体温；③脉搏血氧饱和度(SpO_2)；④心电图。

(2)全身麻醉病人：①麻醉深度监测；②肌松监测；③麻醉药浓度监测；④呼气末二氧化碳分压($P_{ET}CO_2$)监测。

(3)控制性低血压病人：①有创血压监测；②中心静脉压监测；③心排出量监测。

（周　芳）

第六章　麻醉前用药、全身麻醉药与麻醉辅助药

第一节　麻醉前用药

一、麻醉前用药目的

(1)使病人情绪安定、合作,减少恐惧,解除焦虑。

(2)减少某些麻醉药的副作用,如呼吸道分泌物增加,局麻药的毒性作用等。

(3)调整自主神经功能,消除或减弱一些不利的神经反射活动,特别是迷走神经反射。

(4)缓解术前疼痛。

总的目的是通过以上用药使麻醉过程平稳。

二、常用药物

(一)镇静安定药

1.苯二氮䓬类(benzodiazepines)　这类药均具有镇静、催眠、抗焦虑、抗惊厥及中枢性肌肉松弛作用,有顺行性遗忘作用。其镇静、催眠作用呈剂量依赖性,但个体差异很大。对局麻药的毒性反应有一定的预防和治疗效果。对呼吸和循环影响轻微,但剂量过大或静脉注射速度过快可引起明显的呼吸、循环抑制作用。少数病人在应用地西泮时出现高敏反应,导致神智消失、呼吸暂停,甚至心脏停搏。苯二氮䓬类药不具镇痛作用,但可增强麻醉性镇痛药或全身麻醉药的作用。剂量偏大时偶尔可引起躁动、谵妄、兴奋等反常反应。常用的药物有以下三种。

(1)地西泮(diazepam,安定):常用剂量为成人5~10mg或0.1~0.15 mg/kg于诱导前1h口服,不宜肌肉注射。

(2)氟硝西泮(flunitrazepam,氟硝安定):成人1~2mg于诱导前1h口服。

(3)咪达唑仑(midazolam,速眠安):0.05~0.1mg/kg于诱导前1/2h肌肉注射。

2.丁酰苯类(butyrophenones)　这类药具有较强的镇静、安定、解焦虑和止吐作用。对心肌收缩力无影响,但有轻微的α-受体阻滞作用,静脉用药时可致轻度血压下降,在低血容量者则降压显著。可出现锥体外系症状。常用药物为氟哌利多(droperidol),成人一般用2.5~5mg肌肉注射。

3.吩噻嗪类(phenothiazines)　常用药物为异丙嗪(promethazine),商品名非那根(phenergan)。具有较强的镇静、抗吐作用和抗组胺作用。成人剂量为25~50mg,于麻醉前1h肌肉注射。少数病人用药后可出现谵妄。

(二)催眠药

催眠药(hypnotics)主要为巴比妥类药(barbiturates),这类药有镇静、催眠、抗惊厥的作用,可预防局麻药的毒性反应。常用药物为苯巴比妥钠,剂量为1~2mg/kg,于术前1h肌肉注射。

(三)麻醉性镇痛药

麻醉性镇痛药(narcotic analgesics, narcotics)也称中枢镇痛药,由于这类药都是阿片生物碱或其半合成的衍生物,常称之为阿片类药(opiates)。现将能与阿片受体结合并能产生不同程度的激动效应的天然或合成的物质统称为阿片类物质(opioids)。类药均有较强的镇痛作用,能提高痛阈,有的还有明显的镇静作用,与全身麻醉药有协同作用,也可作为辅助药改善其他麻醉的效果,或用于术后镇痛。其缺点是可引起血压下降和呼吸抑制,有时还出现恶心、呕吐。呼吸抑制的程度与剂量有关,低血容量、衰弱、老年病人血压下降较为显著。用于麻醉前用药者均为阿片受体激动药,常用的药物为哌替啶(pethidine),剂量为0.6~1.2mg/kg(平均1mg/kg),于麻醉前1h肌肉注射。

(四)抗胆碱药

抗胆碱药(anticholinergics)可阻滞节后胆碱能神经支配的效应器上的M胆碱受体,抑制多种平滑肌,抑制多种腺体分泌,抑制迷走神经反射。由于不少麻醉药都不引起呼吸道内腺体和唾液腺的分泌增加,故不认为抗胆碱药是各种麻醉均不可缺的药物,应根据具体情况选用,很多情况下是根据其有对抗迷走神经的过度兴奋作用而应用的。

常用药有阿托品(atropine)和东莨菪碱(scopolamine, hyoscine)。在扩瞳、抑制腺体分泌和中枢性镇静作用方面东莨菪碱强于阿托品,在抑制迷走神经的作用方面则阿托品远强于东莨菪碱。心脏病病人需用抗胆碱药时一般均用东莨菪碱而不用阿托品。两药均忌用于青光眼病人,如在某些特殊情况下必须用阿托品时,可先在病人结合膜囊内滴入毛果芸香碱(pilocarpine),然后再静脉注射小剂量阿托品。

格隆溴胺(glycopyrronium bromide or glycopyrrolate)又名胃长宁,亦可用于麻醉前给药,其有效作用时间较阿托品长3~4倍,剂量为4~8μg/kg,于麻醉前1h肌肉注射。

(五)H_2受体拮抗药

本类药为可逆性、竞争性H_2受体拮抗剂。能抑制组胺、胃泌素和M胆碱受体激动剂所引起的胃酸分泌,使胃液量及胃液中[H^+]下降。一般不作为常规麻醉前用药,主要用于饱胃和有反流危险的病人。可减少误吸的发生率和严重程度。常用药物有西咪替丁(cimetidine)、雷尼替丁(ranitidine)和法莫替丁(famotidine)。雷尼替丁抑制胃酸分泌的作用比西咪替丁强4~10倍,法莫替丁则比西咪替丁强20~50倍。西咪替丁有抑制细胞色素P-450的作用,可干扰药物在肝中的代谢,使地西泮、咪达唑仑、苯妥英钠、苯巴比妥、普萘洛尔、茶碱、华法林等的药效增强。雷尼替丁的这一作用较弱,法莫替丁无此影响。成人剂量为:西咪替丁400mg口服或200mg静脉注射。雷尼替丁150~300mg口服或50~100mg肌肉注射或静脉注射。法莫替丁20~40mg口服或20mg静脉注射。静脉注射时宜缓慢,否则可引起心率减慢和心肌收缩力减弱。

三、麻醉前用药的基本原则

(一)麻醉前用药的确定

根据以下两方面情况确定麻醉前用药的种类、剂量、给药途径和给药时间。

1.病人情况　主要是病人的精神状态,有无疼痛以及过去应用镇静、催眠、镇痛药物的情况。还应考虑麻醉前用药对并存病的影响。

2.拟用的麻醉方法和麻醉药　主要是考虑各种麻醉方法和麻醉药的特点。例如氯胺酮可使呼吸道内分泌物明显增加等,麻醉前应给予足量阿托品。

一般均于手术前晚给病人镇静安定药或催眠药,消除病人的紧张情绪,保证其较好的睡眠与休息。手术当日的麻醉前用药除常规给予镇静安定药或催眠药外,剧痛病人或将接受疼痛性操作的病人应给予镇痛药,抗胆碱药则根据具体情况确定。

(二)适当增减麻醉前用药剂量的一些考虑

(1)一般情况差、衰弱、年老、甲状腺功能低下等需酌减镇静安定药、催眠药、中枢性镇痛药等抑制性药物剂量,1岁以下婴儿一般不用。

(2)年轻、体壮、情绪紧张或激动、甲状腺功能亢进等需酌增抑制性药物剂量。

(3)呼吸功能不全、呼吸道梗阻、颅内压增高等禁用或慎用中枢性镇痛药。

(4)用氯胺酮麻醉或病人原有心动过缓者,需增加抗胆碱药剂量。小儿腺体分泌旺盛,按体重计算其剂量较成人用量为大。

(5)病人有心动过速、甲状腺功能亢进、高热、气候炎热或室温过高等不用或少用抗胆碱药。必须用者以东莨菪碱为宜。

(6)多种麻醉前用药复合应用时,应根据药物的作用相应酌减剂量。

(7)对于急症病人,应以静脉小量分次用药为宜。

(周　芳)

第二节 全身麻醉药

一、吸入麻醉药

1.氧化亚氮(nitrous oxide,N_2O) 氧化亚氮亦称笑气,1844年应用于临床,由于其毒性小,对血液化学及肝、肾功能无影响,至今仍广泛应用。

(1)中枢神经系统:氧化亚氮MAC为105,麻醉效能差,吸入30%~50%浓度有镇痛作用,80%以上有麻醉作用。氧化亚氮吸入麻醉时,吸入浓度不应超过70%,以防发生缺氧。麻醉诱导和苏醒迅速。氧化亚氮有升高颅内压作用,禁用于脑梗死病人。

(2)循环系统:氧化亚氮对心肌无直接抑制作用。对心率、心排出量、血压、静脉压、周围血管阻力等均无影响。但可增加肝血管阻力。

(3)呼吸系统:对呼吸道无刺激性,不增加呼吸道分泌,亦不引起呼吸抑制。

氧化亚氮一般与其他麻醉药和肌松药合用,适用于各类手术麻醉。由于氧化亚氮可使体内含气腔容积增大,不宜用于眼科玻璃体切割术或视网膜脱离手术麻醉(这两种手术均需眼内注气)。

2.恩氟烷(enflurane)

(1)中枢神经系统:恩氟烷MAC为1.68,麻醉效能强,诱导和苏醒快。吸入后随吸入浓度增高麻醉逐渐加深。吸入3%~3.5%恩氟烷后,病人可出现面部及四肢肌肉强直阵挛性抽搐,脑电图出现惊厥性棘波,减浅麻醉后症状可立即消失。儿童吸入3%恩氟烷即见癫痫样脑电活动。

恩氟烷麻醉可使脑血管扩张,脑血流量增加,颅内压升高。不宜用于癫痫和颅内压升高病人。

(2)循环系统:恩氟烷对循环系统的抑制作用与剂量相关,吸入恩氟烷1 MAC即可降低心排出量,2 MAC可明显减少心排出量。恩氟烷麻醉时心率变化与麻醉前心率相关。

恩氟烷降低动脉压程度与减少心排出量程度相一致,血压下降是恩氟烷直接抑制心肌和扩张血管所致。

恩氟烷抑制心交感神经末梢释放去甲肾上腺素,所以麻醉中心律稳定,不增加心肌对肾上腺素敏感性。

(3)呼吸系统:恩氟烷是一种较强的呼吸抑制药,呼吸抑制主要是潮气量减少、呼吸频率增加,通气量减低与麻醉深度成正比。恩氟烷对呼吸道无刺激性,不增加气道分泌,很少引起咳嗽和喉痉挛。恩氟烷能降低肺顺应性,停药后肺顺应性能迅速恢复到原有水平。

(4)肝脏:恩氟烷对肝脏影响轻微,重复用药对肝功能无明显损害。

(5)肾脏:恩氟烷能轻度抑制肾功能,使肾小球滤过率下降20%~25%,肾血流量下降23%,麻醉停止后2h内恢复正常。对有肾疾病者应慎用恩氟烷。

(6)对神经-肌肉的作用:恩氟烷有肌松作用,其神经-肌肉阻滞作用与剂量相关。恩氟烷可强化泮库溴铵等非去极化肌松药的作用,故恩氟烷与非去极化肌松药合用时,应适当减少非去极化肌松药用量。

(7)眼内压:恩氟烷有降低眼压作用,故适宜眼科手术麻醉。

3.异氟烷(isoflurane)

(1)中枢神经系统:异氟烷MAC为1.15,是强效吸入麻醉药,诱导和苏醒稍快于恩氟烷,对中枢神经系统抑制与剂量相关,不引起眼内压升高,适宜眼科手术麻醉。

(2)循环系统:异氟烷对心功能抑制小于恩氟烷。随着吸入浓度增加,心排出量明显减少。其降压作用是由于周围血管阻力下降所致。异氟烷能降低心肌耗氧量及冠状动脉阻力,不改变冠脉血流量。异氟烷使心率稍增快、心律稳定。麻醉期间不增加心律失常发生率。

(3)呼吸系统:异氟烷抑制呼吸与剂量相关,可增加肺阻力。

(4)肝脏:异氟烷性质稳定,无肝细胞毒性。

(5)肾脏:异氟烷降低肾血流量,使肾小球滤过率和尿量减少，对肾功能无明显影响。

(6)神经肌肉：异氟烷能产生足够的肌松作用，强化非去极化肌松药作用，所以适用于重症肌无力病人。

4.七氟烷(sevoflurane)

(1)中枢神经系统：七氟烷是新型吸入麻醉药，MAC为2.05，麻醉效能强。七氟烷可抑制脑干网状结构的神经元活动，且与剂量相关。七氟烷麻醉过深可引起全身痉挛，但较恩氟烷弱。七氟烷轻微增高颅内压，降低脑灌注压。

(2)循环系统：抑制心肌收缩力与剂量相关，抑制程度与异氟烷相似。吸入2%～4%七氟烷可使心排出量减少。阻力血管扩张，血压下降。其对心率影响不明显。

(3)呼吸系统：七氟烷对呼吸道无刺激性，随麻醉加深呼吸抑制加重。七氟烷松弛气管平滑肌，可用于哮喘病人麻醉。

(4)肝脏：七氟烷麻醉期间肝血流下降，停止麻醉后迅速恢复正常，七氟烷对肝细胞线粒体活动无明显影响，因此七氟醚较异氟烷对肝脏损害小。

(5)肌松作用：七氟烷有一定的肌松作用，并能增强和延长非去极化肌松药的作用，其作用强度大于恩氟烷和异氟烷。

(6)肾脏：目前尚无七氟烷造成肾损害的报道。

二、静脉麻醉药

1.氯胺酮(ketamine)

(1)中枢神经系统：氯胺酮选择性作用于大脑的联络系统，对脑干网状结构激活系统没有或很少影响。感觉传入冲动可到达大脑皮层，但不能辨识，因为一些联络区已被氯胺酮抑制。其作用部位为丘脑新皮层投射系统，氯胺酮可阻断冲动向丘脑和皮质区的传播，因而氯胺酮的镇痛作用可能是由于非特异性中脑和丘脑通路产生功能性障碍所造成。

氯胺酮麻醉时边缘系统兴奋、丘脑抑制，两者功能分离，这种选择性兴奋和抑制作用称为分离麻醉。氯胺酮增加脑血流可使颅内压和脑脊液压升高。氯胺酮还可使眼压升高，15min达峰值，30min后恢复到给药前水平，因此青光眼病人不宜用氯胺酮。

(2)心血管系统：氯胺酮能兴奋中枢交感神经系统，用药后血压升高20%～30%，脉搏加快持续约5～15min，追加剂量后血压升高，脉搏增快不如首次显著。氯胺酮还可使交感神经末梢释放去甲肾上腺素。巴比妥类、苯二氮草类和氟哌利多可阻断此作用。氯胺酮对心脏有直接抑制作用，其抑制程度与剂量相关，当病人存在严重低血容量或自主神经明显抑制时，这种抑制作用更为明显。

(3)呼吸系统：氯胺酮对呼吸有短暂的抑制作用，一般多能自行恢复，不需作辅助呼吸。剂量过大、注速过快时可出现一过性呼吸暂停，若辅用麻醉性镇痛药可造成呼吸暂停，应行辅助呼吸或人工呼吸。

氯胺酮有支气管平滑肌松弛作用，因此可用于哮喘持续状态的治疗。氯胺酮麻醉时肺顺应性增加，呼吸道阻力降低，支气管痉挛缓解。

氯胺酮麻醉后唾液分泌增多，小儿尤为明显。麻醉时咽喉部保护性反射存在，但仍能误吸。

(4)其他：氯胺酮麻醉时骨骼肌张力增加，肢体可出现不自主运动或突然抽动，使眼外肌失去平衡，产生眼球震颤现象，也使眼内压及颅内压升高。苏醒期有精神症状，与咪达唑仑或丙泊酚合用可减少苏醒期反应。

氯胺酮适用于小儿、体弱及哮喘病人麻醉，禁用于冠心病、高血压、心力衰竭、颅内压增高、眼内压增高、甲状腺功能亢进、癫痫及精神病病人。肌肉注射主要用于小儿基础麻醉，剂量为4～8mg/kg，1～5min出现作用，持续15～30min，追加剂量减半。

静脉注射剂量为1～2mg/kg，1～2min出现麻醉作用，持续5～15min，追加剂量为0.5～1mg/kg。静脉输注0.1%氯胺酮液(5%葡萄糖液100ml+氯胺酮100mg)可用于麻醉维持。

2.依托咪酯(etomidate)

(1)中枢神经系统：依托咪酯静脉注射后迅速入睡，麻醉达一定程度时颅内压降低，麻醉后致癫痫病灶的脑电活动增加，可出现肌阵挛，严重者类似抽搐，但脑电图无癫痫样放电波型。

(2)心血管系统：依托咪酯对心血管功能影响轻微，静脉注射0.3mg/kg可使动脉压轻度下降，末梢阻力稍减小，心排出量和心排出指数稍增加，心率略减慢，因此适用于冠心病、瓣膜病等心脏病病人的麻醉诱导。

(3)呼吸系统：依托咪酯对呼吸系统无明显抑制作用，用量过大、注速过快也可有一过性呼吸暂停，个别长达45s。麻醉后对呼吸中枢有轻微抑制作用，但通气量不减，偶见咳嗽与呃逆。

(4)其他：依托咪酯可快速降低眼内压，0.3mg/kg使眼压下降30%～60%，持续5min，适宜眼科内眼手术麻醉。

依托咪酯对肝、肾功能无影响，偶有类过敏反应，对肾上腺皮质功能有抑制作用。

3.丙泊酚(propofol)

(1)中枢神经系统：丙泊酚对中枢的作用主要是催眠、镇静和遗忘，还能达到短时间镇痛。麻醉诱导迅速，经过平稳，无肌肉不自主活动。静脉注射2.5mg/kg，30～60s起效，可持续10min左右。丙泊酚有抗惊厥作用，可用于癫痫发作。丙泊酚可降低颅内压，适宜颅内手术，具有脑保护作用。丙泊酚可降低眼内压，适用于眼科手术麻醉诱导和维持。

(2)循环系统：临床剂量的丙泊酚对循环系统有明显的抑制作用，可使血压下降20%～30%，对于老年或心功能不全者血压下降更明显。血压下降与心排出量和外周血管阻力降低密切相关。丙泊酚对心率影响不明显或心率稍快，但时间短暂。

(3)呼吸系统：丙泊酚对呼吸有明显抑制作用，可使呼吸减浅、变慢，潮气量、分钟通气量和血氧饱和度均下降，但能很快恢复正常。也有25%～30%的病人出现呼吸暂停，若与阿片类药合用，出现呼吸暂停的概率增加，需进行人工呼吸。丙泊酚能抑制咽喉反射，有利于气管插管和置入喉罩，很少发生喉痉挛。

(4)其他：丙泊酚对肝、肾功能无明显影响。

4.咪达唑仑(midazolam)　咪达唑仑为苯二氮䓬类药物，具有镇静、催眠、抗惊厥、肌松和顺应性遗忘等作用。咪达唑仑无镇痛作用，但可增强其他麻醉药的镇痛作用。可使脑血流量和颅内压轻度下降。咪达唑仑对心血管系统影响轻微，心率轻度增快，周围血管阻力和平均动脉压轻度下降，对心肌收缩无影响。对呼吸有一定的抑制作用，其程度与剂量相关。咪达唑仑静脉注射后入睡迅速，苏醒后无后遗作用，主要用于术前给药，麻醉辅助药和全麻复合用药。

（张葆玲　诸葛万银　李　捷）

第三节　麻醉辅助药

一、芬太尼及其衍生物

1.芬太尼(fentanyl)　是人工合成的阿片受体激动药，属于苯基哌啶衍生物，是目前临床常用的强效镇痛药。芬太尼的镇痛效应是吗啡的75125倍，与其高脂溶性有关。首次静脉注射后很快分布到非效应组织，如脂肪和肌肉，使血药浓度很快降低，因而作用时间短。芬太尼的肺脏首过效应明显，首次剂量的75%经肺首过摄取，这在芬太尼的药代动力学方面起着很重要的作用。芬太尼代谢后生成去甲芬太尼，无镇痛作用。与吗啡相比，大剂量(50～100μg/kg)芬太尼不会引起组胺释放，故不会出现血管扩张而发生低血压。临床上常将芬太尼作为全身麻醉的镇痛成分，与静脉全麻药、吸入麻醉药、肌松药一起用于全身麻醉的诱导和维持。

(1)麻醉方法

1)大剂量芬太尼麻醉：单纯大剂量芬太尼麻醉主要用于心脏、大血管手术，对循环抑制较小，有利于术后恢复。一般用芬太尼20μg/kg缓慢静脉注射行麻醉诱导，配合使用肌松药完成气管插管操作。术中间断静脉注射芬太尼维持麻醉，术中芬太尼总用量可达50～100μg/kg。为加强镇静作用,可在麻醉诱导和维持期间适量应用咪达唑仑等镇静药。

2)芬太尼静脉复合麻醉:这是临床上最常用的静脉复合麻醉方式。芬太尼在复合麻醉中提供镇痛成分。一般诱导时用芬太尼 0.1~0.2mg,同时联合静脉全麻药和肌肉松弛药,充分给氧去氮后行气管插管。术中维持时每小时追加给药 0.05~0.1mg。

(2)并发症

1)循环系统:芬太尼兴奋延髓迷走神经核,使心率减慢,如出现心动过缓或病人伴有传导阻滞,可以用阿托品纠正。大剂量芬太尼麻醉时血压下降,与迷走神经兴奋、心动过缓以及血管扩张而导致循环容量相对不足有关,此时应减慢芬太尼输注速度,适当补充血容量。

2)肌肉僵硬:肌肉僵硬是应用芬太尼过程中常见的症状。肌肉僵硬包括胸壁和腹壁肌肉,可以引起肺动脉压、中心静脉压和颅内压升高,严重者妨碍通气,需用肌松药才可以解除,纳洛酮可以拮抗芬太尼引起的肌肉僵硬,但镇痛作用也同时被拮抗。预防和减弱肌肉僵硬的方法是在给予芬太尼之前给予非去极化肌松药,减慢静脉注射速度和给予苯二氮䓬类药物。

3)呼吸抑制:反复或大剂量使用芬太尼后,可以在用药后 3~4h 出现延迟性呼吸抑制。其原因是储存在胃液中的芬太尼到了小肠的碱性环境中再次被摄取进入循环,出现二次血药浓度高峰。另外,在肺脏中蓄积的芬太尼释放也导致血药浓度升高,引发呼吸抑制。

2.舒芬太尼(sufentanil)　于 1974 年合成,在阿片类药物中其镇痛效应最强。舒芬太尼的脂溶性高,极易透过血脑屏障,迅速在脑内达到有效浓度,因此起效时间短。舒芬太尼的分布容积小,消除半衰期短,清除率高,故药物作用持续时间及苏醒时间均短于芬太尼,反复应用后很少蓄积。舒芬太尼主要通过肝脏代谢,它在肾小管有较高的重吸收率且极易进入肝微粒体酶,由于被肝脏大量摄取使得其清除率主要受肝血流量的影响。舒芬太尼对循环系统的影响与芬太尼相似,对呼吸系统的影响呈剂量依赖性,抑制应激反应效果较芬太尼更佳。舒芬太尼静脉注射可以用于麻醉诱导和维持。

舒芬太尼可采用诱导时一次给予,应用此法必须对剂量及药物持续时间有充分的估计,术中靠其他药物维持。也可采用诱导时给予一定剂量,在术中按时按需间断追加,此法易造成药物蓄积。还可诱导后静脉输注维持。在气管插管和机械通气下实施简单的眼科手术,可采用小剂量舒芬太尼麻醉,诱导剂量一般为 1~2μg/kg,追加剂量为 0.5~2.0μg/kg,追加给药的指征包括心率增快、血压高于诱导前 20%、体动、出汗等。实施较为复杂的手术时,一般采用大剂量舒芬太尼麻醉,诱导剂量为 10~30μg/kg,术中以 0.8~1.0μg/(kg·h)静脉输注或追加 2μg/kg。无论采用何种剂量,都应与其他麻醉药物复合使用。

舒芬太尼具有一般阿片类药物相似的并发症,主要有肌肉强直和紧张性痉挛,呼吸抑制,恶心呕吐,大剂量应用可以导致心动过缓和低血压。

3.阿芬太尼(alfentanil)　是一种新型、超短效、强效阿片类镇痛药,于 1976 年合成。其镇痛效价和作用时间分别为芬太尼的 1/4 和 1/3,起效快,蓄积作用微弱,安全范围较大。静脉注射后,阿芬太尼主要和 α_1-酸性蛋白结合,几乎全部经过肝脏代谢,其代谢产物无阿片类作用。由于肝脏代谢阿芬太尼的酶活性存在很大个体差异,故阿芬太尼药代动力学个体差异大,应根据个体差异制定相应给药方案。阿芬太尼主要和中枢 μ 受体结合发挥作用,但亲和力较弱,很快解离,因此作用时间短暂。阿芬太尼可以明显抑制脑干细胞网状核对强刺激的反应,此作用可以被纳洛酮迅速拮抗。阿芬太尼对循环系统影响轻微。与芬太尼相比,大剂量阿芬太尼麻醉后呼吸恢复迅速,无呼吸遗忘和再发性呼吸抑制,且不延长拔管和机械通气时间。

阿芬太尼具有起效快、作用时间短、无蓄积、心血管稳定等优点,可以用于各种手术的麻醉诱导和维持,也适用于门诊手术和各种短小手术的麻醉。常见的并发症为全身肌肉僵硬,呼吸抑制,麻醉恢复期常有恶心呕吐。

4.雷米芬太尼(remifentanil)　是继阿芬太尼后新合成的又一种超短效阿片类镇痛药。雷米芬太尼的化学结构中含有酯键,可被血液和组织中的非特异性酯酶迅速水解为无药理活性的代谢产物,这种特殊的代谢方式使它具有作用时间短、恢复迅速、无蓄积作用等优点。应用雷米芬太尼后脑血管收缩,脑血流降低,颅内压亦明显降低。它是纯 μ 受体激动药,镇痛作用与芬太尼相似。对呼吸呈剂量依赖性抑制,可被纳洛酮拮抗。雷米芬太尼使收缩压和心率呈剂量依赖性降低,麻黄碱可以逆转此效应。

雷米芬太尼的药效学和药代学特性使其用于临床麻醉具有以下优点:①可以根据药效精确调整剂量,作用可以预测,麻醉平稳,并易于逆转;②副作用较其他阿片类药物少;③不依赖肝、肾功能;④重复应用或持续输注无蓄积。但雷米芬太尼也有一些不足之处,作用时间较短,注射停止后镇痛作用很快消失。具有与其他阿片类相似的不良反应,常见的有呼吸抑制,恶心呕吐和肌肉僵直等。

(1)麻醉方法

1)麻醉诱导及维持:诱导剂量一般为 1~2μg/kg,维持剂量为 0.25~1μg/(kg·min)。可在应用丙泊酚和维库溴铵后,先静脉注射雷米芬太尼 1μg/kg,然后以 0.6μg/(kg·min)静脉输注,5min 后行气管内插管,术中静脉输注雷米芬太尼维持麻醉。与丙泊酚或异氟烷合用时,给药速度为 0.05~2μg/(kg·h)。若术中应激反应增强,可追加 0.5μg/kg 或加快给药速度。

2)门诊手术镇痛:雷米芬太尼具有作用时间短、术后苏醒迅速的特点,特别适合于门诊手术。在非气管插管麻醉下实施门诊手术的病人,雷米芬太尼与丙泊酚合用,可以保持血流动力学稳定,而且术后恶心呕吐发生率低。雷米芬太尼 0.07μg/(kg.h)复合咪达唑仑 2mg,可以达到满意的镇痛、镇静效果。

(2)并发症:最常见的并发症是呼吸抑制、恶心呕吐和肌肉僵直。静脉注射雷米芬太尼后,所有患者均可以出现轻度的高 CO_2 血症和低氧血症。恶心呕吐的发生率分别为 8%和 5%。肌肉僵硬的发生率和严重程度取决于给药剂量和速度。其他并发症较少见。由于雷米芬太尼作用消失快,术后疼痛发生早,剧烈的疼痛可以引发心血管系统意外,多采用术后持续给予亚麻醉剂量雷米芬太尼或术后即刻注射长效阿片类药的方法进行术后镇痛。

二、肌肉松弛药

1.琥珀胆碱(suxamethonium)

(1)药理作用:琥珀胆碱是目前最常用的去极化肌肉松弛药,进入体内后可迅速被血浆假性胆碱酯酶水解,其中间代谢产物琥珀单胆碱仍有弱肌松作用,强度为琥珀胆碱的 2%,但时效长。琥珀胆碱经肾脏排泄量为 2%~5%。琥珀胆碱用量超过 1g 时,容易发生脱敏感阻滞。此外,重症肌无力、电解质紊乱、血浆假性胆碱酯酶异常病人也易发生。脱敏感阻滞是停药后肌张力恢复延迟的重要原因。

静脉注射琥珀胆碱后可引起肌纤维成束收缩,出现一过性胃内压、颅内压及眼内压升高,术后肌肉痛、肌球蛋白尿等。

此外,由于肌细胞内 K^+ 外移,可出现一过性血钾升高,一般升高 0.2~0.5mmol/L,注药前给适量非去极化肌肉松弛药可减少血钾升高程度。另外,偶见恶性高热及类过敏反应。对肝、肾无抑制作用。

(2)临床应用:用于气管插管,一般采用单次静脉注射,剂量为 1mg/kg,注药后 15~20s 出现肌颤,1min 左右肌肉松弛,呼吸停止可持续 4~5min,肌肉松弛 5~10min。如需维持长时间肌松,可用 0.1%~0.2%的溶液静脉输注。

(3)不良反应:大量应用可发生脱敏感阻滞,使术后呼吸恢复延迟。大量快速静脉注药可出现一过性窦性停搏。其他如一过性血钾升高,一过性胃内压、颅内压、眼内压升高等。

(4)注意事项:脑出血、青光眼、视网膜剥离、白内障摘除术及高血钾病人禁用,孕妇和使用抗胆碱酯酶药患者慎用,低血浆胆碱酯酶的病人禁用。

2.泮库溴铵(pancuronium)

(1)药理作用:泮库溴铵具有非去极化型肌

松药的各种特点，其作用强于右旋筒箭毒碱4～5倍左右。对体内所有M胆碱受体均有阻滞作用，此外尚能抑制交感神经末梢对已释放的去甲肾上腺素的正常摄取，因此可使心率增快、血压升高，个别病人可发生房室分离，甚或室性心律失常。泮库溴铵不释放组胺，不引起支气管痉挛。它在肝内代谢，主要经尿排出，有25%～35%于3h内以原形经尿排出，小部分经胆道系统排泄。其代谢产物之一3－羟泮库溴铵具有肌松作用，强度为原形药的50%。泮库溴铵进入体内后仅10%与血浆蛋白结合。

(2)临床应用：诱导剂量为0.1mg/kg，静脉注射后1min左右开始出现作用，3～5min作用达高峰，持续作用45～60min。术中每20～40min追加0.01～0.02mg/kg。泮库溴铵为强效肌松药，反复用药后有蓄积性，其作用可为胆碱酯酶抑制药拮抗。

(3)不良反应：常可引起血压升高和心率增快，敏感患者可出现皮肤潮红和烧灼感。

(4)注意事项：严重肝、肾功能不全和重症肌无力患者禁用，孕妇分娩时慎用，梗阻性黄疸病人应慎用。

3.阿曲库铵(atracuronium)

(1)药理作用：为中效非去极化肌肉松弛药，可被新斯的明等抗胆碱酯酶药拮抗，其代谢不依赖于肝、肾功能，而通过Hofmann消除自行降解。作用时间为筒箭毒碱的30%～50%，重复使用无蓄积性。对心血管无直接作用，可应用于心脏病人及危重症病人。大量快速注射可诱发组胺释放而引起低血压。

(2)临床应用：气管插管剂量为0.5～0.6mg/kg静脉注射，1min起效，2～4min达高峰，作用持续30min左右。当手术需要肌松时，可先给以0.3～0.6mg/kg起始量，然后以0.3～0.6mg/(kg.h)静脉输注。

(3)不良反应：剂量0.2～0.4mg/kg时，除皮肤有时潮红外，几乎无心血管反应。剂量0.5～0.6mg/kg时，则可使血压降低、心率加快或减慢。偶见荨麻疹及支气管痉挛。

(4)注意事项：对本品过敏及重症肌无力病人禁用。患神经肌肉疾病、严重电解质紊乱、孕妇慎用。本品与吸入麻醉剂、氨基糖甙类及多肽类抗菌素合用，可增强其肌松作用。

4.维库溴铵(vecuronium)

(1)药理作用：属非去极化肌肉松弛药，肌松作用为泮库溴铵的1～1.5倍，与泮库溴铵比较，本品肌松作用较强，起效较快，持续时间较短(约20～25min)，反复使用无蓄积，组胺释放和自主神经节阻滞作用作用极微，是目前肌松药中唯一对心血管系统无不良作用的药物。主要在肝脏代谢，大部分以原形，小部分以代谢产物形式经胆汁迅速排泄，仅20%经肾脏排泄。

(2)临床应用：诱导剂量为0.07～0.1mg/kg，静脉注射后2.5～3min行气管插管。为术中以1～2μg/(kg.min)速度静脉输注维持肌松，亦可在首次用药后25min左右追加首次剂量的30%～50%。停止给药后肌松作用可迅速消退。可被新斯的明拮抗。

(3)不良反应：偶见心动过缓。

(4)注意事项：肝硬化、阻塞性黄疸病人对本品消除减慢，时效可延长，故用量明显减少。孕妇禁用。新生儿不宜应用。

三、苯二氮草类药、阿片类药、非去极化肌松药拮抗药

1.氟马西尼(flumazenil) 氟马西尼是苯二氮草类受体拮抗药，静脉注射后1min内生效，维持作用60～120min，其最小有效剂量为0.007mg/kg，拮抗程度与苯二氮草类药用量相关。氟马西尼对呼吸和循环均无影响。剂量为0.3mg静脉注射，每30～60s1次，最大量为5mg。

2.纳洛酮(naloxone) 纳洛酮是阿片受体拮抗药，起效迅速、药效强。主要在肝内代谢，消除半衰期为30～78min。静脉注射后2～3min即可产生最大效应，作用持续时间约45min。肌肉注射后10min产生最大效应，维持约2.5～3h。常用于拮抗麻醉性镇痛药的残余作用，解除呼吸抑制及催醒。剂量为每2～3min静脉注射0.04mg，直至达到所需效应。

3.新斯的明(neostigmine)　新斯的明为胆碱酯酶抑制药,使神经肌肉接头处的乙酰胆碱聚集,取代肌松药在接头后膜上的位置,使乙酰胆碱发挥正常的神经肌肉接头兴奋传递作用。新斯的明主要经肾脏排泄。静脉注射后 7～11min 起效,维持约 60min。常用于拮抗非去极化肌松药作用。由于可引起心动过缓、血压下降等副作用,常与阿托品合用。新斯的明剂量为 0.03～0.06mg/kg,最大量为 5mg。阿托品用量为 0.015～0.03mg/kg。

(周　芳)

第七章 眼科手术麻醉术

第一节 眼科手术常用局部麻醉

局部麻醉在眼科手术中有着相当大的应用范围，多种手术都可以在局部麻醉下进行。由于局部麻醉对病人生理功能干扰小，已成为眼科手术首选的麻醉方法。

一、局麻药分类

所有局麻药物都具有相似的分子结构，即芳香基－中间链－胺基，根据中间链的不同，可以将局麻药分为两大类：①酯类局麻药，如普鲁卡因、氯普鲁卡因、丁卡因；②酰胺类局麻药，如利多卡因、布比卡因、罗哌卡因。

两类药物之间由于中间链的不同而各具有不同的特点，两者的代谢方式完全不同，酯类药物在血浆内代谢，酰胺类药物在肝内代谢。由于酯类药物可以形成半抗原，因此在体内会引起变态反应，而酰胺类药物不形成半抗原，所以很少引起变态反应。

二、常用局麻药

1.普鲁卡因　化学结构系对氨基苯二乙胺乙醇，为对氨苯甲酸酯族药物的代表。它的麻醉时效短，一般仅能维持45～60min。pKa高，在生理pH范围呈高离解状态，故其扩散和穿透力都较差。具有扩张血管作用，能从注射部位迅速吸收，而表面局麻的效能差。0.5%～1.0%普鲁卡因溶液适用于局部浸润麻醉，神经阻滞则可用1.5%～2.0%溶液。一次注入量成人以1g为限。在行局部浸润或神经阻滞时可加入1:200 000～300 000肾上腺素。

2.丁卡因　丁卡因的化学结构是以丁氨根取代普鲁卡因芳香环上的对氨基，并缩短其烷氨尾链。它是一种长效局麻药，起效时间需10～15min，时效可达3h以上。丁卡因的麻醉效能为普鲁卡因的10倍，毒性也为普鲁卡因的10倍，其水解速度较普鲁卡因慢2/3，水解产物为丁氨基苯甲酸与二甲胺基乙醇。眼科常以1%等渗液作角膜表面麻醉。

3.氯普鲁卡因　氯普鲁卡因与普鲁卡因相似。在血内水解的速度较普鲁卡因快4倍，故毒性低，起效时间短，只需6～12min，时效为30～60min。1%溶液可用于局部浸润麻醉，成人一次最大剂量为800～1000mg，加用肾上腺素后则时效可达70～80min。氯普鲁卡因不适于表面麻醉。

4.利多卡因　利多卡因为氨酰基酰胺类中效局麻药。具有起效快，弥散广，穿透性强，无明显扩张血管作用的特点。表面麻醉可用4%溶液（幼儿则用2%溶液），成人用量不超过200mg，起效时间为5min，时效约可维持15～30min。0.5%～1.0%溶液用于局部浸润麻醉，时效可达120～400min，依其是否加用肾上腺素而定。神经阻滞则用1%～2%溶液，起效约需5～15min，其时效可维持60～120min。神经阻滞成人一次用量为400mg，加用肾上腺素时极量可达500mg。

5.布比卡因（丁哌卡因）　布比卡因的镇痛作用时间比利多卡因长2～3倍，比丁卡因长25%。对布比卡因是否加用肾上腺素问题，有过争论。但近来认为，加用肾上腺素可进一步提高麻醉效能，降低血内浓度。临床常用浓度为0.25%～0.75%溶液，成人安全剂量为150mg，极量为225mg。0.25%～0.5%溶液适用于神经阻滞麻醉。

6.局麻药联合应用　一个长效但起效慢的药物，如布比卡因，和另外一种快速起效但短效的药物如利多卡因混合，混合液含有各自药物的毒性至少是相加的，因此在使用混合液时应注意潜在的协同增强的毒性。在眼科阻滞中，由于使用的混合药物的总量很少，这种风险可以忽略。目前经常使用的是利多卡因和布比卡因的混合液，它们混合在一起的安全性是可信的。

三、局麻药的不良反应

1. *中毒反应*　当局麻药吸收后，其在血液中的浓度超过了机体所能耐受的能力时，即可发生中毒反应。局麻用药过量、浓度过高，以及在血管丰富区注药时，可使药液吸收过快、或不慎将局麻药注入血管内，这些都是引起中毒反应的常见原因。中毒反应的主要表现在中枢神经系统和心血管系统症状。前者的主要症状为兴奋、不安、肌肉震颤、惊厥，随即进入抑制状态，呼吸停止，血压下降和昏迷。后者为局部麻醉药对心脏及血管平滑肌的抑制作用，此外，局麻药尚能直接扩张血管，使血压下降，并能抑制心肌收缩力及心脏传导系统，最终使循环衰竭，心脏停搏。局麻前应观察病人有无明显不适或恐惧，注射局麻药时注意观察有无中枢神经与心血管中毒反应，一旦发现病人出现烦躁不安或中枢神经抑制，应立即停止注药。用局麻药的原则是采用最低有效剂量、最低药物浓度、加入适量肾上腺素以延缓药物吸收。对有高血压、甲状腺功能亢进病人应禁用肾上腺素。行局麻时一旦出现中毒反应，抢救原则是及时行氧治疗防止脑缺氧，用去甲肾上腺素或盐酸麻黄碱等升高血压，呼吸抑制时行机械辅助或控制呼吸。同时静脉注射咪达唑仑 0.05～0.08 mg/kg。

当用很小剂量局麻药即发生上述中毒反应者，为高敏反应，又名特异质反应。一旦出现，除立即停止用药外，应按中毒反应出现的症状，刻不容缓地进行紧急救治。

2. *过敏反应*　局麻药很少引起过敏反应。目前，对酯类局麻药普鲁卡因，于应用前多先行皮肤过敏试验，但当实验呈阴性时，并不等于不会发生过敏反应。因此，在使用普鲁卡因行局麻时，应作好急救准备。目前，眼科手术多采用利多卡因、布比卡因行局部麻醉。

一般过敏反应常见症状有荨麻疹、丘疹、皮肤发痒、支气管痉挛和低血压等。轻度过敏反应，停局麻后或给抗过敏药物治疗后，症状可很快消失。对有低血压者可给予麻黄碱或去甲肾上腺素升高血压。对呼吸抑制者，应行氧治疗及人工呼吸。对剧烈发痒和起荨麻疹者，应给扑尔敏或其他抗过敏药治疗。最严重的过敏反应为过敏性休克，常在注射局麻药后数秒内出现，表现为憋气、胸闷、呼吸困难、发绀、头晕、面色苍白、血压下降、脉搏细弱、四肢冰凉，甚至昏迷、惊厥而死亡。出现这种情况时，需紧急抢救。

局麻药中加入肾上腺素过量引发的反应必须与局麻药引起的心血管反应相鉴别。肾上腺素过量的反应可表现面色苍白、心悸、烦躁不安、头疼、血压升高。预防措施是严格限制局麻药中肾上腺素浓度，一般以 1:20 万为宜。对高血压、甲亢、糖尿病及动脉硬化的病人，尽量不用或慎用。一旦出现不良反应症状，应立即停药，一般可于 10～15min 内症状逐渐消失。症状严重者，可用酚妥拉明 5～10mg 静脉注射。

四、眼科手术常用局麻方法

1. *表面麻醉*　向结膜囊内滴入局麻药可阻断所有的神经末梢，达到麻醉的效果。这是眼科常用的麻醉方法。常用的表面麻醉药包括丁卡因、利多卡因等。利多卡因可使局部血管扩张，使局部轻度充血。丁卡因不影响瞳孔及眼内压，适用于测量眼内压、去除角膜或结膜异物，以及拆除结膜和巩膜的缝线等。

2. *局部浸润麻醉*　将局麻药注入手术区周围的各层组织，以阻断该处全部神经末梢。常用于眼睑、结膜、泪器、眼外肌、角膜、巩膜、虹膜手术麻醉，加用 0.1% 的肾上腺素可减轻出血，延长作用的时间。在手术区下方的组织进行局部浸润麻醉，可阻断进入该区域的神经干和末梢，称为区域阻滞，这样可以避免针头损伤病变组织。泪囊、眼睑及眼眶区的浅表肿瘤都可以在此种麻醉下切除。

3. *眶内浸润麻醉*　眶内深部肿瘤和眶内容物剜出手术，当病人不宜使用全麻时，可以选用眶内浸润麻醉。分别在眶上、眶内、眶下壁以及眼球外侧注射局麻药。上壁进针应贴紧眶上切迹下方刺向眶上壁，再向前直达筛骨的上缘。下壁进针则由眶下缘中部开始，向前达到眶下裂。外侧壁进针开始于眶外侧缘中部，向前到达睫状神经节。内壁自泪囊盲端皮下开始向前直达筛骨的上缘。总的注药量一般不超过 10ml。

4.神经阻滞　阻滞手术区域神经干传导的麻醉是神经阻滞麻醉，眼科常用的神经阻滞麻醉包括眶下神经阻滞、筛前神经阻滞、眶上神经阻滞、球后神经阻滞、球旁神经阻滞等。神经阻滞的特点是用药量少，有利于不宜进行全麻的危重病人进行范围较大的手术，也可用于炎症区域的手术。许多眼科手术，如白内障摘除晶体植入手术、角膜移植、小梁切除术、眼睑手术、斜视矫正术和玻璃体切除术以及视网膜脱离的修复，都可以应用区域阻滞麻醉在门诊进行，如果需要可以给予轻度镇静。对于麻醉药物的选择，取决于手术的需要。

(1)眶下神经阻滞：眶下神经自眶下缘中部下方 1cm 处的眶下孔穿出后分为 3 支，即下睑支、鼻旁支及上唇支，分别支配下睑的皮肤和结膜、鼻周皮肤以及颊部皮肤和上唇皮肤及黏膜。进行眶下神经阻滞时，先确定眶下孔的位置，眶下孔位于眶下缘下方，上颌骨上的一个小孔，确定后将穿刺针逐渐刺向眶下孔，再向外上方刺入约 0.5cm 处，注入药物。这种阻滞适用于泪囊部手术。

(2)眶上神经阻滞：眶上神经自眶上切迹出眼眶，支配额部、上眼睑及结膜。在眶上缘内 1/3 处的小切迹确定眶上切迹，再自眶上切迹外侧，延眶上壁进入眶内 2.5～3.0cm，注入药物。适用于上眼睑手术。

(3)额神经阻滞：于眶上缘内 1/3 处进针，沿外侧刺向眶顶部，至额神经处，并注入药物，适用于上睑及额部的手术。

(4)筛前神经阻滞：为鼻睫神经分出的终末支，与筛前动脉一同通过筛前孔。筛前孔位于距眶缘约 2cm，眶上壁与眶下壁交界处，从此处进针约 2cm，注入药物，操作时应注意避免球后损伤、眼睑出血及眶壁的损伤。同样适用于泪囊手术。

(5)滑车上神经阻滞：滑车神经为额神经的分支，分布于内侧上睑及额部的皮肤，还有一小部分分布于额窦及鼻根部皮肤。于滑车上方相应的皮肤处进针，至 12～30mm 处注入药物，此法适用于内眦部及其上方的手术。

(6)滑车下神经阻滞：起自鼻睫神经，由近眶内侧壁筛前孔附近发出，向前沿上斜肌下缘，并从滑车下方出眶，分布于内眦部皮肤、结膜及泪器。于眶壁上角的滑车下方内眦韧带上方 5mm 处进针，于 10～12mm 处注入药物，适用于泪腺手术。

(7)鼻睫神经阻滞：眼神经最早的分支，除供给眼球的全部感觉神经外，主要分布于内眦部泪囊及附近的组织结构，并有部分分支分布于鼻黏膜。于内眦韧带上方进针，并沿眶壁内侧壁进针，于 25mm 处注入药物。适用于内眦部、泪小管及泪囊手术。

(8)圆锥内(球后)阻滞：使用圆锥内阻滞这一术语是为了强调指出眼球后由四条直肌所组成的几何区域。圆锥内阻滞所指的是针头刺入并在此部位注射。一个直针头，放置在装有所选择的麻醉药物的针管里，不经皮也不经结膜，进入眼眶的颞下象限，从眼眶边缘横向三分之一中三分之二的边缘开始，沿眼球切线运行。最初紧贴眼眶底部穿刺，越过眼球的中纬线后，进针方向调整为向上、向前进入眼球后的肌肉圆锥内。必须要瞄准以瞳孔和视盘组成的轴线的眼球后方的想象点，要小心不能穿过眼平面的中矢状线。

(9)圆锥旁(球旁)阻滞：使用这种阻滞方法，局麻药或混合药液在眼眶内沉积而不是进入由直肌所组成的肌肉圆锥内。

圆锥旁阻滞是在两个位置进针，一个在眼眶上，另一个在眼眶下。无论使用哪种圆锥旁阻滞的方法，应注意的是，外直肌和下直肌与眼眶侧壁和下壁之间的空间并不是很大，在此注入药物是否有损伤肌肉的风险尚不可知。

(10)球筋膜下阻滞麻醉：眼球筋膜是具有弹性的致密纤维性结缔组织层，包绕着眶前部眼球及眼外肌。适于离角膜缘 1～2mm，向后延伸至视神经，覆盖眼外肌，可自眼外侧经结膜注入腔内。局麻药进入球筋膜腔沿眼外肌鞘扩散至球后，直接作用于经此间隙支配眼球的神经，这种麻醉方法可避免球后阻滞和球周阻滞引起的严重并发症。

(11)经皮第Ⅶ脑神经(面神经)阻滞:面神经阻滞麻醉(眼轮匝肌麻醉)常用的方法有:①近端阻滞(O'Brien 法);②中段阻滞(Atkinson 法);③远端阻滞(Van Lint 法)三种,其详细操作见第二十章第二节。

(李　捷　高雪松)

第二节　眼科手术麻醉监测管理

一、麻醉监测管理内涵

随着社会发展及人们生活节奏的日益加快,在有限的医疗卫生资源与人们日益增长的医疗需求以及不断上涨的医疗费用背景下,"日间手术""快通道"等概念日益被人们重视。麻醉监测管理(monitored anesthesia care,MAC)以其对病人生理干扰小,能迅速而安全地建立手术和诊断治疗的满意条件,同时在手术和治疗结束后又能使病人迅速清醒,并恢复日常活动等独特优势,正日益受到广大医患的欢迎。当然,MAC 的广泛应用也与近年来纤维镜技术、激光技术以及导管介入技术的发展,尤其是微创外科技术的发展和完善,新型短效麻醉药的应用,及麻醉监测系统与给药系统的革新等相关因素密切相关。所有这一切就使得 MAC 方法在近些年受到了高度重视并得到了长足发展。

MAC 最早是对病情过重不适合施行全身麻醉的危重病人需行姑息手术时,麻醉医师被要求随时提供麻醉监测及实施镇静。但此种情况下的病人应能维持自主呼吸,对语言指令或触觉刺激有适当反应。目前,MAC 技术已逐渐发展成将静脉镇静—镇痛—区域麻醉相结合的一种独特的麻醉方法,从而使病人在接受诊断性和治疗性手术操作时达到镇静、镇痛和遗忘的目的。其主要任务就是维持手术病人既舒适又安全的一种状态,并且尽可能缩短麻醉后的恢复时间。

一般来讲 MAC 是特指由麻醉医师实施的比镇静术更完善的一种麻醉方法,因而在术前评估、术中监测等方面它与全身麻醉和局部麻醉并无区别。其特点是对生理干扰较小,比全身麻醉恢复更快。

美国麻醉医师协会(ASA)对 MAC 的定义是:病人在局部麻醉或无麻醉下接受诊治时需要麻醉医师提供特殊的麻醉服务,监护和控制病人的生命体征,并根据需要给予适当的麻醉药物或其他治疗。具体包含以下一些内容:①它是一项对病人实施诊断和治疗操作中要求麻醉医师参与的工作,在整个治疗过程中麻醉医师均应在场;②MAC 应包括术前访视、术中管理和术后管理等各方面麻醉处理;③在 MAC 的实施过程中,麻醉医师应对病人进行无创呼吸和循环功能监测,维持气道通畅,并连续评估生命体征。为确保病人生命安全和舒适,可按需使用镇静、催眠、镇痛药物,必要时能够对紧急事件做出及时的诊断和处理。MAC 常需要使用一些消除意识和维持保护性反射的药物,这仅适用于大多数能够在操作中保持气道通畅的病人。如果手术时间延长,病人意识和保护性反射丧失,则应改称为全身麻醉。

二、麻醉监测管理在眼科手术病人的应用

许多眼科手术出血少,手术时间短,可在局部麻醉下完成。MAC 这种在麻醉医师监测下,以区域阻滞麻醉-镇静-镇痛相结合的技术,在侵袭性较小的眼科手术中可以使病人获得满意的抗焦虑、镇静及镇痛效果。因而 MAC 在眼科手术中的应用将越来越普及。

虽然许多人认为 MAC 应比全身麻醉或区域阻滞麻醉更安全,但早期的临床调查结果表明,在 MAC 下行择期日间手术的总体并发症还高于全身麻醉和区域阻滞麻醉。这一结果一方面与 MAC 病人以高龄和高危者居多有关,同时也发现导致出现并发症的原因主要是气道梗阻、误吸、支气管痉挛及严重心律失常,而其中出现严重损害或死亡的大部分病例其实可以通过适当的监测得以避免。因此安全实施 MAC 必须由麻醉医师执行,负责监测、给药、吸氧及进行必要的

气道管理，备齐各种复苏设备，而决不能掉以轻心。

1.术前评估　对MAC病人进行术前访视非常重要，麻醉医师可从中获得病人的详细资料，便于制订麻醉计划，同时还应告之病人MAC的利弊以及可替代的其他麻醉方法，这样有助于消除病人的紧张和疑虑。术前访视的主要内容包括：主要器官的功能状态、过去麻醉史、药物过敏反应、及目前正服用的药，以及吸烟、饮酒史等。术前评估包括并发疾病诊断，风险评估和制定麻醉计划。

对拟施行MAC病人，术前评估内容与全身麻醉和局部麻醉相同。此外，应特别评估病人对手术耐受性，并应充分做好一旦其不能耐受手术时的准备。由于病人在MAC中基本处于清醒状态，所以术前应与病人进行充分沟通，获得病人信任，了解病人是否在术中能够保持不动，以保证病人能与手术医师配合完成手术。因此，还要了解病人对手术的心理准备情况，同时检查是否有感知及认知障碍。若有以上问题且无法与病人进行顺利沟通时，最好应选择全身麻醉。与病人在MAC中进行交流有助于监测病人的镇静深度和呼吸、循环功能，对病人进行安抚和解释工作，当需要病人合作时可建立有效的交流途径。

2.术中监测　MAC术中监测技术应效果确切，易于操作，无创而经济。ASA关于麻醉基本监测标准适用于所有的麻醉管理，其中也包括MAC，因而对MAC的基本监护标准与全身麻醉一样，主要包括对氧合、通气、循环和体温等方面的评估。千万不能认为MAC术中用药引起的生理变化比全身麻醉轻，因而放松警惕。当给予较大剂量抑制性药物或手术刺激程度减弱时，病人可以迅速从保留意识的浅镇静状态转为深度镇静甚至全身麻醉。因此强调在实施MAC的全过程必须有专业麻醉医师守护在床旁，以利于随时处理各种紧急情况。

(1)一般监测：麻醉医师应经常对病人的镇静程度和心肺功能做出评价。仔细观察病人的呼吸频率、深度和模式，观察四肢温度和毛细血管充盈情况，以评估外周灌注状况，还应持续观察病人是否有出汗、苍白、寒战、发绀和神经系统改变，以全面评价病人生理功能变化。

(2)听诊：心脏和呼吸音的听诊一直是麻醉医师直接监测病人生命体征的重要手段。对未实施气管内插管病人，可放置心前区听诊器了解呼吸道及心音情况，对呼吸与循环来讲心前区听诊是一种简而有效的无创监测方法，它始终使麻醉医师与病人保持近距离接触。

(3)呼吸监测：MAC所使用的镇静药和阿片类镇痛药，对呼吸运动、气道通畅度及保护性反射均会产生一定的负面影响，这对肥胖、有呼吸系统并存病、高龄等病人，极易发生不同程度的氧合障碍。大量研究证实，许多麻醉意外发生在脉搏血氧饱和度监测问世之前。从目前的经验来看，常规监测脉搏血氧饱和度(SpO_2)及呼末二氧化碳分压($P_{ET}CO_2$)能有效提示一般监测不易察觉的通气不足，可以防止很多呼吸意外事件发生。

脉搏氧饱和度仪具有简便、有效、无创、连续实时监测，以及结果直观易读等优点，是评价呼吸循环功能极有价值的监测项目。呼末二氧化碳分压监测一般用于气管内插管病人，也可用于面罩、鼻咽通气道、鼻导管等情况，可直观监测MAC病人的通气与换气情况，防止呼吸意外事件发生。

(4)循环监测：对于施行MAC病人均应连续监测心电图，并每5min测量一次血压，通过脉搏血氧饱和度监测脉搏。一般MAC下实施的大多数手术不会引起大出血及体液失衡，是否发生心肌缺血可根据心电图ST段改变得知，中心静脉压和排尿量监测对了解循环状况亦十分重要。

(5)体温监测：现代化的手术室温度均采用人工调控，对病人体温会有很大影响。MAC下的病人均处于制动状态，麻醉和术中用药也会削弱病人适应温度变化能力，因而MAC有引起低体温的潜在危险，尤其对高龄和婴幼儿患者，他们体温调节机制较弱，即使不复合局部麻醉的MAC也可引起低体温。所以应随时对手术室环境温度进行控制，可采用辐射型加热器、热风保温毯、液体加热器等措施。热风保温毯是保持正常体温有效的方法，并可以同静脉输液保温法联合使用。

(6)脑电双频谱指数监测：脑电双频谱指数(BIS)是经过一系列特殊处理的脑电图参数，用于评估病人在麻醉和镇静时的意识。BIS 监测可以使药物镇静效果更加精确，避免因药物过量和不足而引起的副反应。与传统的镇静评估方法相比，目前 BIS 监测以其客观性的优势已为临床广泛接受。传统的评估如"警觉/镇静评分"等，它需要在频繁的时间间隔内刺激病人以判定清醒的程度，需要病人合作，这样易于产生与试验有关的疲劳，从而影响评估效果。尽管 BIS 监测病人的镇静具有一定优势，但传统镇静程度评估也是一种重要的方法，它可以使麻醉医师与病人保持持续的接触，这一点对于 MAC 极为重要。

3.药物选择　麻醉医师应使实施 MAC 的病人有一个轻松而舒适的术前期、平稳的很少应激反应的手术过程，同时还必须有一个快而满意的恢复期，使病人在术后尽快苏醒、尽早出院，同时减少病人的不适反应。因此，用于 MAC 的药物应具有以下特点：①起效快，作用时间短，具有特定和可预测的量－效关系；②无刺激性和兴奋性；③对心血管系统和呼吸系统无抑制作用；④给药方便。

为了达到上述目的，MAC 中镇静－镇痛药物方案的选择还应建立在预知手术操作所致疼痛程度和操作所需条件的基础上。如果手术相对无痛，主要考虑抗焦虑，只需用咪达唑仑即可。如果手术无痛但要求病人固定体位，应用小剂量丙泊酚即可达到预期效果。如预测术中有短暂疼痛，则应给与咪达唑仑或丙泊酚复合快速短效的阿片类镇痛药。如在区域麻醉下进行的手术，可以输注咪达唑仑或丙泊酚来达到满意的镇静水平。

目前，还没有一种药物能够完全满足 MAC 的所有要求，因而实施 MAC 最好的方式是将几种具有镇痛、镇静、抗焦虑和遗忘特性的药物复合应用，达到最佳的镇静、镇痛要求，并能随时调控所需的镇静、镇痛深度，且产生最小的围手术期副作用，在完成操作时病人能够迅速恢复到清醒状态。应当指出，医师的经验和病人对药物的反应是用药的基本原则，这对麻醉药、镇静药和镇痛药均适用。虽然理想药物的选择十分重要，但熟练和精确地控制药物以达到理想的镇静、镇痛，同时又避免呼吸、循环功能抑制，这比仅重视药物选择更加重要。

(1)丙泊酚：丙泊酚用于 MAC 时具有许多镇静－催眠的理想特性。长时间输注后也能快速苏醒，加之恶心、呕吐的发生率较低，这使得丙泊酚非常适用于 MAC。丙泊酚的催眠作用明显优于咪达唑仑，与丙泊酚快速苏醒相比，咪达唑仑经常出现术后延迟镇静及精神活动障碍情况，尤其易发生于老年病人。丙泊酚镇静时的常用剂量为 25～75μg/(kg·min)，此时几乎无镇痛作用，但当丙泊酚为局部镇痛技术提供辅助镇静时，它则具有独特的优势。

(2)氯胺酮：随着对氯胺酮应用经验的积累和研究的发展，人们逐渐发现大剂量氯胺酮引起的全身麻醉效应与小剂量氯胺酮的镇痛、抗痛觉过敏效应的区别，因此，小剂量氯胺酮在 MAC 中也得到了应用。

小剂量氯胺酮一般是指单次给药时肌肉注射小于 2mg/kg，静脉注射负荷剂量小于 1mg/kg，连续静脉输注小于 20μg/(kg·min)。人们还发现应用更小剂量的氯胺酮，虽然其本身没有镇痛效果，但与阿片类药物合用时，可明显减少阿片类药物的用量，而且其疼痛缓解效果优于两者单独应用。

(3)咪达唑仑：咪达唑仑具有抗焦虑、遗忘、催眠的作用而经常用于 MAC。以往同类药中以地西泮最为常用，咪达唑仑因具有诸多优点现已取代地西泮。尽管咪达唑仑的消除半衰期短，但当主要用该药行清醒镇静时，则会出现严重并且持续的精神活动障碍。现在随着丙泊酚的出现，咪达唑仑的作用正在发生转变，在镇静术中先给予少量咪达唑仑产生遗忘和抗焦虑的作用，然后持续输注丙泊酚维持催眠状态，而不是仅靠咪达唑仑催眠。这样便可应用丙泊酚随意调控针对不同刺激的镇静深度，如需镇痛则可复合应用局部麻醉或阿片类药物。复合用药时应警惕发生呼吸抑制。

尽管咪达唑仑具有提高病人舒适度、改善手术条件、遗忘等优点，但与丙泊酚相比具有认知功能恢复延迟的缺点，而特异性拮抗药氟马西尼能有效对抗其镇静，遗忘作用。由于氟马西尼的消除半衰期短于咪达唑仑的半衰期，二者并不同步，拮抗后再次镇静的危险也应引起重视，尤其对于门诊手术的MAC病人。氟马西尼拮抗咪达唑仑的推荐剂量成人首剂0.2mg，如果在45s内未达到理想的清醒水平，可再给0.2mg，每60s可重复给予0.2mg，最大量可给至1mg。

(4)阿片类药物：随着丙泊酚、咪达唑仑等特异、高效的镇静和遗忘药物的应用，阿片类药物在MAC中已不再是主要内容。在瑞芬太尼出现之前，其他阿片类药物如果应用达不到呼吸抑制的剂量时，很难产生良好的镇静－镇痛作用。此外，阿片类药物的应用明显增加了病人恶心、呕吐的发生率。因此，阿片类药物可应用在局部麻醉效果不佳时。其主要目的是为了减轻注射局部麻醉药时的疼痛以及手术中因各种原因导致的病人不适感。

眼科手术前在进行球后神经阻滞时需要病人合作并保持不动，如果在穿刺阻滞时病人体动，则会增加并发症的发生，如脑干麻醉和心搏骤停。用于球后神经阻滞操作的理想药物应具备一定时间的镇痛作用，并可保持病人清醒、合作，不导致呼吸循环抑制，不明显延长病人恢复时间等特点。球后神经阻滞操作中，阿芬太尼(20μg/kg)起效快，作用消失迅速，大多数病人在此过程中可保持清醒并可以配合。

瑞芬太尼是近年出现的μ－阿片受体激动药，其药效学特性与芬太尼、阿芬太尼等其他μ－阿片受体激动药相似，只是瑞芬太尼被非特异性酯酶代谢，作用消失更加迅速，其半衰期约为3～5min。静脉输注瑞芬太尼可提供有效镇痛，而产生最低程度的呼吸抑制。此外，瑞芬太尼还起效迅速。它的这些特性决定其更适合于MAC。为了最大限度地减小瑞芬太尼的呼吸抑制，应注意缓慢注射瑞芬太尼(30～90s以上)，同时应用咪达唑仑时瑞芬太尼的剂量应减半。一旦出现呼吸抑制，应立即减少瑞芬太尼的用量或停用，病人一般会在3min内自行恢复。

4.给药方式　MAC的给药方式一般可分为医师控制给药和病人自控给药，从给药方案可分为间断给药和连续输注给药。根据手术操作及病人的需要可单给镇静药、镇痛药或复合用药。

(1)医师控制给药：这是目前最常用的MAC给药方式。采用间断给药时，医师可根据病人具体情况和手术需要来选择合适的药物，以达到理想的镇静、镇痛状态。间断给药常用于简单和短小的手术及操作，手术中根据需要追加镇静、镇痛药物，手术中不仅让病人处于镇静、镇痛和对指令有满意反应的状态，而且能维持呼吸和循环功能稳定。间断给药时，应注意防止因药物滞后效应反复追加用药而引起的累积现象，致出现镇静过深。在追加镇静、镇痛药物时，应同时考虑药物达到高峰作用所需的时间、病人的镇静深度及复合用药时的协同作用。

连续静脉输注给药技术在全身麻醉和MAC中均都得到了广泛的应用，它可单一或联合静脉输注镇静和镇痛药物。连续静脉输注方式可避免在间断给药时出现的药效波峰和波谷现象，维持相对平稳的血药浓度，减少镇静和镇痛药物的用量，缩短清醒时间，减少并发症的发生。手术中根据病人的反应调整静脉输注的速率，尽可能让血药浓度略高于治疗阈水平，避免镇静过深，同时手术结束停止静脉输注后血药浓度可快速下降。连续静脉输注并不一定是恒速静脉输注，在临床工作中应根据手术刺激的强度，病人的反应及时调节静脉输注的速度，直至达到最低有效剂量。

对于手术范围较局限或神经阻滞效果良好的手术，手术中仅静脉输注镇静药物即可。但如果手术范围较广，或局部麻醉很难完全保证镇痛效果时，可复合应用镇静和镇痛药物。复合用药时，应充分考虑药物之间的相互作用。药物之间的相互作用一般有相加、协同和拮抗。每一种药物均有其各自的优点和缺点，故需要合理的复合用药以提高镇静、镇痛效果并避免药物不良反应。

一般常规的MAC方法是由医师给予静脉药物，直到医生认为病人已经达到了满意的镇静镇痛状态。手术中病人应安静、舒适，并保持呼吸道通畅，有时会进入睡眠状态，但易唤醒。而实际上，由于手术刺激强度及病人药代动力学的个体差异，要达到并维持这种状态并非易事。与全身麻醉相比，目前所用的镇静、镇痛药物的治疗窗较窄，并且给药与药效峰值之间有一个时间滞后，达到效应室峰值的时间越长，在达到峰值效应前反复给药的机会就越多，因反复给药累积效应引起镇静过深的可能性就越大。如果想要在一定的时间内让病人达到既定的镇静深度，这时容易出现镇静过深，呼吸道自理能力下降。如果此时对病人的监测不满意，就会导致严重并发症。

(2)病人自控给药：是指由医师制定给药方案，而由病人自己决定给药时间和频次的镇静、镇痛方法。应用这种方法时，病人自己按压启动键给予镇静镇痛药物，他可根据自己的要求和感受来达到自认为最舒适的状态。这种技术可以克服病人个体之间药代动力学的差异，同时因为病人可以自主调节镇静深度，从而在心理上可获得参与感、成就感。良好的自控镇静、镇痛方案，合适的剂量及给药锁定时间，可让病人给药达到合适的镇静深度而不出现镇静过深的危险。MAC理想的给药方案其实就是在镇静、镇痛的有效性与安全性之间寻找平衡。目前最常用的药物是丙泊酚和咪达唑仑，短效的阿片类药物如芬太尼、阿芬太尼、瑞芬太尼也单独或复合丙泊酚、咪达唑仑用于临床。病人自控给药与局部麻醉或神经阻滞合用时效果更好。从临床效果来看，病人自控镇静、镇痛是一种较为安全，镇静、镇痛效果较好，并且是病人较为满意的MAC给药方式。

5.**镇静深度评估** 在MAC中，对病人意识水平的监测主要是根据其对语言指令的反应来确定。麻醉医师可以不断与病人谈话，告知即将进行的操作及病人需配合的事项，以确认病人的清醒程度，并及时处理病人的不适。判断病人反应能力的最佳方法是让病人用动作表示对简单指令的服从。让病人说话需要较高的清醒程度，而仅仅点头或动手指或做深呼吸等动作只需较低的清醒程度。MAC手术中应常规间隔给予病人指令，观察其反应。病人能用语言回答也表明了其呼吸能力。如病人仅仅对疼痛刺激有逃避反应就表明已处于深度镇静状态。在临床实践中，亦可应用各种镇静程度评分法来评估病人镇静的程度。目前有多种评分方法评估镇静深度，其中常用的方法有观察者警觉/镇静评分法(observer's assessment of alertness/sedation，OAA/S)和视觉模拟评分法(visual analogue score，VAS)。近年来，以BIS为代表的各种麻醉深度监测仪也用于评估MAC病人的镇静深度。

6.**复苏管理** MAC的恢复是一个连续的过程，复苏阶段的管理主要是监测和评估术中所给药物的残留作用，以决定病人何时可以撤离复苏管理。一般病人撤离时由复苏室的经管护士提议，在麻醉医师核准后即可返回普通病房或离院回家。

(1)恢复早期：从麻醉结束至病人恢复保护性反射和运动能力止，这一阶段是气道梗阻及其他严重并发症发生的危险时期，应严密监测生命体征。

(2)恢复中期：从恢复早期结束至病人能够自行活动为止，门诊手术的病人可离院回家。病人在这一阶段多处于浅镇静或清醒状态，较少发生术后并发症。

(3)恢复后期：病人意识完全清醒，生命体征平稳，从撤离复苏管理后至生理和心理状态完全恢复，门诊手术病人这一阶段可在家完成。

对于门诊手术病人，MAC后离院时应注意以下问题：①生命体征平稳至少1h；②完全清醒合作；③定向力恢复正常；④能自主行走且不伴头晕；⑤手术后疼痛控制良好；⑥无明显恶心呕吐等不良反应；⑦无手术并发症；⑧应由麻醉医师和手术医师共同决定病人离院，并交代术后回家期间注意事项及需要帮助时的联系电话和人员；⑨病人必须由有监护能力的成人护送并在家中照料。

三、麻醉监测管理的适应证与禁忌证

随着医学和医学工程技术相关学科的进步，原先许多需要大切口和伴随强烈应激反应的手术，现在仅需较小切口和较少的组织损伤即可完成，这使得MAC技术有了更加广阔的适用空间。

1.适应证　目前MAC一般限用于浅表或短小的手术，一般用在头颈部、胸壁表浅、四肢、胃肠道、腹部、血管、妇科及泌尿外科等检查和手术。主要包括上、下消化道内窥镜检查，纤维气管镜检查，各类血管造影检查，关节镜检查，膀胱镜检查，各种介入性治疗，儿科影像术，口腔颌面部手术，整容外科手术，眼科手术，耳鼻喉科手术，甲状腺手术，体表包块和病灶切除术，脊柱手术，肢体手术，疝修补术，静脉曲张手术，体外震荡碎石术，经尿道肿瘤和前列腺切除术，经阴道子宫切除及修复术，会阴部手术等。

随着MAC技术的发展和逐步成熟，其在眼科的应用也越来越受到人们的关注。目前MAC技术在眼科的应用主要包括白内障摘除和眼内人工晶体植入术，角膜移植术，小梁切除术，睑外翻修补术，睑内翻修复术，上睑下垂修复术，眼睑重建术，翼状胬肉切除术，泪囊鼻腔造瘘术，眼球内容摘除术等。

一般实施MAC的病人需要一定的依从性，手术前与病人进行充分的交流可获得病人术中较好的合作。并且手术中与手术医师的交流，可有效改善局部麻醉的镇痛效果，这对于实施满意的MAC也至关重要。

虽然手术时间长短并不是MAC选择的唯一标准，但对于在围术期需要麻醉医师特别监护，全身情况比较复杂的病人最好应排除在MAC之外，如病人需要呼吸支持、中枢神经系统和心血管系统的严密监护、严重疼痛处理等。对于创伤大、出血多、对生理干扰严重的手术都不适用于MAC。

2.禁忌证　虽然MAC比全身麻醉更适用于并存呼吸、循环系统疾病的病人，但对于呼吸系统及与呼吸道关系密切的手术，体腔或深部组织的手术，需要特殊手术体位和长时间的手术，病人极度紧张不易合作等情况不应选择MAC。例如病人有持续咳嗽，难以在手术中保持不动，这种情况对眼科手术非常危险。在镇静中给予镇咳可能难以奏效并且有潜在的气道危害，因此需要用一定深度的全身麻醉消除咳嗽反射。同样，有些伴随循环系统疾病的病人可能出现端坐呼吸，不能长时间平卧等情况，也难以实施眼科MAC。

四、麻醉监测管理与镇静术

近年来，在外科手术技术的不断改进以及世界各国对医疗费用的改革背景下，快通道、非住院手术等概念日渐普及。为了更好地配合手术，采用清醒镇静、深度镇静、镇静术及MAC等技术日渐增多。但在临床工作中以上这些概念的使用比较混乱，实施的人员既有麻醉专业人员也有其他各专业的专科医师，这种现状给医疗安全带来了极大隐患。

麻醉学中的“镇静”延伸有无痛、无焦虑、催眠等含义，目前任何理想的镇静都应针对具体情况进行镇痛、抗焦虑及抑制激惹治疗。清醒镇静最早是由美国牙科医师协会（ADA）用于描述接受口腔操作病人的镇静程度。ADA将清醒镇静定义为“在牙科操作时给予病人镇静、镇痛药物，病人的意识受到一定程度抑制，但能独立维持呼吸道的通畅，并能对医生的刺激和语言指令做出正确反应的状态”。清醒镇静是一种对人体生理功能干扰较小的麻醉方式，它可通过口服给药、直肠给药、肌肉注射或静脉给药来完成。给药的目的是使病人达到一种舒适的理想镇静状态，即病人安静不动，对周围环境淡漠，能正常呼吸，对语言指令有反应，气道的保护性反射存在。

目前镇静术的概念其实已经替代了以前的清醒镇静，并被ASA用于非麻醉医师镇静与镇痛指南。ASA将镇静术定义为“病人处于镇静状态，在这种状态下，病人既可以耐受不愉快的操作，又能保持良好的呼吸、循环功能，对有目的的语言和触摸刺激有明确反应”。一般来讲，清醒镇静或镇静术是一种比MAC更浅的意识镇静状态，对于非麻醉医师常用镇静术来描述不需要全身麻醉的非睡眠镇静。而ASA对于MAC则特指由麻醉医师实施的消除病人对疼痛等不良反射的镇静状态，其镇静程度一般比镇静术要深。因此，镇静术与 MAC 就专业技术的差别来看其实并没有明显的不同，但就这些技术实施者的专业性质来看却有着本质的差别。由于麻醉医师的专业特点，这就决定了其所实施的 MAC 既应具有较好的镇静效果，同时还应具有较高的安全性。清醒镇静则往往暗示医师对病人监护的警惕性可以比全身麻醉更放松，而这正是清醒镇静、镇静术所存在的致命隐患。

其实各种深度的麻醉是一个相互联系的连续过程，由于镇静催眠药对中枢神经系统抑制具有明显的剂量依赖性，不同病人药物量－效关系的个体差异常常使一些病人镇静深度比预计的要深，病人很容易从清醒镇静快速转入深度镇静，甚至全身麻醉。这些病人对疼痛虽无体动反应，但这种状态会影响病人的安全性，并可能增加并发症和死亡率。由于镇静的各个阶段相互重叠，在实际临床工作中很难精确划分和严格控制清醒镇静和深度镇静的准确界限。清醒镇静是一种病人安静放松，对语言指令有反应，能维持正常呼吸，存在气道保护性反射的状态。如果病人仅对疼痛刺激有所反应，则说明抑制程度已过深。在深度镇静状态下，随着意识减弱，呼吸道保护性反射和维持正常呼吸的能力也同时受抑制，病人难以立即被唤醒，可能出现低血压、呼吸抑制，甚至窒息。临床中一些专科医师常常自己给病人实施清醒镇静和镇痛，实施的地点也往往远离手术室，当需要紧急救助时，麻醉医师常不能及时赶到。在很多情况下，这种镇静状态潜在有较大的危险。ASA 对由非麻醉医师实施镇静所颁布的指南就是为了减少这些不良事件的发生。

MAC 常用静脉镇静、镇痛药，以保障病人舒适，保持呼吸、循环稳定，改善手术条件，消除不愉快回忆。为达到上述目的，根据手术及病人的状况，镇静措施应具有个性化，要获得理想的镇静需要单用和合用镇静药、催眠药，麻醉药及镇痛药，以求副作用最少。手术结束时病人能迅速完全苏醒，术中最好使病人保留语言交流能力。许多研究表明这是安全与舒适的理想镇静深度，麻醉医师的职业特点使其能够在病人安全与舒适之间找到最好的平衡点。如果病人术中由于增加镇静深度而丧失语言交流能力，其实这就失去了镇静术的内涵及其优点，而像全身麻醉失去气道保护一样而增加了危险性。MAC 可以使用或不使用镇静术，由于 MAC 是由麻醉医师实施，其镇静深度能做到可控，这一点在其他专业医师则无法做到。

MAC 的实施必须强调要由专职的麻醉医师完成，必须进行术前评估、术中监测、术后复苏等麻醉管理工作，但并非所有病人均要给予镇静药物。如果计划实施 MAC，应一定要具备常用的呼吸、循环监护设备，供氧设施，准备镇静药、催眠药、抗吐药、镇痛药、受体阻滞药、缩血管药、支气管扩张药、抗高血压药及其他辅助用药，准备气道管理和进行全身麻醉的器械与设备，以防不测之需。

（申岱　贾晓宁）

第三节　眼科手术全身麻醉

一、眼科手术全身麻醉特点

眼科手术分眼内手术和眼外手术，手术所致的眼内压改变和眼心反射是麻醉处理必须解决的问题，此外，眼科的一些疾病又往往是全身疾病的眼部表现，手术期间眼科用药又常影响病人的生理功能，给麻醉处理带来一些新课题。另外，一些并存病如呼吸系统、心脑血管系统、内分泌疾病，更增加麻醉处理困难。

1.全身麻醉对眼内压的影响　眼内压正常值为 1.33～2.80kPa（10～21mmHg）。正常的眼压是保持眼内液体循环和维持晶状体代谢所必备的条件。正常情况下，房水生成与排出率及眶内容的容积处于动态平衡。凡影响房水循环、眼脉络膜血容量、眼外肌张力、中心静脉压、血压等因素均可影响眼压。术中如眼压突然急剧升高，可影响眼内血供，且有发生眼内容物脱出、压迫视神经的危险，若眼压降低可增加视网膜和玻璃体出血的发生率。

(1)麻醉药和肌松药对眼压的影响：氯胺酮由于使眼外肌张力增高而使眼内压升高，琥珀胆碱因使眼外肌收缩也可致眼压急剧升高，安定类药因使闭角型青光眼的房水流出通道受阻而升高眼压，胆碱能阻滞药及交感胺类血管活性药因有散瞳作用可使眼压升高，含氟的吸入麻醉药通过抑制中枢神经系统改善房水循环及松弛眼外肌使眼压降低。大多数静脉麻醉药、镇静药、麻醉性镇痛药均可不同程度地降低眼压。

(2)麻醉操作和麻醉管理对眼压影响：全身麻醉期间使眼压升高的因素有麻醉过浅、呛咳、躁动、血压升高、呼吸道不通畅、呼吸道阻力增大、$PaCO_2$升高、头低位以及能使颅内压升高的各种因素。为保持眼内压稳定，麻醉诱导、麻醉维持以及麻醉苏醒过程均应避免呕吐、呛咳和躁动，以免增高眼内压。

2.防治眼心反射　眼心反射常发生在斜视手术、视网膜手术、眶内手术及眼球摘除术，其中以小儿斜视手术中发生率较高。且不同眼外肌手术眼心反射发生率也不同，依次为下斜肌＞上斜肌＞下直肌＞内直肌＞上直肌＞外直肌。这可能由于其解剖位置影响手术操作，如下斜肌位置靠后较深，手术暴露困难，牵拉力较重，眼心反射发生率可达50%以上。全身麻醉与局部麻醉期间均可发生，小儿较老年多见。浅麻醉、缺氧或二氧化碳蓄积以及迷走神经张力增加时眼心反射加重。

术前应用阿托品可减少儿童眼心反射的程度。球后阻滞有预防作用，但阻滞时可引发眼心反射。一旦出现眼心反射应暂停手术操作、加深麻醉、静注阿托品。如发生低血压，应给血管收缩药如麻黄碱等治疗。

3.眼科全身麻醉病人常见并存病　某些全身性疾病可在眼部有所表现：①脑瘤病人常因视物不清来院就诊；②重症肌无力病人的上睑下垂或斜视；③甲状腺相关眼病，如眼球突出；④糖尿病病人的孔源性网膜或玻璃体出血。此外，如白内障、青光眼等大多数为老年病人，常并存某些全身疾病，如高血压、冠状动脉供血不足、脑梗死等情况。

4.眼科用药对机体的影响　眼科用散瞳与缩瞳药对循环、呼吸系统功能均有影响，如匹罗卡品和乙酰胆碱可引起心动过缓、支气管痉挛，抗胆碱酯酶药依可碘酯、新斯的明、毒扁豆碱滴眼液可延长琥珀胆碱肌松时间，抗胆碱药阿托品、后马托品与丁酰苯类、吩噻嗪类和三环类抗精神病药合用，使受体部位的抗胆碱作用增加，新福林用于散瞳可升高血压，β受体阻断剂噻吗洛尔、贝他根用于控制眼压，全身吸收后可引起心动过缓、心功能不全，哮喘者禁用。

青光眼病人为降低眼压，长期服用乙酰唑胺，可引起低血钾和代谢性酸中毒，围手术期需加以纠正。甘露醇用于降低眼压，心功能不全者慎用。

5.眼科手术对麻醉的要求

(1)手术部位局限于头部，麻醉者远离头部，观察病人不方便，时间短的手术，常不行气管插管，应密切观察病人，确保持呼吸道畅通。

(2)不同眼科手术对麻醉要求互不相同，外眼手术麻醉的重点在于止痛及防治眼心反射，内眼手术则为防治眼压升高和保持眼压稳定。

(3)眼科手术全麻要求术中控制呼吸，麻醉清醒快而完全，无呛咳和躁动，尤其是复杂的眼底手术，病人清醒更需平顺。

(4)对于复位困难的视网膜脱离手术，因手术后需要病人俯卧位，以提高手术复位成功率，因此要求病人及早平稳清醒。

(5)术中唤醒：许多眼科手术术中需要患者清醒以配合调整眼位，这对麻醉提出了更高的要求。

二、眼科手术全身麻醉适应证与禁忌证

(一)一般全身麻醉适应证和禁忌证

1.适应证

(1)不能合作的小儿、老人及精神异常者。

(2)时间较长且精细手术，如玻璃体切割、角膜移植等。

(3)手术创伤较大、疼痛明显的手术，如视网膜脱离手术、眼壁骨折修复、眼内容剜除术等。

(4)复杂的眼外伤手术,如眼内异物取出术、严重的角膜巩膜破裂伤等。

(5)术中须行控制性降压手术,如眶深部肿瘤切除术,尤其是眶深部血管瘤切除术。

(6)精神过度紧张的高血压、冠状动脉供血不足病人,清醒状态下实施手术易引起血压升高、心率加快者。

2.禁忌证

(1)喉水肿、急性喉炎。

(2)喉头黏膜下血肿,全身麻醉行气管插管可引起出血的病人。

(3)高烧病人。

(4)心肌梗死6个月以内,脑梗死3个月以内病人。

(5)心功能4级病人。

以下情况可视为禁忌证:①饱胃病人眼科手术禁用全麻,必须全身麻醉时可采用清醒气管内插管法,插管成功后再给全麻药;②呼吸道不全梗阻,如肥胖、鼾症病人禁用快速诱导插管;③出血性疾病(如血友病、血小板减少性紫癜等)需气管内插管者,插管有可能损伤喉头声门或气管黏膜引起出血或血肿;④鼻咽、口腔病变,如张口困难、鼻纤维瘤或鼻息肉、反复鼻出血史者,全麻后无法保持呼吸道畅通,且插管困难者。

(二)唤醒麻醉适应证和禁忌证

1.适应证

(1)斜视矫正术:①眼球后退综合征:手术时需反复作被动牵拉试验,以便测定牵拉抗力的强弱,从而调整内直肌后续量;②小斜视度:因斜视度小,手术精确度要求高。麻醉唤醒后可以直接调整眼外肌的矫正量;③某些麻痹性斜视:在麻醉唤醒状态下可反映出眼位状态,还可了解病人的自我感觉。手术医师根据实际情况决定手术方案。

(2)眼眶手术:眼眶手术位置较深,靠近视神经,手术操作往往牵拉或压迫眼球有可能造成视神经损伤,术中唤醒可检查病人有无光感或瞳孔状况,初步确定手术中有否伤及视神经,或有否出血等情况。

(3)视网膜复位手术:视网膜复位手术将近结束时,唤醒病人令其看灯光亮度来判断眼球内注气后眼压是否符合要求、是否有眼底血管受压等,以便及时采取补救措施,以期达到良好复位效果。

(4)唤醒麻醉为全身麻醉的一种特殊形式,因此全身麻醉的适应证也是唤醒麻醉的适应证。

2.禁忌证

(1)包括所有全身麻醉的禁忌证。

(2)对麻醉药物过敏者。

(3)心血管功能差不能耐受术中改变体位者。

(4)清醒状态下不能自我控制和不配合观看眼位者。

三、眼科手术唤醒麻醉的实施

1.常用药物　由于许多眼科手术术中要求唤醒,因此对麻醉药物的要求应是速效、短效,并且有特异性拮抗药。近年来一些新的短效镇痛药和拮抗药的问世为术中唤醒提供了保证。常用药物有:①麻醉性镇痛药:芬太尼或瑞芬太尼;②镇静催眠药:丙泊酚、咪达唑仑、氯胺酮;③吸入麻醉药:七氟烷;④拮抗药:氟马西尼、纳洛酮。

2.麻醉前准备　入室后患者平卧、开放静脉,下颌稍抬高,选择合适的面罩用头带固定于口鼻处吸氧,氧流量2~4L/min。若手术时间超过30分钟则可使用喉罩。

3.麻醉诱导

(1)静脉麻醉诱导:丙泊酚1mg/kg和瑞芬太尼1μg/kg静脉注射,推注时间为60~90s,以不停止呼吸为原则,可静注小量氯胺酮0.3mg/kg。瑞芬太尼为一新的麻醉性镇痛药,强效、快速,但极易引起呼吸抑制,应掌握好用药量,一旦呼吸抑制,立即停止给药,行人工呼吸数次即可恢复自主呼吸。

(2)吸入麻醉诱导:吸入8%七氟烷,在30s~1min可达到麻醉状态,此时BIS值为40~50,可进行手术。单纯用七氟烷诱导时病人容易出现躁动,可先静脉注射芬太尼1μg/kg和咪达唑仑0.05mg/kg后再吸入七氟烷。

4.麻醉维持　①静脉麻醉维持:以丙泊酚2mg/(kg.h)和瑞芬太尼4μg/(kg.h)静脉输注维

持麻醉,依据麻醉深浅调整输注速度;②吸入麻醉维持:可用1~2%七氟烷维持麻醉,停药后很快苏醒。术中维持BIS值在40~50之间。

5.唤醒　术者停止操作前2~3min停用麻醉药并进行唤醒,当BIS值升至90以上时可以观看眼位。眼科手术时间长短差异很大,手术时间最短仅用十余分钟,而观看眼位时间可成倍增加,有时反复数次,以期达到满意的矫正效果。

(1)唤醒标准:①病人完全清醒并能坐起;②能通过视物和眼球运动观看眼位;③能准确读出马氏杆和三棱镜度数,判断斜视矫正度是否满意,是否需要调整;④年长病人可自己照镜子,观看眼位是否满意。

(2)唤醒效果评定:①优:观看眼位时能坐起并按指令转动眼球;②良:观看眼位时能睁眼并按指令转动眼球,但自己不能坐稳仍有欲睡感;③差:呼之能睁眼,须要用药物催醒。

唤醒效果评定以停止手术10min为准。如果苏醒效果欠佳可用药物催醒,可在15s内静脉注射氟马西尼0.2mg,如效果仍欠佳,可加用纳洛酮催醒。

四、眼科手术全身麻醉并发症

(一)呼吸系统并发症

1.误吸

(1)原因:①饱胃;②眼科手术牵拉眼外肌可引起眼胃反射,导致恶心、呕吐或反流;③药物作用:如应用吗啡、哌替啶和氯胺酮易引起恶心呕吐;④面罩加压给氧不当,使大量气体误入胃内,导致反流而发生误吸;⑤麻醉诱导时出现喉痉挛,声门阻力增加,膈肌收缩增强,胃内压力增高易发生呕吐;⑥肥胖、膈疝病人易出现呕吐。

(2)临床表现:胃内容物被误吸入呼吸道,其严重程度与误吸物的pH值和吸入量的多少直接有关。无论固体或液体的胃内容物被误吸,可立即堵塞呼吸道引起窒息,或引起严重的喉痉挛和支气管痉挛,导致缺氧和二氧化碳蓄积,病人呼吸急促用力,血压骤升、脉速。若梗阻未能解除,终因缺氧致心脏停搏。如误吸致不完全性梗阻,可出现肺不张和吸入性肺炎,其死亡率仍较高。

(3)预防:眼科手术即便是急诊,一般也不至危及生命,因此术前严格禁食、禁水十分重要。饱胃病人如需即刻手术,可采取以下预防措施:①置入粗胃管吸引出胃内容物;②用H_2受体拮抗剂提高胃液pH值和减少胃液分泌,如西咪替丁200~400mg或雷尼替丁50~100mg,术前1h肌注;③麻醉诱导采用头高位、压迫环状软骨法(sellick手法),最好采用清醒气管插管,插管成功后立将气管导管套囊充气;④术中和术后给止吐药;⑤待病人完全清醒后再拔除气管导管。

(4)处理:①一旦发生呕吐应立即使病人处于头低足高位并转向右侧卧位,迅速吸除口咽部呕吐物;②如已误入气管内,在气管插管后进行吸引,边吸引边给氧,并注入少量0.9%NaCl液反复冲洗(或用纤维支气管镜清除支气管内异物);③如为胃液误吸易致肺泡萎陷,除以0.9%NaCl液反复冲洗外,应行呼末正压通气(PEEP)治疗。

2.喉痉挛

(1)病因:常为浅麻醉下对咽喉部刺激引起,包括分泌物、血液、呕吐物,浅麻醉下牵拉眼部、浅麻醉下气管插管或拔管、置入口咽通气道等,呼吸道感染、低氧血症和高CO_2血症时更易发生。

(2)临床表现:分为三度:

1)轻度:吸气时声带紧张、声门变窄,有高亢的喉鸣音。

2)中度:吸气时声带紧张,呼气时假声带也紧张,呼气时有粗糙喉鸣音,呼吸道有明显的梗阻。

3)重度:喉部肌肉呈环状收缩,披裂会厌皱襞内收,声门完全关闭,气体不能通过声门,呼吸道完全梗阻,有明显的三凹症,仅见呼吸动作但无气体通过声门,喉鸣音亦消失。

病人可因缺氧和高CO_2血症引起血压升高、心率加快,严重者出现心动过缓甚至心脏停搏。

(3)处理:①面罩加压给氧;②停止刺激,加深麻醉;③清除分泌物、血液等;④经以上处理如仍无好转,应静注琥珀胆碱1mg/kg,面罩加压给氧，必要时行气管插管人工呼吸，待自主呼吸恢复正常后拔管。

3.支气管痉挛

(1)病因：①术前患有呼吸道疾病，如哮喘和慢性支气管炎；②浅麻醉下气管插管或气管导管插入过深刺激隆突；③呕吐物或反流物误吸；④手术牵拉眼球或眼肌可反射性引起支气管痉挛。

(2)临床表现：呼吸困难，呼气延长，肺部有哮鸣音，严重者可有发绀，血压上升，心率增快，机械通气阻力大，气道压力高，若不及时治疗可出现严重低氧血症和高 CO_2 血症。

(3)处理：①对浅麻醉引起者应适当加深麻醉，或用一些辅助药(如氯胺酮治疗)；②吸除气管内分泌物，保持呼吸道通畅；③如为气管导管插入过深引起者，应将导管适当退出一些恢复正常位置；④面罩吸氧，必要时行辅助或控制呼吸，维持有效通气；⑤静脉注射皮质激素(氯化可的松、强的松)，或氨茶碱 5mg/kg，对严重支气管痉挛，可分次气管内滴入肾上腺素 0.1 mg 治疗。

(4)预防：①对有呼吸道慢性炎症和支气管哮喘的病人，术前禁烟2周以上，若有炎症急性发作，择期手术应在2~3周后，术前可用激素、支气管扩张药、抗生素等；②不应用可引起支气管痉挛的药物如吗啡、非去极化肌松药等；③完善咽喉部和气管表面麻醉可防止因刺激气道诱发支气管痉挛。

4.低氧血症

(1)原因

1)病人因素：①年龄 > 65 岁；②肥胖，体重 > 100kg；③肺萎陷、肺炎及慢性阻塞性肺病患病人。

2)手术因素：①手术部位：胸部 > 腹部 > 四肢；②手术时间 > 4h。

3)麻醉因素：①机械故障，如气源故障、流量计不准确、麻醉环路漏气或管道脱落等造成氧供不足；②低通气、导管异位或梗阻；③肺通气/血流比例失调或麻醉后肺内右向左分流；④血液携氧能力下降，氧离曲线左移；⑤血液低灌注如休克等；⑥不正确的吸痰方法，如过高负压吸引、过长时间吸引、吸痰管过粗等都可引起血氧饱和度下降，尤其是小儿更易发生。

(2)临床表现：心肌对缺氧十分敏感，轻度缺氧时由于儿茶酚胺分泌增多，心率增快，冠状动脉血流量和心排出量相应增多。急性严重缺氧时则心排出量骤减，心率减慢，最后可导致心室纤颤或心脏停搏。

(3)处理：应及时查找和去除低氧血症的病因。①机械通气病人如发生低氧血症，立即使用纯氧手控通气，以判断气道阻力和肺顺应性，听诊双肺呼吸音或确认胸腹部呼吸运动起伏情况，检查气道通畅情况；②清除呼吸道分泌物，保持呼吸道通畅，迅速有效高流量氧吸入，必要时气管插管，严重者采用正压呼吸；③检查麻醉机、呼吸器、气管导管是否漏气，测定气道氧浓度；④治疗休克和预防低灌流；⑤先天性心脏病右向左分流病人，防止通气压力过高增加肺血管阻力。

5.高 CO_2 血症

(1)病因：①全身麻醉时采用自主呼吸而忽视进行适当辅助呼吸是麻醉期间高 CO_2 血症的最常见原因；②呼吸道梗阻；③麻醉设备发生故障或机械通气参数设置不当或活瓣失灵；④呼吸回路死腔量过大；⑤钠石灰失效；⑥氧气流量不足或二氧化碳产生过多。

(2)临床表现：常有呼吸运动增强，呼吸频率增快。有时辅助呼吸肌亦参与动作，呼吸肌或下颌呈现抽搐状呼吸，颈静脉怒长，血压升高、脉搏增快而有力，皮肤潮红。二氧化碳继续升高时，血压可先升高后降低，可出现心律失常或进入昏迷状态，严重时导致心脏停搏。但在全麻时这些症状不明显，主要靠 $P_{ET}CO_2$ 监测。

(3)处理：①纠正通气不足，维持足够的通气量，必要时手法控制呼吸；②尽快解除各种诱因；③保持呼吸道通畅。

(二)循环系统并发症

1.低血压

(1)原因：①麻醉因素：如麻醉药物对心肌的抑制、各种原因引起的缺氧、心血管药物使用不当、术中体位变化等；②手术因素：手术时间长、手术范围大、术中出血多、血容量未及时纠正、手术操作对眼球的压迫或牵拉等；③病人因素：年龄较大或体质较弱、并存病多等。

(4)处理：血压下降须针对不同诱因进行处理。①首先减浅麻醉，以减轻对循环的抑制；②加快补液速度；③酌情选用升压药，如麻黄碱 10～15mg 静脉注射，如伴心率减慢应加用阿托品；④抬高下肢以增加回心血量；⑤辅助呼吸或控制呼吸时气道压不宜过大，以免使回心血量减少；⑥充分供氧防治缺氧；⑥纠正水、电解质和酸碱失衡；⑦采用球后或球周阻滞预防眼心反射。

2.高血压

(1)原因：①原发性高血压病人停降压药后血压反跳；②麻醉过浅或镇痛不全、全麻诱导时气管插管或置入喉罩、手术刺激等；③缺氧和 CO_2 蓄积；④麻醉药物如氯胺酮等可引起血压升高；⑤输血、输液过量或升压药应用不当；⑥尿潴留。

(2)处理：①老年或术前有心血管疾病的病人，血压过高可诱发心脑血管意外，应立即采取降压措施，可静注压宁定 25～50mg，也可静脉输注硝普钠或硝酸甘油；②镇痛不全或麻醉过浅时应加深麻醉药或给予镇痛药；③保持呼吸道通畅，充分给氧。

3.心律失常

(1)原因：①麻醉药及辅助药的作用：如恩氟烷等可增加心肌对儿茶酚胺的敏感性、泮库溴铵和氯胺酮可引起心动过速等；②缺氧和二氧化碳蓄积可增加心脏自律性，同时使儿茶酚胺释放，引起心律失常；③浅麻醉下气管插管刺激咽喉黏膜感受器，反射性引起心律失常；④手术操作如斜视矫正术牵拉眼外肌、视网膜脱离手术牵拉压迫眼球，都可因眼心反射而引起心律失常；⑤术前已存在心脏疾病导致的心律失常，如房颤、室性期前收缩、室上性心动过速等。

(2)处理：积极解除病因，进行相应治疗。①窦性心动过速：纠正低氧血症和高 CO_2 血症，加深麻醉，追加镇痛药，维持有效循环血量，酌情给予β受体阻滞药如美托洛尔、艾司洛尔可有效降低心率；②窦性心动过缓：保持足够气体交换量，解除迷走神经过高张力，减轻手术刺激，斜视手术牵拉肌肉时常见心率减慢，放松牵拉心率立即恢复正常。也可用阿托品 0.25～0.5mg 静脉注射或异丙肾上腺素静脉输注；③房室传导阻滞：一度或二度Ⅰ型房室传导阻滞无血流动力学改变及严重心动过缓者不需特殊治疗，二度Ⅱ型和三度房室传导阻滞可考虑安装起搏器；④房颤：室率未超过 100 次/min，持续时间短暂可不处理，合并心衰可用毛花甙丙 0.4mg 静脉注射，血流动力学稳定者可用普萘洛尔 0.25～0.5mg 静脉注射，伴有低血压者应给以升压药，对血流动力学不稳定者可进行同步电复律治疗；⑤室性心律失常：室性期前收缩如为手术牵拉引起，解除刺激即可消失。如冠心病病人出现频发多源性室性期前收缩或二联律、三联律，须用利多卡因 1～2mg/kg 静脉注射或 1～4mg/min 静脉输注。室性心动过速易发展为室颤应立即处理，用利多卡因 1～2mg/kg 静注。如果无效可在 5min 后重复应用，连用三次效果不佳可用普鲁卡因胺 100～200mg 稀释后静脉注射，若无效 20min 后重复一次，经以上处理效果不明显者可用电复律治疗。

4.心肌缺血和心肌梗死

(1)病因：①老年、冠心病、高血压等病人，手术期间较长时间的低血压可引起冠状循环血流不足和心肌缺氧，严重者可发生心肌梗死；②麻醉期间病人精神紧张、焦虑、疼痛等均可使体内儿茶酚释放，周围血管阻力增加，加重心脏后负荷，心率增快使心肌氧耗增加，血压过高影响心肌供血、供氧，加上麻醉药物对心肌收缩力的抑制作用，呼吸抑制引起供氧不足或缺氧，促使原冠状动脉供血不足的心肌供氧进一步恶化引发心肌梗死。

(2)处理：①麻醉期间的心肌梗死临床表现多不典型，主要依据心电图和血流动力学变化诊断，一旦发现立即请内科（心血管）医师协同抢救；②暂停手术和麻醉；③充分供氧，保持呼吸道通畅，必要时行机械呼吸；④维持血流动力学稳定，用多巴胺、去甲肾上腺素维持冠状动脉灌注，并同时应用血管扩张药，如硝酸甘油、硝普钠等，以降低心肌耗氧量；⑤应用镇痛、镇静药物。

（诸葛万银　张葆玲）

第八章　眼科手术病人气道管理

全身麻醉期间呼吸管理非常重要，尤其是眼科手术病人以老年人和小儿居多，而且麻醉者远离病人头部，保持呼吸道通畅和良好的通气是全身麻醉期间最为重要的工作。麻醉期间呼吸道管理要根据病人情况、手术大小、时间长短和麻醉方法等采用不同的气道管理方法。

第一节　一般气道管理

一般气道管理包括托下颌法、垫枕法和提颏法，是最为简而易行的气道管理方法。

1.托下颌法　将病人头部适当后仰，但应注意不要过分后仰，以免影响术者手术操作，麻醉者双手托起病人下颌骨角，使下门齿超出上门齿或平齐。

2.垫枕法　将病人两肩部中央垫起5~10cm，使病人头自然后仰。

3.提颏法　麻醉者用一手拇指、食指和中指提起病人颏部。

托下颌法适用于时间短暂的麻醉，垫枕法和提颏法适用于有舌后坠的病人。以上方法单独使用或相互配合使用，可获得很好效果。如气道梗阻解除不满意，应使用器械解除梗阻。

第二节　器械气道管理

一、口咽通气道

口咽通气道适用于麻醉时间较短的眼科手术，也可用于麻醉诱导期难以保持呼吸道通畅的病人，或麻醉苏醒期拔管（喉罩）后舌后坠明显的病人。

1.结构与选择　早期口咽通气道为铜制，现多为硬塑料制品。外形呈S状，有大、中、小三种型号，成人选用80~100mm（标号为3.5~4）管，小儿及新生儿用50~70mm（标号为0、1、2）。

2.置入方法　将通气管外口指向足的方向，沿舌体直接滑入咽部，或将通气道外口指向头的方向，亦即弯面向上插入口腔，然后旋转180°，沿舌背徐徐推进，把口咽通气管置入咽腔，使舌背恰躺于口咽通气道的弯度之中。麻醉期间置入口咽通气道方便，很少引起损伤和出血。

3.注意事项

(1)口咽通气道的置入操作简单，但对清醒或浅麻醉病人置入时易引起恶心、呕吐、呛咳、喉痉挛等不良反应，因此，只适用于麻醉或镇静深度适当的病人。

(2)口咽通气道置入方法不妥当，会将舌根推至咽腔，反而加重阻塞，或损伤牙、舌体和咽腔，严重时引起喉痉挛。置入口咽通气道后应观察呼吸道是否通畅，以确定位置是否正确。

(3)若病人不能张口，可用两个压舌板置入后臼齿之间，利用杠杆作用撬开口腔，再置入口咽通气管。

二、鼻咽通气道

鼻咽通气道适用于需行麻醉监测管理(MAC)的病人，手术时间在1h左右。鼻咽通气道可在清醒状态下置入，恶心、呕吐和喉痉挛发生率较低。

1.结构与选择　常用优质橡胶、塑料制成，质地柔软有弹性，外形如气管导管，前端斜口较短且钝圆，不带套囊。根据长短和粗细分为5~8mm几个规格。女性用7.0~7.5mm，男性用

7.5～8.0mm，小儿用更细导管。

由于鼻咽通气道前端通气孔容易被咽部分泌物阻塞，为维持病人良好通气，可在鼻咽通气道前端1/4处从四个方向打10个3mm直径的侧孔，这样即使导管前端开孔阻塞或误入食道，也可通过侧孔保持一定通气。

2.置入方法　选择一侧通畅鼻孔，插入前滴入鼻腔内数滴血管收缩剂如麻黄碱，通气道表面涂以利多卡因凝胶润滑，由鼻外孔沿鼻道插入，与经鼻气管插管操作相同，只是不插入气管。

3.注意事项

(1)术前要了解病人鼻腔是否通畅，有无鼻息肉或鼻受过外伤，对存在凝血机制异常、颅底骨折、鼻咽腔感染或鼻中隔畸形病人禁用鼻咽通气管。

(2)鼻咽通气管的插入方向必须保持与面部完全垂直，严禁指向鼻顶部方向(筛窦区)插入，以免引起严重出血。

(3)插入动作应轻柔、缓慢，遇有阻力时应边旋转边推进至阻力消失，不能强行插入，以减少鼻腔出血和损伤。

(4)麻醉期间分泌物易阻塞管道失去通气作用，尤其是时间长的手术，有造成双鼻孔(左、右鼻孔均置入一根)阻塞的危险。若置入鼻咽通气道后仍不能解除呼吸阻塞时，可更换口咽通气道或喉罩通气。

(5)鼻咽通气道的并发症有鼻腔出血和鼻咽部损伤，疑有颅底骨折病人禁用鼻咽通气道，以免引起颅腔内感染。

三、气管内插管术

气管内插管是确保呼吸道通畅、便于辅助呼吸和控制呼吸最有效的方法。

1.适应证

(1)眶颅全麻手术，如眶壁骨折手术操作中出血、血液经后鼻道进入咽喉部，引起误吸、气管插管可有效预防。

(2)特殊体位手术(如俯卧位)，如晶体捞出术等。

(3)需用肌肉松弛药者，便于进行控制呼吸。

(4)低温控制性降压麻醉，如眶血管瘤切除手术。

(5)过度肥胖、休克等危重病人。

(6)凝血功能障碍不能做局部麻醉的病人，插管时操作应小心、轻柔，以防擦伤黏膜引起出血。

(7)预防和处理误吸和呼吸道梗阻，便于清除气管内分泌物、血、吸入物等，还可经气管插管给药。

(8)呼吸功能不全、呼吸衰竭及心脏停搏病人的抢救。

2.禁忌证

(1)急性咽炎、喉炎。

(2)急性下呼吸道感染。

(3)气管黏膜下血肿，易引起黏膜出血。

(4)主动脉瘤压迫或肿瘤侵犯气管的病人，气管插管时有导致肿瘤脱落阻塞气管或使血管瘤破裂大出血的危险。

3.插管前准备

(1)插管难度评估：麻醉前客观评估插管难易程度非常重要，它关系到病人麻醉安全。即使术前检查基本正常的病人，也可能出现插管困难情况，因此不可掉以轻心，评估方法详见本章第四节。

(2)导管选择

1)成人：经口插管导管内径男性选7.5～8.0mm，女性选7.0～7.5mm，经鼻插管导管内经各减少1mm。导管插入长度男性为22～24cm，女性为20～22cm，如经鼻插管需各增加2～3cm。

2)儿童：根据年龄和发育状况选用合适的导管，详细见表8-1。6岁以内小儿也可用公式推算：导管内径(mm)=4.0+(年龄/4)或导管内径(mm)=(16～18+年龄)/4。插入深度可用下公式推算：经口插管深度(cm)=12+(岁/2)或经鼻插管深度(cm)=15+(岁/2)。

表 8-1　小儿气管导管内径选择

年龄	导管内径(mm)
新生儿	3.0
6 个月	3.5
18 个月	4.0
3 岁	4.5
5 岁	5.0
6 岁	5.5
8 岁	6.0
12 岁	6.5
16 岁	7.0

(3)插管器械准备

1)喉镜：有普通喉镜和纤维光导喉镜两种。喉镜片有大、中、小三号及弯形、直形两种形态，成年男性选大、中号，女性选中号，小儿选小号，新生儿用特小号直镜片。镜片光珠明亮不晃动。

2)口咽通气道、牙垫和胶带(固定导管用)。

3)导管润滑剂(4%的利多卡因胶浆)、吸痰管、插管钳。

4)喷雾器或喉注芯导管。

5)备好监测仪、麻醉机、氧气、吸痰器等物品。

4.插管方法　眼科手术一般均采用经口腔明视插管法，操作简便，易于成功。在张口受限或头后仰受限患者，可采用经鼻腔盲探或明视插管。估计有困难插管的病人应采用清醒气管插管。因病变不能经口腔或鼻腔插管者，或插管后无法进行手术时，可先做气管切开，从气管造口插管进行麻醉。

第三节　喉罩气道

一、喉罩类型

1.普通喉罩

(1)传统喉罩(LMA - Classic)：材料为硅胶，可耐高压，消毒后可复用。

(2)易弯曲喉罩(LMA - Flexible)：在传统喉罩基础上改进制成，并成功地用于扁桃体切除术、后磨牙拔除术等。

(3)一次性喉罩(LMA - Unique)：结构与普通喉罩相似，由 PVC 材料制成，但柔软度不如硅胶。

(4)欧普乐喉头罩：属一次性喉罩，由进气管、充气管、罩体和充气环组成。罩体的底部设有开口，罩体周缘设有柔软的充气环，充气环的内部形成引导片，利于喉罩插入。进气管与充气管结合形成子母管，并与罩体开口相连通，其中充气管的一端与罩体的充气环连接，另一端自进气管分离出连接充气装置。罩体底部近开口处至少有一条肋条，以引导气体并防止垂坠的会咽阻塞进气管。插入后不用充气，5～10min 罩体经唾液浸泡后膨胀自动封住咽部。

2.插管喉罩　插管喉罩与普通喉罩的不同之处在于插管喉罩有固定的弯曲度，长度较短而管径较大，可通过管径较大的气管导管，其设计目的是解决通过喉罩进行气管内插管。

3.双管喉罩　双管喉罩插入后形成了两个彼此衔接的密封腔，一个是通气罩将喉部密封，并与通气管相通，另一个是通气罩前端将食道上端括约肌开口部密封，并与引流管相通，所以称为双管喉罩。与普通喉罩相比，双管喉罩安全性明显提高。

4.儿童喉罩　有双管喉罩和一次性喉罩。

5.第四代喉罩　通过显示器可清晰看到咽部及声门状况，兼通气、教学、插管多重功能，但价格昂贵。

二、喉罩置入方法

1.普通喉罩标准置入方法　可分 4 个阶段：①调整头部和颈部位置；②调整口腔内喉罩位置；③推进喉罩至口咽入口处；④继续推进喉罩至咽下。有三种基本方法。

(1)中位入路

第一步：用非操作手托住病人后枕部，颈部向胸部屈曲，伸展头部。食指向前，拇指向后，握笔样拿住通气管与罩的结合处，腕关节和指关节部分屈曲，呈写字状，这种握法有助于手指尽最大可能控制喉罩的运动。

第二步和第三步：由助手或非操作手把口腔适度打开，将通气罩置于硬腭的中位，抵住硬腭。可通过两种方法完成操作：①通气罩远端平抵切牙的后面，沿硬腭曲线推进到合适位置；②将整个通气罩直接置入口腔，然后送入合适位置。

第四步：一旦头、颈部和通气罩的位置正确，沿硬腭曲线缓慢推进喉罩。通过保持向曲线方向的持续压力以及沿曲线略向前移动的推力来完成这一步骤。当喉罩不能再推进时，撤出手指，将通气罩充气。

(2)侧位入路：侧位入路是喉罩以45°角滑过硬腭，同时通气罩近端压向一侧，通气罩远端压向另一侧。置入过程中，应以通气罩的远端侧边作为与硬腭的接触边，顺势将喉罩以45°角滑过硬腭并推入口咽部，一旦通气罩到达喉咽位置，即可将其放正。

(3)拇指技术：该技术要求将拇指伸入口内部分代替中位法和侧入法中食指的作用。当操作者不能站在病人头侧操作时，可采用拇指技术置入喉罩。

2.*气管插管型喉罩置入方法*　操作者用右手拇指和食指握住喉罩的不锈钢引导手柄，将通气罩扁平的前端于上切牙的后方抵住硬腭插入患者的口腔内。轻柔地上、下提拉通气罩的前端，以使润滑剂均匀涂抹在硬腭表面。沿通气导管的弧度向下、向后推送喉罩，直至将其推送至合适的位置。此时通气导管的近端正好位于口唇处，并与上切牙的内表面相平行。切忌用金属手柄作为杠杆强制性撬开患者的口腔。当通气罩前端进入喉咽部基底时，操作者可感到有阻力，此时可将通气罩充气，然后将喉罩的通气导管与呼吸囊或通气环路相连接，评估患者肺通气满意后，将准备好的特制气管导管插入喉罩的通气导管中。旋转并来回上下移动气管导管，以使润滑剂在其通气导管管壁表面均匀分布。在达到满意润滑后，轻柔地推送特制气管导管，直至插入深度超过15cm处的黑色标记线。当特制气管导管被插入到满意深度后，将其套囊充气，并连接通气环路进行试通气。在经气管导管试通气满意后，即可取下特制气管导管的接头，抽尽喉罩通气罩内的气体，将喉罩从患者口腔内拔出，过程与插入过程完全相反，但在退出喉罩的过程中，需要采用专用的稳定棒协助维持气管导管在合适的位置，然后将喉罩从口腔内完全退出，操作者用另一只手扶持气管导管，使气管导管的套囊和充气导管顺利地从通气导管内穿出。

3.*双管喉罩置入方法*　为了解决喉罩插入操作困难，目前已设计有专用的通气罩抽气装置和专用的插入装置。采用专用的抽气装置将通气罩内的气体完全抽空。然后将喉罩安装在专用插入装置上。操作者用右手的食指和拇指握持专用插入装置的手柄处，左手张开患者的口腔并固定其头部。紧贴患者上切牙的内面将带有喉罩专用插入装置的前端插入患者的口腔内，沿口腔和咽喉部的自然弯曲向下推送，直至专用插入装置的“半C型”弯曲的上部位于患者的切牙处。操作者用右手将喉罩与专用插入装置分离，用左手固定喉罩在正确的位置，然后用右手的食指和拇指握持专用插入装置的手柄处，沿与插入操作相反的方向退出专用插入装置。

4.*改良式插入方法*

(1)喉镜引导：先用喉镜把舌体和声门升高，然后在直视下置入喉罩。

(2)翻转法：手持喉罩的中部，通气罩的口面对硬腭将其置入口腔，向近端咽喉推进的同时将通气管旋转180°角，使通气罩口面向声门。

(3)舌体牵引法：助手用食指和拇指拿纱布捏住舌体，将其拉出，也可借助舌钳或舌拉钩将舌体拉出或提起。这样可增加口内空间，避免舌体嵌入口咽，阻碍喉罩的置人。

(4)引导芯法：将引导芯插入喉罩的喉罩通气管，将其弯曲90°，在引导芯的引导下将喉罩插入咽喉部的合适位置，然后退出引导芯。

三、喉罩位置的判断

1.*插入喉罩过程中阻力变化*　如果通气罩前端刚到达舌根后即遇阻力，则可能是通气罩前部出现了折叠或遇到了肿块及不规则的咽后组织，如扁桃体肥大。当通气罩前端紧贴食管上端括约肌时，通常可感到阻力，如果未感到阻力，则可能是喉罩前端在后反折处。在喉罩前端到达食管上端括约肌前通过杓状软骨后时，可有"咔嗒"样感觉。如果没有正确握持喉罩，如握持通气导管中部时，则不能感受到此现象。

2.颈部隆起　喉罩通气罩充气时，由于通气罩推动甲状腺、杓状软骨和环状软骨向前移动，甲状腺和环状软骨上方组织可稍隆起。充气时未见到颈部隆起时，可能是由于喉罩前端折叠后插入太浅，仍位于口咽部。只有甲状腺上方的组织隆起而环状软骨处扁平时，喉罩的前端可能已进入喉部或者仅插到了杓状软骨之后(不完全性插入)。颈前组织隆起应对称，如果不对称，喉罩可能发生了扭曲，但此项评估在肥胖病人相当困难。通气导管后面的黑线应位于中间位，并朝向头端，否则，通气罩的栅栏口有可能发生了扭曲。

3.胸部起伏和听诊　如果喉罩位置正确，加压通气时呼吸道通畅且无漏气感，胸部可听到清晰的肺泡呼吸音，喉结两侧为清晰的管状呼吸音，无异常气流声。自主呼吸时，贮气囊有正常的膨缩，胸腹部无反常呼吸运动。如果喉罩阻塞呼吸道，人工通气可发生困难。将听诊器放置在颈前、后区听诊呼吸音对于发现喉罩意外进入喉部极为有用。当喉罩前端导致声门部分梗阻时，可听到喘鸣音，而且加深麻醉不能使喘鸣音消失。颈部听诊亦能发现喉罩与咽部之间的漏气情况。

4.$P_{ET}CO_2$ 和呼吸力学监测　监测 $P_{ET}CO_2$ 对于评估喉罩通气的满意程度相当有用。观察 $P_{ET}CO_2$ 波形有助于发现呼吸道的部分梗阻。麻醉转浅和肌张力恢复时也可引起 $P_{ET}CO_2$ 波形改变。在喉罩外口处连续监测通气压力、容量、流率、顺应性和阻力等指标，如顺应性环(pressure volume，PV 环)和/或阻力环（flow - volume，FV 环)，可以观察喉罩通气状况和是否漏气。

5.张口观察　当喉罩位置正确时，喉罩近端的上缘应位于舌根和扁桃体以下，从而在喉罩插入后，张开病人口腔观察不应该能够看到通气罩部分。如果在口咽部看到了通气罩，则说明喉罩的插入位置太浅。

6.纤支镜检查　必要时可用纤支镜来检查喉罩的位置和解除呼吸道梗阻。喉罩置入到位时，头部左右摆动均不会影响喉罩的正常通气。有人曾经用纤支镜检查喉罩插管 30 例，其中 4 例通气效果好，呼吸环正常，但发现喉裂位置不居中，有 3 例喉裂变小，有 1 例发现食道口位于喉罩内，经调整喉罩位置和置入胃管引流避免了胃肠胀气。

四、常见喉罩位置不当及处理

1.常见喉罩位置不当

(1)会厌向后翻转(会厌下翻)：在插入喉罩的操作中，通气罩的前端可以压迫会厌向下移位。在麻醉病人，会厌尖部至咽腔的前后间距小于 5cm，从而当喉罩在插入时出现通气罩前部向上弯曲(弯向通气罩的栅栏)，会厌更可能被压向下方。当通气罩内残留有部分气体或充满气体时，此种误置的发生率增加。在病人使用肌肉松弛药时，会厌趋于向后移动。后仰头部可防止此种现象，从而在病人处于非头后仰的颈屈曲位时，会厌更易被喉罩压向下方。

(2)通气罩移位至喉内：指通气罩的前端进入喉内或与杓状软骨相接触。当通气罩的前端向通气罩内的栅栏方向弯曲时，通气罩的前端易对向喉部而受阻于杓状软骨或声门。在插入操作中，如果未用力将通气罩的前端粘在硬腭和咽后壁上，也易发生此类位置不当。

(3)喉罩插入深度不足：如果喉罩插入深度不足，喉罩远端部分位于下咽部水平以上，喉罩气囊未完全进入咽喉腔，导管口腔外露过长。通过喉罩插入 FOB 可见声门和下咽部(食管入口)，通气罩的前端可以压在杓状软骨之上，导致杓会厌襞向内移位。通气罩的前端亦可进入喉部，手控通气时可听到口腔内气流声，腔廓无起伏。据报道，尽管通气罩仅插至口咽部，但通气效果仍可相当满意。

(4)喉罩插入过深：喉罩插入过深可使通气罩的前端进入食管上端，通气罩的近端可阻塞声门。如果通气罩充气中将喉罩固定与通气环路连接，使通气罩不能以正常方式向外移出，易使其嵌楔于食管上端括约肌中。

(5)喉罩扭转:通气罩可在通气管长轴四周发生扭转,如果在插入操作中喉罩发生旋转或在插入后未正确固定的情况下,更易发生此种问题。

(6)喉罩折叠:如果插入操作中用力过度或未向上用力将喉罩压向硬腭,通气罩可发生自身折叠,有时通气罩的折叠程度可达180°。在以下情况下更易发生此问题:①通气罩内的气体未被完全抽空;②通气罩未被良好润滑;③重复使用后通气罩老化。

(7)喉罩注气过多:注气过多会使气罩变硬,密封效果减弱。另外可能增加咽喉部压力,使喉头声门狭窄,气道压增高。

(8)麻醉太浅:气道应激反应增加,呼吸道阻力增高。

2.喉罩位置不当的预防及处理

(1)采用正确的插入方法:采用标准方法可减少喉罩插入困难及位置不当的发生率。插入喉罩时应有足够的麻醉深度,以抑制呼吸道反射。当通气罩的后面被良好润滑时,其前端发生折叠的可能性极小。当病人处于颈部屈曲和头部后仰位时,喉罩的插入可较容易,因为此种体位能使口轴和咽轴在舌根部的夹角大于90°。推送喉罩时,应向上用力使其紧贴硬腭和咽后壁,这样舌不易阻塞喉罩的插入通路。另外,会厌后翻和通气罩接触喉部的发生率亦降低。将食指放在通气罩与通气导管的结合部推送喉罩最易获得上述效果,因为手指如同一个支点。插入操作中,喉罩的通气导管应与手术台平行,而不是垂直。通气罩内的气体被彻底抽空后,其前端能进一步远离通气罩的开口,从而使其受阻于咽部的可能性降低。当病人应用肌肉松弛药时,会厌趋于向后移动,病人头后仰可预防此问题的发生,从而能降低由通气罩所致的会厌后翻。

(2)改良性插入方法 :已提出许多其他的喉罩置入方法,包括旋转法、侧路法、喉罩部分充气法、提颌法或直接喉镜法。但是,与标准方法相比,仍未证实这些方法具有更多的优点,而且更容易造成喉罩位置不当。虽然旋转置入法可与标准方法一样有效,但能增加通气罩扭曲的发生率。在标准方法中增加提下颌操作可降低会厌下翻的发生率,因为提下颌可增宽咽腔的前后间距。如果在采用标准插入方法置入喉罩发生困难,可试用这些方法。

(3)采用辅助置入装置 :置入喉罩时,可能将会厌向下推,引起呼吸道部分或完全堵塞。为了克服这个问题,Brain 曾设计了一种引导器,用一根有韧性的3 mm厚不锈钢条,将其一端制成调羹状,另一端切一个大约2 cm×3 cm的孔,孔远端的边展开,形成一个纺锤的边,以便于将会厌向上提时尽量减少损伤。将引导器置于喉罩的通气导管上,远端置于通气罩的凹陷处,引导器可使通气导管弯曲到所需的弯度。置入喉罩后退引导器时,使会厌自动上提。因此,引导器不仅有利于喉罩的顺利置入,并可使会厌处于正确的位置。为降低喉罩在舌背部推进时遇到的困难,亦可采用辅助装置,如用一个滑道性匙形装置覆盖软腭,使其功能就像人工硬腭,以减少置入喉罩过程中在咽后壁所遇到的阻力。

(4)选用合适大小的喉罩 :如果所用喉罩的型号太小,可以使喉罩置入太深进入食管上端,从而通气罩的近端可以造成声门阻塞,漏气的发生率亦较高。4号喉罩一般适用于正常大小的成年男性或女性患者。应用中喉罩的位置会逐渐更为合适,所以充气后通气罩的轻微漏气可在最初的几分钟内自动消失。但当通气罩漏气明显且不是由于位置不正确或麻醉不满意所致时,应拔除喉罩重新置入或换用较大型号的喉罩。喉罩的位置确切后,加用牙垫将通气导管用胶带向下牢固固定在病人的下颌上,以防喉罩位置的移动。

(5)呼吸道梗阻:如果置入喉罩后发现其位置不当且有呼吸道部分或完全性梗阻,应当拔出,重新置入。

五、喉罩气道在眼科手术的应用

(一)适应证和禁忌证

1.适应证　喉罩气道适用于无呕吐反流危险的全身麻醉病人,尤其是保留自主呼吸的病人,如玻璃体切割术、视网膜脱离手术、角膜移植术、眼眶手术、眼球内异物取出术、睫状体脱离修复术、复杂的眼外伤手术、整形手术以及部分小儿眼科手术等。

2.禁忌证　包括:①咽喉脓肿、肿瘤、血肿或外伤;②咽以下部位梗阻;③口不能张开;④颈部不能活动;⑤严重肥胖或肺顺应性低的病人;⑥饱胃或有返流危险的病人;⑦呼吸道分泌物多的病人;⑧特殊体位如俯卧位手术病人;⑨凡术中血液有可能流入咽喉部的手术,如眶壁骨折修复、眶内容摘除等。

(二)喉罩型号选择

各年龄组表喉罩型号选择见表 8-2。

表 8-2　各年龄组喉罩型号选择

型号	体重(kg)	内径(mm)	管长(mm)	罩容气量(ml)
1.0	<5	5.21	10	4
1.5	5~10	6.1	11.5	7
2.0	10~20	7.0	13	10
2.5	20~30	8.4	14.5	14
3.0	30~50	10.0	16	20
4.0	50~70	10.0	18	30
5.0	70~100	11.5	20	40
6.0	>100	11.5	20	50

(三)麻醉实施和管理

1.麻醉诱导

(1)诱导前准备:用 2%利多卡因注射液将舌根和咽喉部喷雾或 2%利多卡因凝胶滴入病人舌根,使其均匀分布于舌根和咽喉部行表面麻醉。

(2)面罩吸氧 3~5min。

(3)诱导方法:与气管插管麻醉诱导方法基本相同,静脉诱导后即可置入喉罩,一般不需肌松药。如用硫喷妥钠诱导应配合肌松药,否则有可能引起喉痉挛。吸入氧化亚氮-氧-低浓度挥发性麻醉药诱导时,需待咽喉反射消失、下颌松弛后方可置入喉罩,浅麻醉下置入喉罩,容易发生喉痉挛。

2.麻醉维持　一般采用静吸复合麻醉联合神经阻滞维持麻醉,必要时可以使用肌松药。麻醉期间,需经常检查呼吸道通畅度和喉罩的位置正确与否,有条件者可监测 $P_{ET}CO_2$、SpO_2 和呼吸力学。术中如果发生喉痉挛、呛咳或屏气,应进行人工通气和加深麻醉,不必拔除喉罩。虽然在浅麻醉下病人即能满意耐受喉罩,但在手术结束前,麻醉深度应足以能消除对手术刺激的反应。

喉罩置入后,病人可保留自主呼吸,也可行机械控制通气。如果使用控制呼吸,只要能维持 $P_{ET}CO_2$ 满意,通气压应尽可能低。通常要求最大通气压低于 1.67~2.45kPa(17~25 cmH_2O),以防气体从通气罩内漏出或大量气体漏入胃内。应用较大型号的喉罩时,最大通气压可控制在 2.94kPa(30 cmH_2O)以下。压迫甲状腺软骨可防止高通气压时的漏气。N_2O 可弥散至通气罩中,长时间使用需定时放气减压。虽然置入喉罩后病人可采取俯卧位或侧卧位,但仅适用于经验丰富的操作者。

3.拔除喉罩　麻醉结束后,可在患者处于深麻醉状态或完全清醒状态下拔除喉罩,两种方法都有其局限性。深麻醉状态下拔除喉罩后,气道松弛可导致呼吸道梗阻,有返流时容易发生误吸。而在清醒过程中,喉罩刺激会致屏气、喉痉挛、支气管痉挛、咬伤、牙关紧闭、咳嗽、分泌过多等反应。我们认为成年人宜在清醒并能按指令张口时拔除喉罩,小儿宜在较深麻醉状态下拔除。喉罩拔除后可根据情况放置鼻咽通气道或口咽通气道。

六、并发症及处理

1.咽痛、吞咽困难和声音嘶哑　是应用喉罩后常见的并发症,一般 2~3d 可自愈。与置入时损伤、套囊充气量多少及手术时间长短有关。选择适当大小喉罩、囊内压力 < 1.96kPa ($20cmH_2O$)可减少发生率。

2.返流和误吸　由于喉罩不能有效隔离食管和气管,因此不能完全防止误吸。喉罩通气期间,无论自主呼吸或控制呼吸,均有胃内容物误吸的报导。尽管食管下段括约肌松弛易出现胃食管返流,但出现肺误吸的概率比较低(大约0.02%)。如果注意选择低风险患者,喉罩通气时肺误吸的概率与面罩和气管内插管相似。返流和误吸重在预防,饱胃病人应禁用喉罩通气。一旦发生返流和误吸,应立即拔除喉罩,并行气管插管通气和清理呼吸道。

3.喉痉挛　喉痉挛是喉罩通气过程中严重的并发症,尤其在手术结束、麻醉转浅和伤口包扎时容易发生,预防措施可在手术结束前适当加深麻醉深度。一旦发生喉痉挛,应立即拔除喉罩,面罩吸氧,必要时使用短效肌肉松弛药。

4.口腔分泌物增加　喉罩对气管黏膜无刺激,一般气管内无分泌物。在浅麻醉状态下,口腔分泌物增加。术前应常规给予抗胆碱药,手术时间较长时可适量追加抗胆碱药或使用新型抗胆碱药盐酸戊乙喹醚(长托宁),可明显减少口腔分泌物。术中及拔除喉罩前用普通吸痰管清除口咽部分泌物很难奏效,必要时可用纤支镜在直视下清除口咽部分泌物。

5.涎腺分泌不足　喉罩放置不当可导致涎腺位置改变伴有颌下腺导管部分阻塞,喉罩被拉向头侧时,套囊向其前方组织施以额外的压力也可导致涎腺分泌不足,因此喉罩的正确放置和恰当固定非常重要。

6.胃胀气　喉罩可能覆盖部分食管口,致使正压通气时出现胃膨胀和返流现象,麻醉气体可能进入胃,90%发生在喉罩位置不当的病人。

七、喉罩临床应用的问题及评价

随着喉罩的逐步改进和使用经验的不断积累,其临床应用越来越广泛。最初用于一般患者、短小手术麻醉中保持自主呼吸时的气道管理,现已扩展到困难气道的处理。但目前对喉罩的了解还很不够,还有许多问题亟待解决。

1.对眼内压的影响　眼科手术时使用喉罩较少引起眼压升高,术后很少发生呛咳,拔除喉罩时的反应也较轻,眼内压波动小。Gulati 报道了喉罩在小儿眼科手术的应用,喉罩置入时眼内压无变化,术后拔出时眼内压由 1.85±0.57kPa (13.9 ± 4.3 mmHg) 升至 2.57±1kPa(19.3 ± 7.6 mmHg)。而气管导管插入使眼内压由 1.74 ±0.53kPa(13.1 ± 4.0 mmHg)升至 2.65 ± 0.97kPa(19.9 ± 7.3 mmHg),拔管时更高达 3.28±1.4kPa(24.6 ± 10.4 mmHg)。

2.气道密闭性　喉罩正压通气时容易漏气,漏气程度与手术时间长短、病人体位、颈部紧张度、通气阻力、通气压力大小等因素有关。气道压力在 1.5~3kPa($15\sim30cmH_2O$)时,漏气率为13%~27%。因此,正压通气时,气道压不宜超过 1.96kPa($20cmH_2O$)。肥胖或肺顺应性降低的病人,喉罩下辅助或控制呼吸,往往需要较高的气道压(> $20cmH_2O$),更容易出现漏气现象。

3.麻醉维持时间　一般喉罩用于 2h 以内的短小手术,我们临床实践表明,在眼科视网膜及玻璃体手术中,70%的手术时间接近或超过 2h,少数可达 6h 以上,在保留自主呼吸时无严重并发症发生。但也有术中发生呼吸道梗阻及喉痉挛的病例,值得注意。

4.肥胖　天津市眼科医院统计了 2003 年7月~2006 年 12 月喉罩通气麻醉病人 1075 例,其中 80kg 以上 141 例,占 13.11%,仅 1 例体重102kg 的病人因喉罩置入失败而改气管插管,表明肥胖病人应用时要加以重视。

5.喉罩套囊充气量和大小的选择　喉罩型号的选择一般以性别为主,成年男性 5 号,女性4 或 5 号。也可按照体重选择喉罩型号,但以任何一种单独因素作为选择喉罩型号的特异指标都不一定合理,因为性别、体重、身高与口咽的大小和形状并无明显的关系。临床上大部分成年病人使用 4 号喉罩,套囊的充气量应调至最小有效气量,以呼吸环正好闭合为准。如果气密性不理想,再选用较大号喉罩。不应认为喉罩型号和充气量越大越好。

6.喉罩在小儿的应用　目前未见有关如何

在小儿麻醉中选择合适的喉罩型号和套囊充气量对胃食管返流的影响。小儿喉罩置入过程较成人更容易，但要在自主呼吸恢复平稳后，麻醉相对深的状态下拔除喉罩。

喉罩作为气道管理的一种方法，简便易行，尤其适用于眼科手术麻醉。但应注意以下几点：①保留自主呼吸可能造成通气不足，应常规监测要 $P_{ET}CO_2$，$P_{ET}CO_2>7.33kPa(55mmHg)$ 时应进行辅助呼吸或控制呼吸；② 3 代喉罩比 1 代喉罩有很大改进，当 1 代喉罩置入失败后可试用 3 代喉罩；③无牙患者 1 代喉罩有时固定不牢，容易错位，3 代喉罩固定较牢固；④术中出现呛咳时多因麻醉过浅所致，应加深麻醉或使用少量短效肌肉松弛药；⑤术毕进行包扎时要保持较深的麻醉，以免头部活动引起喉痉挛；⑥成人在意识恢复并按指令张口后拔除喉罩较为安全，小儿可在较深麻醉下拔除，拔除喉罩后可置入口咽或鼻咽通气道。肥胖病人通气不足发生率较高，要适当行辅助呼吸；⑦术后咽痛发生率高，达 50% 以上，少数发生咽部血肿，可能与充气压及手术时间长有关，一般 2～3d 痊愈，无不良后果。

第四节　困难气道管理

一、困难气道评估

1.*简单评估方法*

(1)病史：在既往手术麻醉中有无发生困难气道的经历。

(2)张口度：颌面部畸形、瘢痕等可影响张口。最大张口时上下切牙间的距离小于 2 指，有困难气管插管的可能。

(3)颈活动度：颈椎棘突的关节、颈椎棘突肿瘤、先天畸形、烧伤或辐射的伤疤、肿瘤、感染、硬皮病等都会限制颈部活动，从而影响对声门的观察。

(4)肥胖及颈短粗：颈椎背部脂肪垫不仅使颈短粗，而且使颈部活动度变小，影响喉镜窥视声门。

(5)小下颌：下颌短小可能造成气管插管困难。

(6)咽喉疾病：如有肿瘤等有困难气管插管的可能。

(7)门齿前突：上颌切牙前伸会影响喉镜暴露和气管导管插入。

(8)气管移位：影响喉镜暴露和气管导管插入。

2.*几种定量评估方法*

(1)张口度：最大张口时上下切牙间的距离正常值应大于或等于 3cm，小于 3cm 者有困难气管插管的可能。

(2)颈后仰度：颈部完全伸展时上齿前端至枕骨粗隆连线与身体长轴夹角 $<80°$ 者，有困难气管插管的可能。

(3)体重：肥胖指数 $\leqslant 82$ 或体重指数 $>30kg/m^2$ 者，有困难气管插管的可能。

(4)颏－甲间距：为头部后伸时甲状软骨切迹至下颌缘的距离，成人大于 6.5cm 插管无困难，6～6.5cm 插管可能有困难，小于 6cm 插管多不成功。

(5)颏胸间距：颈部完全伸展时胸骨上凹至颏凸的距离，$<12cm$ 者有困难气管插管的可能。

(6)舌颏距离：颈部完全伸展时舌骨至颏凸的距离，$<4cm$ 者有困难气管插管的可能。

(7)下颌骨水平长度：下颌骨角至颏凸的距离，$<9cm$ 者有困难气管插管的可能。

(8)颈围：颈围 >60 cm 者有困难气管插管的可能

(9)下颌骨长度小于 9cm 易有插管困难。

(10)兜齿测量法：令病人下唇交于上唇，下唇尽量上构，若超过上唇线 $<1cm$ 者有困难气管插管的可能。

(11)Cormack－Lehane(C－L)分级：Cormack

根据直接喉镜检查喉部解剖结构时显露情况，提出四级分类法：①C－L1级，可见大部分声门；②C－L2级，仅见声门后联合，轻压喉头，可见勺状软骨；③C－L3级，仅见会厌，不见声门；④C－L4级，不能窥见喉部任何解剖结构。

（12）Wilson（W－C－L）分级：Wilson对C－L分级进行修正，将困难气道分为五级：①W－C－L1级，能窥见全部声门；②W－C－L2级，能窥见1/2声带；③W－C－L3级，仅见勺状软骨；④W－C－L4级，仅见会厌，不见声门；⑤W－C－L5级，不能窥见喉部任何解剖结构。

（13）Mallampati分级：根据患者张口伸舌后所看到的咽结构等分为四级：①Ⅰ级，可见咽腭弓，软腭和悬雍垂；②Ⅱ级，可见咽腭弓，软腭；③Ⅲ级，只可见软腭；④Ⅳ级，仅可见硬腭。

此分级可预测50%插管困难。Ⅰ级和Ⅱ级不存在插管困难。Ⅲ、Ⅳ级可能存在插管困难。

（14）放射学检查及荧光镜检查：有一定价值，但临床应用较少。

二、困难气道处理

1.困难气道处理原则

（1）术前做好气道评估，对已预见的困难气道在建立气道前要尽量保持病人于清醒状态。

（2）避免用同一种方法长时间反复试插，以免加重损伤和引起并发症。

（3）对极度紧张的病人，在确保患者呼吸道通畅、维持正常通气和氧合的前提下，可选择适当的麻醉方法。

（4）对采取多种方法仍不能建立有效气道者应暂停手术，若手术必须完成，可在局麻下先行气管造口。

2.几种困难气道的处理方法

（1）喉罩：对于声门上梗阻而不能进行有效通气或由于解剖异常不能完成气管插管的病人，喉罩是良好的替代方法（见本章第三节）。

（2）经鼻或经口盲探插管：对困难气道的眼科病人，如需在全麻下完成手术，可经鼻或经口盲探插管建立气道。

（3）光导管芯引导气管插管（Trachlight Trachlight）：根据颈部软组织透光特性设计，几乎可处理各种困难插管病人，插管成功率高达99%，平均插管时间小于25s。可行经口插管（用/不用喉镜）及经鼻插管，便于初学者确认插管顶端位置，也可确认已插入的气管导管的位置，避免牙齿及软组织损伤。

（4）硬光纤喉镜引导下（直视）插管（Shikani Optical StyletTM S.O.S）：S.O.S由镜杆、目镜、气管导管固定器、光源（手柄）构成。插管前要使病人适当镇静和合理肌松。

（5）纤维支气管镜引导下直视插管：纤维支气管镜具有可弯曲性，能通过鼻或口路径清楚看见声带，在直视下进入气管。纤维支气管引导气管插管具有操作简便、视野清晰、损伤轻微、病人耐受性好、并可吸痰、给氧等特点。提高了气管插管的成功率，是目前困难气管插管处理中最可行的方法。

（6）逆行－顺行气管插管：在咽喉气管表面麻醉下，用硬膜外穿刺针作环甲膜穿刺，将硬膜外导管经穿刺针孔向头侧插入气管，使硬膜外导管逆行抵达口或鼻咽腔，用小钩将其勾出，将硬膜外导管穿于气管导管内，气管导管顺硬膜外导管经声门进入气管，此法创伤较大，仅在其他方法失败后才考虑采用。

（7）食管－气管联合导管（Esophageal－Trackal Combitube，ETC）：可在紧急情况下经口向咽下盲插到食道并将两个套囊充气（食道及口咽部各一个），为避免口咽黏膜损伤，充气要适当，每隔1h放气一次。此方法操作简单，是紧急气道管理的必备工具。

（8）新型直接喉镜：喉镜片的改进主要是针对一些特定的困难气道问题，如张口受限、喉头过高、小下颌、颈部活动受限等，有助于扩大喉部暴露视野，显露声门。杠杆型喉镜（levering laryngoscope）特别设计了一个装铰链的头端，可由镜柄末端的控制杆操作，头端可转动70°度，通过挑起会厌改善喉部视野，便于插管。

（9）新型间接刚性光纤喉镜：该类装置设计较为坚固，可控性好，能更好地处理分泌物，容易携带。可用于经鼻或经口插管，清醒或麻醉下均可，使用时不需要活动患者的头颈部，在颈椎病患者中具有明显优点，但需要一定的操作技巧。

(10)环甲膜穿刺/切开术：是紧急气道管理中采取的一种急救方法，术后可产生一些并发症。

(11)气管切开术：对于喉头或气管狭窄或采用上述方法不能解决的困难气道，麻醉前需行气管切开术。

（诸葛万银 张葆玲）

第九章 眼科麻醉监测

监测是指对机体某一系统或器官功能进行快速、反复甚至是连续的物理检查和化验诊断技术，以发现异常趋势或不稳定状态。麻醉和手术期间监测的主要目的是：①早期发现与诊断病情恶化趋势；②判断病情严重程度；③判定治疗反应，包括有效性、副作用或毒性。

第一节 循环功能监测

一、一般监测

触摸桡动脉、颞动脉或足背动脉搏动，可了解心率/律和心肌收缩力，通过前后对比观察，及时了解心血管变化和血容量情况。心前区听诊可了解心音强弱、心率/心律。观察末梢循环状况，如甲床、双唇和创面渗血情况，可评估末梢循环状态。

二、心电监测

心电图（ECG）是监测心肌细胞膜的电位变化，膜电位是由细胞膜内外钾浓度形成，膜电位由静息状态转变为能传播的动作电位是引起心肌细胞机械收缩的原因，是产生血液动力学的基础。正常血液动力学状态有赖于心脏的正常电活动，也即正常心律，异常的心电活动所造成的心律失常可使血液动力学状态紊乱，甚至造成心脏停搏。另外，心肌细胞电活动离不开冠状循环支持，一旦冠状动脉血流量减少，ECG 的 ST 段与 T 波便发生改变。此外，一些影响心肌细胞膜电位及心肌收缩性的电解质，也影响心律及 ECG 图形的相关部分。通过监测 ECG，可了解心率及心律失常类型、有无心肌缺血和心肌梗死及电解质紊乱等。

三、动脉血压监测

动脉压是心血管系统中的一项重要指标，与心率一起很容易重复测定和比较，可代表全身组织灌注的趋势。对心血管功能正常的眼科手术病人，一般采用无创血压测定，但对危重患者应采用动脉置管直接血压测定，此方法适应于：①估计术中有大量出血的患者；②血流动力学不稳定患者；③低温麻醉和控制性降压；④术中需经常做血气分析的患者；⑤用无创法测量血压有困难的患者。

四、微循环监测

1.中心－外周温度差　是监测微循环状态比较敏感的指标。正常情况下，中心－足趾温度梯度不应超过 2℃。在应激状态下，循环系统反应首先是外周血管收缩，以保证重要脏器的血流灌注，即使是少量出血（100～200ml），数分钟内足趾温度也出现明显下降。

2.微循环镜检查　观察甲皱、结膜等处，了解毛细血管舒缩状态、血流情况及有无出血等。

3.眼底镜检查　观察眼底动静脉比例、有无血管痉挛和出血等。

五、中心静脉压（CVP）监测

用于评估循环容量及右心功能，常选颈内静脉及锁骨下静脉穿刺置管。其正常值为 0.49～1.18kPa（5～12cmH_2O），小于 0.49kPa（5cmH_2O）表示血容量不足，应加快补液速度，大于1.47kPa（15cmH_2O）提示右心功能不全，应减慢输液速度，同时使用正性心肌变力性药物以支持心功能。

六、肺毛细血管楔压（PCWP）监测

休克或伴有心脏合并症的病人，可放置 Swan-Ganz 导管监测 PCWP 变化，以指导输液和药物治疗。正常值 0.8～1.6kPa（6～12mmHg），PCWP＜0.8kPa（6mmHg）提示相对血容量不足，＞2.67kPa（20mmHg）提示左心功能异常，＞4.0kPa（30mmHg）提示已存在左心功能不全。

七、心排出量(CO)监测

心排出量(CO)是指每分钟心脏泵入体循环或肺循环的血量，代表心血管系统的综合能力，特别是心脏的泵功能。测定CO有助于评估循环系统的整体功能状况，对补液、输血和心血管活性药物治疗具有指导作用。成人正常心排出量为4.5～6.0L/min。以单位体表面积计算的心排出量称为心排出指数(CI)，成人正常CI为2.5～4.0L/(min·m^2)。目前常用的无创监测方法有：

1.胸部生物阻抗法监测(TEB)　是利用心动周期中胸部电阻抗的变化来测定左心室收缩时间和计算心搏量。TEB监测具有以下特点：①无创，易于被患者接受，避免了有创操作的风险及并发症；②准确性较高，与漂浮导管法相比，相关性好；③可连续监测患者血流动力学参数，对危重症患者治疗具有重要作用；④操作简单，无须专业培训；⑤费用低廉，耗材为普通ECG监测电极片。

2.经食管或气管插管超声多普勒监测　将超声多普勒探头置入食管内或将带超声多普勒探头的气管导管插入气管内，通过测定红细胞移动速度，计算出降主动脉的血流量，直接测量降主动脉直径的大小。主要用于心脏病患者行非心脏手术的围术期监测。可显示降主动脉血流、主动脉直径、心搏量、左室收缩性、平均动脉压、外周血管阻力、心肌收缩力、前负荷、后负荷等反映左心功能的指标，以及血流波形。测定结果准确、可靠，能及时反映CO的迅速变化，配有适用于婴儿、儿童及成人使用的专用经食管导管及气管插管，而不需要根据年龄、身高等参数来间接推算。

第二节　呼吸功能监测

一、一般监测

1.呼吸运动形式与频率　男性及儿童以膈肌运动为主，形成腹式呼吸，女性以肋间肌运动为主，形成胸式呼吸。同时观察患者呼吸频率，全麻插管下则观察麻醉机呼吸囊的活动频率、伸缩大小及节律。麻醉医师通过听诊器监听患者的呼吸音，以及呼吸道有无分泌物潴留、有无呼吸道梗阻和呼吸停止。

2.黏膜、皮肤颜色　在菲薄皮肤和毛细血管丰富的末梢部位如：口唇黏膜、鼻尖、甲床、耳垂和面颊，根据颜色、血液灌注和温度变化可判断组织氧合情况。

二、脉搏血氧饱和度(SpO_2)监测

脉搏血氧饱和度仪是根据血红蛋白(Hb)及氧合血红蛋白(HbO_2)对光吸收特性而设计，能够早期发现低氧血症，吸空气时正常成人为95%～97%，新生儿为91%～94%。监测SpO_2有利于：①在临床上尚未出现心率、心收缩力及发绀和心电图改变，即能早期发现低氧血症；②全身麻醉期间的氧合状态；③观察麻醉期间通气情况，特殊体位对通气的影响，和拔除气管导管的指征；④在麻醉后恢复室(PACU)有利于观察麻醉清醒过程中各种不同原因的低氧血症；⑤术后转送患者途中应用，可增加患者安全。

三、呼气末二氧化碳分压监测

麻醉期间监测呼气末二氧化碳分压($P_{ET}CO_2$)的目的为：①监测各种麻醉状态下患者通气情况；②体内CO_2生成量的变化；③确定气管导管、喉罩的位置正确与否；④及时发现麻醉机或呼吸机的机械故障，调节各项呼吸参数和指导呼吸机的撤除。

1.$P_{ET}CO_2$降低　①突然降到零附近：常预示情况紧急，如气管导管误入食管、导管连接脱落、导管完全阻塞，其中任何一种原因都可使CO_2在气流中突然消失。另外要考虑检测仪抽样系统是否阻塞，此时听诊肺部呼吸音可以确定。②突然降低至近于零浓度：说明气道禁闭不完全，可能存在面罩漏气或气管导管套囊充气不

足，气道压测定有助于确诊。③指数降低：在短时间内发生指数降低，预示心脏停搏。④持续低浓度：说明肺通气不足，支气管痉挛或分泌物增多造成小气管阻塞。

2.$P_{ET}CO_2$ 升高　①$P_{ET}CO_2$ 逐渐增加：见于气道阻塞、通气机少量漏气；②$P_{ET}CO_2$ 突然升高：见于静脉注射碳酸氢钠、松解外科止血带。

四、气道力学监测

气道力学监测是临床呼吸管理的重要措施之一，连续气道监测（CAM）是近年来提出的新概念。采用旁流（side - stream spirometerm，SSS）技术，应用CAM对患者的通气压力、容量、流率、阻力和胸肺顺应性等指标进行动态观察，以顺应性环（Pressure - Volume，PV 环）和/或阻力环（Flow - Volume，FV 环）变化为主进行综合分析，对了解肺和气道力学状态有重要临床价值。主要用于：①一般性手术的呼吸监测；②自主呼吸时喉罩通气监测；③术中其他情况的呼吸监测，如肥胖、胸壁肥厚和腹部膨隆的患者。

第三节　血气、血电解质、血糖、胃肠黏膜内 pH 监测

一、血气监测

1.pH 值　是评价酸碱平衡的定性指标，它代表[H^+]的负对数，正常值 7.35～7.45，pH＞7.45 时为碱血症，pH＜7.35 为酸血症。

2.动脉血二氧化碳分压（$PaCO_2$）　是指物理溶解在血浆中的 CO_2 的张力，是评价肺通气与换气的指标。正常值 4.07～6kPa（35～45mmHg），＜4.67kPa（35mmHg）为低 CO_2 血症，表明肺泡通气过度。＞6kPa（45mmHg）为高 CO_2 血症，表明肺泡通气不足。

3.二氧化碳总量（TCO_2）　是指血浆中各种形式 CO_2 含量的总和，其中 95% 为 HCO_3^- 结合形式，5% 为物理溶解 CO_2。正常值 25.2mmol/ L，计算公式 $TCO_2 = HCO_3^- + (PCO_2 \times 0.03)$mmol/ L。$TCO_2$ 增加提示 CO_2 潴留或 HCO_3^- 增加；TCO_2 减少提示 CO_2 减少或 HCO_3^- 减少。

4.实际碳酸氢盐（AB）和标准碳酸氢盐（SB）　AB 是指血浆中 HCO_3^- 的实际含量。SB 是指温度为 37℃、PCO_2 为 5.33kPa（40mmHg）、Hb100% 氧饱和的条件下所测得的 HCO_3^- 含量。正常情况下 AB ＝ SB，均为 22～27mmol/L，平均 24mmol/L。代谢性酸中毒时两者均低于正常值，代谢性碱中毒时两者均高于正常。AB 大于 SB 时为呼吸性酸中毒，AB 小于 SB 为呼吸性碱中毒。

5.碱剩余（BE）　是指在标准条件下，用酸或碱把 1 升血液的 pH 值滴定到 7.40 所需加入的酸或碱量。BE 不受呼吸因素影响，是判定代谢性酸碱失衡指标。参考范围为 ±3mmol/L。当 BE 为正值时称碱超，为负值时称碱缺。呼吸性酸中毒时 BE 代偿性增大，呼吸性碱中毒时 BE 负值代偿性增大。

6.阴离子隙（AG）　是除去与 Na^+ 结合的 Cl^- 及 HCO_3^- 剩下的空间，即 AG(mmol) ＝ $Na^+ - (Cl^- + HCO_3^-)$，参考均值 12±2mmol/L。AG 增大常表示代谢性酸中毒的存在，提示有机酸等未测定阴离子的增加。

7.氧分压（PO_2）　是指血液中物理溶解氧的张力。①动脉血氧分压（PaO_2）：呼吸空气（氧浓度为 21%）时 PaO_2 正常值为 8～13.3kPa（80～100mmHg），低于 8.0kPa（60mmHg）为低氧血症，常见于 F_iO_2 过低、肺泡通气量的不足。②混合静脉血氧分压（PvO_2）：正常值为 5.33kPa（40mmHg），当 PvO_2 ＜ 5.33kPa（40mmHg）时提示组织摄氧增加，低于 4.0kPa（30mmHg）时提示细胞缺氧。③动静脉氧分压差（$Pa - vO_2$）：正常人在吸空气时为 2.67～8.0kPa（20～60mmHg），可反映组织对氧的利用能力，差值增大提示组织摄氧能力增加，反之为组织摄氧能力受损。

8.动脉血氧饱和度（SaO_2）　是指血红蛋白

被氧饱和的百分比,正常值为95%~97%。

9.肺泡气-动脉血氧分压差($P_{A-a}O_2$) 是评价肺脏摄取氧的重要指标。正常情况下P_AO_2为(102mmHg),PaO_2为12.0kPa(90mmHg),故$P_{A-a}O_2$为1.6kPa(12mmHg)。一般不超过2.0kPa(15mmHg)。

二、血电解质监测

(一)钠

1.钠的生理作用 钠是细胞外液(ECF)中的主要阳离子,在维持ECF渗透浓度、容量、神经肌肉特别是心肌应激性以及动作电位中起重要作用。

2.低钠血症 指血清钠低于135mmol/L,导致低钠血症的原因有两方面:①钠丢失过多:如呕吐、腹泻和利尿等;②水潴留过多:如肾衰竭、抗利尿激素释放不当综合征(SIADH)。轻度或无症状性低钠血症一般不必治疗,但严重低钠血症或伴有明显症状的低钠血症应及时加以处理。治疗目的是纠正血浆渗透浓度使之接近正常水平,以利于脑细胞内水的外移,减轻脑水肿。

3.高钠血症 指血清钠高于150mmol/L,常伴有血浆渗透浓度升高。造成高钠血症的原因是机体失水大于失钠,治疗是补充低盐液,使血浆渗透浓度尽早恢复正常。

(二)钾

1.钾的生理作用 ①细胞代谢:钾为糖代谢过程中某些酶的激动剂。每合成1g糖原需钾0.15mmol,合成1g蛋白质约需钾0.45mmol。②维持神经肌肉兴奋性和传导性:细胞膜动作电位的产生依赖于静息膜电位,而细胞内外钾离子浓度比率是形成静息膜电位的基础。③钾是维持细胞内液渗透浓度的主要阳离子,并参与酸碱平衡调节。

2.低钾血症 指血清钾低于3.5mmol/L。发生原因为:①术前禁食或神经性厌食所致的钾摄入不足;②呕吐、腹泻等致经胃肠道丢失;③大量利尿或盐皮质激素分泌过多导致经肾丢失;④胰岛素治疗、酸中毒等使钾从细胞外转移到细胞内。临床表现为:①肌无力;②心律失常;③代谢性碱中毒,而尿液呈酸性。治疗措施为采用10%氯化钾静脉输注,但应注意补钾速度,并行ECG监测。

3.高钾血症 血清钾大于5.5mmol/L为高钾血症。发生原因为:①钾摄入过多:②肾脏排泄功能下降,特别是肾功能衰竭患者。临床表现为:①肌无力;②心脏传导阻滞以及各种类型的室性心律失常,重者可能出现心室纤颤。治疗主要是限制钾摄入,促进钾排出,必要时行透析治疗。

三、血糖监测

空腹血糖值为3.9~5.8mmol/L,>60岁为4.4~6.4mmol/L。空腹血糖>7.1mmol/L为高血糖,< 3.3mmol/L为低血糖。对有糖尿病典型症状,任何时间段血糖≥11.0mmol/L或空腹血糖≥7.8mmol/L为糖尿病。

眼科手术患者并存糖尿病者多见,因此在围术期应进行血糖监测,以利于胰岛素治疗。对糖尿病患者目前主张术中每小时测定血糖1次。并依测得血糖值高出范围,以2:1(即2克糖给1单位胰岛素)给胰岛素治疗。

对于糖尿病患者行急症手术,应权衡糖尿病的并发症、酮症酸中毒和手术的紧迫性,若尿糖呈阳性,一般需行胰岛素治疗,经过30~60min再麻醉与手术。若合并严重酮症酸中毒,手术要推迟数小时,尽快注射胰岛素、补充液体及电解质,一般血糖于8.4~11.2mmol/L时,尿酮已消失,可进行麻醉及手术。

胰岛素是目前控制血糖的常用药物,可经皮下给药或持续静脉输注,表9-1是Ann Miriam等推荐的葡萄糖-胰岛素输注方案。此方案简单易行且效价比合理,用于糖尿病患者择期手术围术期血糖控制很少发生低血糖。

表 9-1 Ann Miriam 等推荐的葡萄糖-胰岛素输注方案

血糖(mg/dl)#	治疗
<70	停止输注胰岛素,快速输注 100mlD5W*,每 15min 测一次血糖
71~100	停止输注胰岛素,以 100ml/h 的速率输入 D5W,1h 测一次血糖
101~150	1U 胰岛素+100mlD5W/h,1h 测一次血糖
151~200	2U 胰岛素+100mlD5W/h,1h 测一次血糖
201~250	3U 胰岛素+100mlD5W/h,1h 测一次血糖
251~300	4U 胰岛素+100mlD5W/h,1h 测一次血糖
>300	血糖浓度每增加 1~50mg/dl,增加 1U 胰岛素于 100ml 生理盐水中,以 100ml/h 速度输注,1h 测一次血糖

(#18mg/dl=1mmol,* D5W=5%葡萄糖液)

第四节 麻醉深度监测

一、常规监测

1.眼征 麻醉深度适宜时瞳孔中等偏小,瞳孔扩大表示麻醉过浅或过深。阿片类药及合成镇痛药可使瞳孔缩小,抗胆碱能药则使瞳孔扩大,吸入麻醉药过量使瞳孔不规则。浅麻醉时眼球运动、流泪、瞳孔存在对光反射。深麻醉时眼球固定,吸入麻醉药浓度达 2MAC 时对光反射消失。应用肌松药后瞳孔中位,眼球不转动。

2.消化道体征 吸入麻醉较浅时可出现吞咽和呕吐,若行气管插管可见吞咽、咀嚼、唾液分泌增加,肠鸣音随麻醉加深呈现进行性抑制。

二、脑电双频指数(BIS)监测

脑电双频指数(bispectral index,BIS)主要反映大脑皮质的兴奋或抑制状态,BIS 值的大小与镇静、意识、记忆有高度相关,不仅与正常生理睡眠密切相关,还能很好的监测麻醉深度中的镇静成分。BIS 与抑制大脑皮质的静脉麻醉药如丙泊酚、依托咪酯、咪达唑仑的镇静或麻醉深度有非常好的相关性,而与氯胺酮、吗啡类镇痛药无相关性。因此,BIS 用于麻醉深度监测的临床价值与麻醉方法和麻醉用药密切相关。有研究表明,麻醉中使 95%患者不发生术中知晓的 BIS 平均值为 63,使 99%患者不发生术中知晓的 BIS 值小于 53。BIS 值与睡眠、镇静及麻醉深度的关系见表 9-2。

表 9-2 BIS 值与睡眠、镇静及麻醉深度的关系

BIS 值	患者状态	睡眠阶段	EEG 表现
100	清醒		
90		浅睡眠阶段	高频低幅的 EEG 信号,α 波和 β 波
	轻中度镇静	(快眼运动)	
80			
70	深度镇静		
60			
50	全麻状态	中睡眠阶段	
40			高幅低频的 EEG 信号,δ 波和 θ 波
30	深麻醉状态	深睡眠阶段	
20			
10			
0			平坦的脑电波

BIS监测能精确地指导麻醉给药，使麻醉更平稳，并减少麻醉药用量。其优点为：①指导镇静药使用；②确保术中无知晓、术后无记忆；③提供苏醒程度与拔管（或喉罩）的指征；④门诊手术，可缩短术后留院观察时间。

三、麻醉熵指数监测

熵指数（Entropy）是一种来源于原始脑电和额肌电图的综合指标，它描述的信号具有不规则性、复杂性和不可预测性。在正弦波模型中，如果所有波的振幅和波长都是相同的，那它的熵值就是0。另一方面，如果信号高度复杂、不规则、并且几乎不可预测，熵的值就会很高，或者说它的无序状态就会很高，几乎接近于1.0。

熵的测定方法是采集和处理原始脑电图（EEG）和额肌电图（FEMG）的信号将其用于监测麻醉深度。临床意义为当麻醉加深时，EEG的变化由不规则到规则，同时脑的较深部部分被麻醉药逐渐饱和时FEMG也平息。熵的数值与患者的麻醉状态相关，清醒状态其电信号高度不规则。麻醉熵越低，电信号越规则，有意识的可能性越低。麻醉熵有两个参数，即快反应熵（fast－reacting entropy，RE）和状态熵（state entropy，SE）。状态熵指数（SE）是反映麻醉过程中大脑皮质的受抑制程度，因此SE是单纯监测EEG。反应熵指数（RE）是反映手术过程、复苏阶段前额骨骼肌兴奋程度及大脑皮质的受抑制程度，是监测EEG加上肌电图的活动。不同熵的测定频率和数值范围见表9－3。

表9－3　不同熵的测定频率和范围

参数	测定频率	熵范围
反应熵 RE	0＜f＜47Hz	0～100
状态熵 SE	0＜f＜32Hz	0～91

熵指数和BIS一样，都是监测麻醉镇静、催眠深度的很好指标。熵值为100表示患者清醒，反应灵敏；60为临床意义麻醉深度；40存有意识的概率很小；0表示皮质脑电抑制。麻醉熵可用于指导麻醉药用量，使之达到个体化，并可预测麻醉恢复，预防术中知晓，但不同个体间会有差异。

四、麻醉意识深度指数监测

麻醉意识深度指数（cerebral state index CSI）是一种新的麻醉深度/镇静程度监测指标，和BIS一样可反映大脑意识成分，但又不等同于BIS。BIS监护仪使用的是EEG活动的双倍光谱分析，而CSI监护仪使用的是自适应神经模糊推论系统，综合了EEG的四种参数。CSI较BIS反应灵敏（前者反应延迟10～20s，后者延迟30s）。

五、临床体征用于麻醉深度监测

Evans综合了几项临床体征，提出PRST（P＝血压，R＝心率，S＝出汗，T＝流泪）记分系统（表9－4），用于肌松下麻醉深度的监测比较实用。5～8为麻醉过浅，2～4为浅麻醉但仍适当，0～1分为麻醉适当或过深。

表9－4　PRST记分系统

指标	体征	分值
收缩压		
	＜对照值＋15	0
	＜对照值＋30	1
	＞对照值＋30	2
心率		
	＜对照值＋15	0
	＜对照值＋30	1
	＞对照值＋30	2
汗液		
	无	0
	皮肤潮湿	1
	可见汗珠	2
泪液		
	分开眼睑无过多泪液	0
	分开眼睑有过多泪液	1
	闭眼有泪液流出	2

第五节 肌松监测

1.肌松药监测的临床意义 ①维持适宜肌松程度;②判断肌松恢复状态;③监测非去极化肌松药阻滞、恢复过程和拮抗药的剂量;④避免琥珀胆碱的双相阻滞。

2.临床估计法肌松监测 ①抬头试验:常以患者自行抬头离开枕头持续5秒作为神经肌肉阻滞后恢复指标。临床观察若抬头能持续5秒,TR值均在0.7~0.8以上,最大通气负压超过2.45kPa(-25cmH$_2$O),肺活量达对照值的83%以上,潮气量大于7ml/kg;②下肢抬高试验:患者自行抬高下肢离开手术床面持续5秒,临床意义同上;③通过患者抓物体或握医师手指的力量判断肌力恢复程度 ④抬下颌试验:嘱患者自主抬起下颌判断颌面肌张力恢复如何;⑤检测眼睑是否下垂,能否遵嘱自行睁眼,观察眼睑抬举力量;⑥呼吸动度:观察有无反常呼吸,三凹征。临床应做两项或两项以上试验,以抬头、抬腿试验辅以观察呼吸动度为佳。

3.神经刺激器 是目前临床上常用的肌松监测仪,其电刺激的类型和方式包括:①单次颤搐刺激(single twich stimulation);②4个成串刺激(train of four stimulation,TOF);③强直刺激(tetanic stimulation);④强直刺激后计数(post tetanic counts timulation,PTC);⑤双短强直刺激(double burst stimulation ,DBS)。在临床上,麻醉诱导和气管插管时选用单次颤搐和TOF,手术期间中度阻滞及恢复期用TOF监测,如需深度阻滞则采用PTC,在恢复室患者应用TOF和DBS。

4.术后残余肌松的诊断 临床发现应用长效肌松药的残余肌松作用高于中短效肌松药,年龄60岁以上的发生率更高,但是应用中短效的非去极化肌松药并不能完全避免术后残余肌松的发生。客观评定残余肌松最好是应用有记录或能显示结果的监测仪。多年来拇内收肌肌张力测定TOF达0.7时,认为肌张力已恢复到保证患者术后有足够的通气量,但临床研究显示,拇内收肌TOF< 0.9时咽肌的正常功能尚未恢复,机体对低氧的通气调节功能受到损害,咽部功能不协调,有发生误吸及气道阻塞的危险,导致术后一些患者发生并发症和肺炎,从而增加住院时间与医疗费用。因此目前认为残余肌松的肌张力恢复标准应为TOF≥0.9。

第六节 体温监测

人体需要体温恒定,通过体温调节系统使产热及散热保持动态平衡,从而维持中心体温在37℃±0.4℃。麻醉下病人体温随环境温度而改变,可使体温升高或降低。了解正常体温调节及药物诱发的体温变化,加强麻醉期间体温监测,对预防和处理与体温有关的并发症非常重要。

1.测温部位 应选择能代表中心温度的部位,通常选用鼻咽、鼓膜、直肠等处。皮肤温度比中心温度低,而且温差变异大,难以预测,麻醉时不宜选用。鼻咽温度可反映脑部温度,临床上常用,但鼻咽温度可受气管及其周围气流的影响,吸入冷而干燥气体,鼻咽温度可降低,吸入加热雾化气体,鼻咽温度可升高。食管温度与血液温度接近,由于较冷空气能进入气管与支气管,在食管上、中段温差较大,测温探头应插至食管远端1/3处。鼓膜温度与脑温相关良好,是测定体温较好的部位,测定鼓膜温度需特制探头,插入外耳道时动作要轻柔避免鼓膜损伤。

2.低体温 当中心温度低于36℃时,即称为体温降低或低体温,低体温是麻醉中常见的体温失调。

(1)诱发因素:①室内寒冷,当室温低于21℃时病人散热增多;②室内有风:使用层流通气设备可使对流散热比例升高到61%,而蒸发散热为19%；③静脉输液剂温度较低；④手术过程中病人内脏暴露时间过长，体腔多次用冷溶液冲洗；⑤麻醉药和肌松药直接阻断人体用于维持正常体温的自我调节系统。小儿和老年患者对麻醉药引起的体温下降尤其敏感。

(2)对机体的影响：①降低氧的利用率；②代谢过程减慢、糖代谢降低，使血糖升高；③降低药物生物活性；④抑制肝脏解毒功能和肾脏过滤、重吸收功能；⑤降低膜应激性；⑥心率改变和心律失常；⑦交感神经兴奋。

(3)预防措施：对低体温的预防比对并发症的处理更为重要。维持正常体温的方法有使用热弧灯、热温毯、温暖的室温、加热的静脉输液剂及电暖空调等。使用循环紧闭回路是维持病人体温的有效途径。“人工鼻”在麻醉回路中通过减少热量丧失而有效维持体温。湿化器可以防止蒸发散热，也是有效维持热量的途径。

3.体温升高　当中心体温高于37.5℃即为体温升高。

(1)诱发因素：①室温超过28℃，且湿度过高；②无菌单覆盖过于严密，妨碍散热；③麻醉前用药给阿托品量大，抑制出汗；④输血、输液反应；⑤采用循环紧闭法麻醉，钠石灰可以产热，通过呼吸道使体温升高。

(2)对机体的影响：①体温每升高1℃，基础代谢率增加10%，需氧量也随之增加；②高热时常伴有代谢性酸中毒、高血钾及高血糖；③体温升高到40℃可导致惊厥。

(3)预防措施：①严格控制手术室内温度勿超过26℃；②一旦发现体温升高，立即用冰袋等物理降温措施降温；③麻醉期间常规监测中心温度变化。

（顾恩华　张抗抗）

第七节　眼压监测

眼内压（intraocular pressure，IOP）简称眼压，是指眼球内容物作用于眼球壁的压力。正常情况下，房水生成与排出率及眼内容物（晶状体、玻璃体、房水和血液）三者的容积处于动态平衡，若动态平衡失调，尽管眼压升高，仍能保持在正常范围，视神经却已发生损害。围术期影响IOP的因素很多，尤其对眼疾病患者以及实施眼手术病人进行IOP监测实属必要，借以调节麻醉用药及对眼压升高病人采取降眼压措施，以维护眼的视功能。

1.眼压的划分

(1)正常眼压：系指以下情况的眼压，即①平均眼压，我国正常人眼压范围为1.33～2.80kPa（10～21mmHg），平均眼压为2.0kPa（15mmHg）；②正常眼压上界，即指正常眼压最高值，目前认为是3.2kPa（24mmHg）；③健康眼压，系指眼压超过3.2kPa（24mmHg），但无视力损害。

(2)可疑性眼压：是指眼压值在2.8～3.2kPa（21～24mmHg）之间，也称可疑性病理眼压值。

(3)病理性眼压：指IOP大于3.2kPa（24mmHg）或低于1.33kPa（10mmHg），对个体而言，病理性眼压的确认除靠测量眼压外，还须结合眼底、视野和前房角检查，综合分析后确定。

2.眼压的测量

(1)直接测量法：以套管或针头直接插入前房，另一端连接测压计直接测量IOP。这种方法测量的结果准确可靠，但不适用于临床。

(2)眼压间接测量法：是借助手指的感觉和器械测量IOP的方法。包括指测法和眼压计测量法。

3.麻醉对眼压的影响　凡影响房水循环、眼脉络膜血容量、中心静脉压、血压、眼外肌张力等因素均可影响IOP。

(1)麻醉药和肌松药通过改变房水生成、影响房水流出道或改变眼内血容量，或通过影响神经系统（尤其是间脑）对眼外肌张力或眼内血管平滑肌张力调节，均能使IOP改变。氯胺酮使眼外肌张力增高，升高 IOP 和颅内压，并引起眼球震颤，据报道，在小儿斜视手术中，给氯胺酮后 5min，IOP 开始上升，15min 达高峰，30min IOP 恢复至麻醉前水平，斜视矫正术属外眼手术，IOP 一过性升高，并不影响手术操作。去极化肌松药琥珀胆碱作用开始时可致眼外肌收缩，使 IOP 急剧升高。安定类镇静药使闭角型青光眼患者房水流出道受阻升高 IOP。胆碱能阻滞药及交感胺类血管活性药均有散瞳作用，也可升高 IOP。含氟的吸入麻醉药通过抑制中枢神经系统改善房水循环，松弛眼外肌，降低 IOP。大多数静脉全麻药和镇静药、麻醉性镇痛药、神经安定药等均有不同程度的降低 IOP 作用，丙泊酚降 IOP 效果明显大于硫喷妥钠，尤其对已有 IOP 高的病人，降眼压效果更为显著。

(2)麻醉操作和管理也直接影响眼内压：全身麻醉时，病人经历由清醒至麻醉过程，与术毕由麻醉状态转为清醒，其中使 IOP 增高的因素有气管内插管和拔出导管，麻醉过浅、呛咳、躁动、血压升高、呼吸道不通畅、呼吸阻力增大、动脉血二氧化碳分压升高、头低位以及任何使颅内压增高的因素。近年来喉罩通气在眼科手术中应用，为麻醉给药和呼吸管理提供了新手段，与面罩相比，喉罩更接近声门，不受上呼吸道解剖特点的影响，对通气管理更加确实可靠；与气管内插管相比，喉罩不会对喉头和气管造成损伤，拔管、插管反应轻，所以喉罩的应用明显降低了因麻醉操作引起的 IOP 升高。

(3)疼痛对眼压的影响：眼科手术虽然比较局限，但眼球是非常敏感器官，因此术后疼痛可引起 IOP 升高，但因眼科手术后疼痛程度轻，不需给很多麻醉性镇痛药。内眼手术中和术后镇痛可使 IOP 保持在正常水平，IOP 过高常可使眼内血流减少，眼内容物脱出导致手术失败。术后 IOP 升高的原因很多，如术后疼痛、精神紧张、恶心呕吐甚至咳嗽都可使 IOP 迅速增高。眼科手术术后镇痛很必要，可给予温和的术后镇痛药，如静脉输注高乌甲素和口服镇痛药等。

4.围术期眼压监测的意义　随着现代医学的发展和社会老龄化问题日益突出，糖尿病、高血压带来的合并症日渐增多，伴有视网膜血液循环障碍、眼底供血不足患者的手术越来越多，同时以高眼压为特征的青光眼患病率高达 0.21% ~1.64%。合并青光眼患者非眼科手术也并非少见，这为麻醉工作提出一个新课题，围术期 IOP 监测的必要性。眼保护非常重要，围术期 IOP 的升高虽为一过性、可逆性，但剧烈变化，对青光眼患者和眼穿透伤、近期接受过内眼手术或既往有眼科疾患的患者，有损害视功能和引起伤口裂开、眼内容脱出的危险，因此在围术期监测 IOP 借以控制眼压、避免眼压升高，减少视网膜血流量非常必要，为手术成功奠定了基础。

(王淑珍)

第八节　瞳孔监测

瞳孔是位于虹膜中央部的圆形缺，是光线进入眼内的通道。瞳孔的大小无时不在变化，很难记录瞳孔的真实大小。

1.瞳孔的划分　正常瞳孔直径为 2.5 ~ 4.0 mm，< 2mm 称瞳孔缩小，> 5mm 称瞳孔扩大。两侧瞳大小相差应在 0.2mm 以内，如 > 0.5mm 为瞳孔不等。两眼侧视时外展眼的瞳孔较内收眼的为大。

2.瞳孔的测量　测量瞳孔的大小通常实用 Haab 瞳孔尺，这是一种眼科专用尺，在尺上刻有大小不等的圆，检查时以尺上的圆与被检查的瞳孔大小相比较，即可测出被检瞳孔的大小。更精确的测量可使用专用的角膜尺测量瞳孔大小。

检查瞳孔的光反射，可用手或其他物品遮盖被检眼，以观察瞳孔的光反射。但最好使用小型钢笔电筒，这种电筒使用方便，便于携带。

3.瞳孔监测的项目

(1)瞳孔大小：许多局部和全身情况都能使

瞳孔大小发生变化，麻醉期间观察瞳孔大小对评估麻醉深浅有指导意义。一般来讲，浅麻醉瞳孔缩小，随着麻醉加深瞳孔扩大。单纯氯胺酮麻醉瞳孔大小无改变。脑缺氧使瞳孔扩大。

(2)双侧瞳孔大小均匀程度：有时眼局部用药可造成双侧瞳孔大小不等。有些大脑疾病也可造成双眼瞳孔大小不等。在麻醉期间如突然发现双眼瞳孔大小不等，应考虑发生脑神经系统病变。一般全身麻醉对瞳孔大小的影响为双眼一致，而不是双眼瞳孔大小不等。

(3)瞳孔对光反射：可分为直接和间接对光反射。当一只眼被光照射时，该侧瞳孔立即表现向心性收缩（直接光反射），同时对侧瞳孔也同样随之收缩（间接光反射）。光反射的上行通路开始自视网膜的视细胞，下行通路是通过动眼神经的副交感神经纤维与瞳孔括约肌发生联系。当光反射上行通路障碍时可以处于弱视状态，麻醉期间眼压增高可使直接光反射减弱，而间接光反射正常。当光反射下行通路障碍时，瞳孔对光反射消失，应考虑硬膜外或硬膜下出血的可能。在全麻的深麻醉期，对光反射均消失。

（诸葛万银）

第十章 眼科手术围术期液体治疗

第一节 液体治疗相关的理论基础

一、体液的生理

一切生命活动都是在体液中进行，体液是生命的摇篮。全面了解体液性质、体液在细胞内与细胞外间隙的分布与它们之间的相互移动，是实施液体治疗必须具备的生理知识。

（一）体液的性质

体液是水溶剂与电解质以水化离子、与非电解质以水化分子状态形成的溶液，未参与形成溶液的水分子，是以偶极缔合形式捆绑在一起，形成50~70个水分子为一簇的分子群，供呼吸与皮肤失水需要（成人为600~1000ml/d）。此外，体内合成糖原、脂肪及肽时，成人经此途径每日生成纯水16.67mol（300ml）。

（二）细胞内、外液 K^+、Na^+ 含量不同的原因

生命起源于海洋，原始海水中含大量钾盐，为适应这种状态，细胞内便含钾盐浓度高，这可从细胞内许多酶活性和钾离子浓度密切相关得以证实。随着环境变迁，海水中钾盐逐渐沉积到海底成为矽酸盐，而越来越多的钠盐溶解于海水中。生物为适应这种大自然变化，被迫选择了在细胞内保持着原始海水的高钾盐状态，以满足多种酶活性对钾的依赖性，而在细胞外液便保持着目前海水的高钠盐情况。

（三）血管内液与组织间液的交流

毛细血管壁有两种微孔，小微孔直径为3.5~4nm，大微孔直径为20nm，但一般呈闭合状态，蛋白质分子直径为14.6nm，难以通过血管壁小微孔，被保留在血管腔内起着维持血容量作用，一般1g蛋白质能吸附水15ml。每分钟约有3/4血管内液通过小微孔与组织间隙液进行交换，每日约有10万升血管内液体在毛细血管部位与组织间隙液进行交流。组织间隙液与血管内液呈流动状态，它们大部分属于水化离子及水化分子水，少部分属于以水分子群存在的纯水。血管腔内来自心脏收缩的静水压是滤出力，血管腔内来自蛋白质对水的吸附力（即胶体渗透压）是回吸收力。组织间隙液中的负液压［正常为-0.73~0.94kPa（-5.5~-7.1mmHg）］与胶体渗透压［正常为1.05~1.14kPa（7.9~8.6mmHg）］是使血管腔内液体滤出的力。上述的毛细血管静水压、血浆胶体渗透压、间质液压、间质胶体渗透压四个力，统称为Starling力，身体内所有毛细血管床液体都是依上述四个力的净值从毛细血管床滤出进入组织间隙，然后再经淋巴管返回循环。淋巴流率是被间质液压与右房压二者间的压差、淋巴管有规律有节奏的收缩、组织的物理性移动及动脉搏动所形成的“淋巴管泵”决定。由于淋巴管瓣的作用，虽然组织间隙呈负压，淋巴液并不倒流，淋巴流率最大可达31ml/min，一般2ml/min。

（四）细胞内液间的交流

细胞与细胞之间连接有三种形式，即封闭连接（occluding junction），又称紧密连接（tight junction），见于各种管腔的内皮细胞，此种连接细胞之间无空隙，具有屏障性作用；锚定连接（anchoring junction），需有细胞骨架参与，广泛存在于上皮组织、心肌和子宫颈等组织中；通讯连接（communicating junction）有间隙连接（gap junction）及化学突触（chemical synapse）两类，间隙连接是在相邻的细胞膜之间有2nm左右的细胞间隙，间隙间有几个至几千个连接子（connexon）对接形成通道，通道直径为1.5~2nm，小分子物质（分子量在1 200以下）如葡萄糖、氨基酸、维生素等能迅速经连接子从一个细胞扩散到相邻细胞，进行细胞间物质交流，达到平衡和协调。连接子通道的功能受膜电位、胞质中 Ca^{2+} 浓度、pH等因素调节，当膜电位降低、pH下降及 Ca^{2+} 浓度升高，可使连接子通道直径变小，甚至关闭，当细胞

膜破损、细胞外 Ca^{2+} 内流，连接子通道也关闭，以免相邻细胞受损。

（五）细胞外液与细胞内液交流

在细胞与细胞间的锚定连接方式中，由肌动蛋白纤维相连接，称为粘合连接（adherens junction），在粘合连接中相邻细胞之间存在一个约 15～20nm 宽的储存体液间隙，允许细胞内液与细胞外液进行跨膜交换。

在跨膜交换中，简单扩散、载体介导的易化扩散，以及经由通道蛋白形成的亲水离子通道扩散，扩散方向都是由高浓度向低浓度，不需要细胞提供代谢能量，所需能量由小分子热运动与高浓度本身储存的能量提供，载体介导的易化扩散与简单扩散相比，其通透系数高 10^5 倍。

另外，在跨膜交换中的逆浓度梯度交换，是由载体蛋白与特定溶质结合，通过蛋白分子自身构象改变，介导溶质逆浓度梯度穿过细胞膜，所需能量由 ATP 水解提供，这种运输方式每秒钟可达 1 000 次以上。

（六）各间隙间的容量平衡

体液由细胞膜与毛细血管膜分割成细胞内液、血管内液及组织间液，细胞内液占体液的 2/3，血管内液及组织间隙液共占体液的 1/3，其中 67% 为组织间隙液，33% 为血管内液。这种容量分配取决于各间隙中溶质粒子的多少，及细胞膜与毛细血管膜的屏障作用。

1.细胞内、外液容量平衡　细胞膜是由膜脂、膜蛋白和膜糖类构成，膜脂包括磷脂、胆固醇和糖脂，膜脂分子为两亲性分子，在水溶液中能自动形成双分子层，脂双层构成膜的基本结构；结合于脂双层中的膜蛋白分为跨膜蛋白、膜周蛋白和脂锚定蛋白，生物膜的主要功能均由膜蛋白完成；膜糖是以糖脂和糖蛋白的形式存在，分布于细胞膜外侧面。

物质跨膜运输是细胞膜的基本功能，被动运输如简单扩散、载体介导的易化扩散以及经由通道蛋白形成的跨膜亲水通道扩散，都是由高浓度向低浓度扩散，只有由载体蛋白介导的主动运输是逆浓度扩散。被动运输与主动运输使细胞膜两侧形成不同物质特定的浓度分布。为了维持细胞内的容量平衡，细胞膜的 Na^+-K^+ ATP 酶泵发挥了重要作用，一旦细胞内容量超负荷，细胞膜上的 Na^+-K^+ ATP 酶泵中的 ATP 即水解释放能量，将细胞内 Na^+ 移出细胞，将细胞外 K^+ 移入细胞，以维持细胞内容量平衡。

2.细胞外液容量平衡　包括血管内液容量平衡与组织间隙液容量平衡两部分。

（1）血管内液容量平衡：血管内液容量取决于血浆蛋白量是否正常，因毛细血管壁的 3.5～4nm 微孔，不允许 14.6nm 的蛋白分子通过，由蛋白分子形成的胶体渗透压［每 100ml 血浆中每 1g 白蛋白产生 0.72kPa（5.44mmHg）胶体渗透压，1g 球蛋白产生 0.19kPa（1.43mmHg）胶体渗透压，也即每 1 000ml 血浆中每 1g 白蛋白产生 0.07kPa（0.544mmHg）的胶体渗透压，1g 球蛋白产生 0.02kPa（0.143mmHg）的胶体渗透压］是将液体保留在血管腔内的力，足够的血浆蛋白量是保证足够血容量的决定性因素。一般 1g 血浆蛋白能吸附 15ml 水。

（2）组织间隙液容量平衡：组织间隙液介于血管壁与细胞膜之间，其容量取决于间质液压、间质胶体渗透压及淋巴回流状况，正常情况下间质液压为 －0.73～－0.94kPa（－5.5～－7.3mmHg），间质胶体渗透压为 1.05～1.14kPa（7.9～8.6mmHg），淋巴回流为 2ml/min。间质液压与间质容量相关，间质容量增加使间质负压变小，可以对抗间质容量增加。间质胶体渗透压取决于间质蛋白含量，间质蛋白正常不超过血浆蛋白的 50%，间质蛋白增加，间质容量即增多。此外，淋巴回流也直接影响间质容量，淋巴回流速度增加，间质容量即减小，反之则增多。

此外，机体还可以根据钠浓度通过醛固酮、ADH 及 ANP 等调节细胞外液容量。

二、体液 H^+ 浓度平衡

体液 H^+ 浓度平衡亦称酸碱平衡。H^+ 有嗜大分子性能，趋向于与大分子结合，一旦与蛋白质分子结合便改变了它的性能，因此，在体液中含量很低。H^+ 的穿膜速度估计为 0.003～0.0004cm/s。

（一）水溶剂中 H^+ 浓度与含量

每个水分子有 2 个 O－H 键，在 25℃情况下，水分子群中含有的势能（键形成时释出的能量）能使 5.5 亿个水分子中有一个水分子的一个 O－H 键断裂，使这个水分子变成 H^+ 及 OH^-。每升水中有 3.46×10^{25} 个水分子，其断裂生成的 H^+ 量为 10^{-7}mol/L。如以 pH 计数法表示，即为 pH 7，也即［H^+］100nmol/L。由于水分子的一个 O－H 键断裂生成的 H^+ 量与 OH^- 量相等，水即不显电性，呈中性状态。

（二）体液中 H^+ 浓度与含量

细胞内液靠近细胞核处的 pH 为 7，线粒体的 pH 为 8，溶酶体的 pH 为 5，细胞膜的 pH 为 5.5。65kg 体重成人其细胞内液（ICF）含 H^+ 量 2 400nmol，细胞外液（ECF）因与肾脏相通，H^+ 可不断经尿排出，另外，呼吸也持续地将 CO_2 排出，使经 CO_2 途径生成的 H^+ 量减少（每 40 万个 CO_2 分子，经碳酸酐酶作用生成 1 个 H^+）。因此 ECF 中 H^+ 含量平均仅为 40nmol/L，65kg 体重成人其 ECF 中含 H^+ 量 600nmol。

（三）体液 H^+ 浓度平衡

由于 H^+ 的嗜大分子性，因此体液中 H^+ 浓度很低，但其在体内的生成量却很高，它主要来自产能物质的代谢（净 H^+ 生成主要来自阳离子氨基酸及含硫氨基酸代谢）及能量物质利用（成人每分钟需 ATP 72 mmol，折合 ATP 43.56g）。在上述 H^+ 生成的途径中，只有物质代谢过程能使 H^+ 在体内蓄积，一般认为成人每日需缓冲的 H^+ 量为 1 000 mmol。由 ECF 的 HCO_3^- 缓冲 350mmol（35％），ICF 的 HCO_3^- 缓冲 250mmol、蛋白质组氨酸的咪唑基缓冲 400mmol（65％）。

尽管 H^+ 在体内大量生成，机体通过缓冲碱的缓冲、细胞内外液离子交换的代偿、肾脏的排泄、及呼吸的调节，能将血液的 H^+ 浓度维持在 35～45nmol/L。这种状态称之为 H^+ 浓度平衡。

（四）机体对 H^+ 浓度失衡的反应

为维持体液 H^+ 浓度稳定，当发生 H^+ 浓度失衡时，机体可通过下述四种途径重建 H^+ 浓度平衡。即：①缓冲碱的缓冲作用；②肺脏的调节作用；③细胞内外液的离子交换作用；④肾脏的排泄作用。

1.缓冲碱的缓冲作用于发生体液 H^+ 浓度失衡后即刻发挥作用，如为代谢性［H^+］失衡，则 HCO_3^- 与 H^+ 按 1∶1 比例结合，结合后即变成 CO_2 和水，CO_2 必须经肺排出体外，否则存积在体液中的 CO_2 本身就可使［H^+］由 40nmol/L 升至 871nmol/L，使血 pH 由 7.40 降至 6.06，如果呼吸代偿能使血中 PCO_2 从 40mmHg 降至 27mmHg，则血中［H^+］仅升至 52nmol/L，血 pH 仅降至 7.29。

2.肺脏的调节作用　于发生代谢性［H^+］失衡后 10～20min 发挥作用，它能补偿［HCO_3^-］下降对［H^+］影响的 50％，和补偿因［HCO_3^-］升高对［H^+］影响的 33.8％。即［HCO_3^-］下降 1mmol/L（从 25mmol/L），PCO_2 下降 1mmHg（从 40mmHg），［HCO_3^-］升高 1mmol/L，PCO_2 上升 0.675mmHg。

3.细胞内外液的离子交换作用　于发生体液［H^+］失衡后 2～4h 发挥作用。如为 ICF［H^+］增多，则 ECF 中的 Na^+ 和 K^+ 与 ICF 中的 H^+ 交换。如为外在 H^+ 进入 ECF 中，则 57％的 H^+ 与 ICF 中的 Na^+、K^+ 交换，其中 2/3 为 Na^+，1/3 为 K^+。

4.肾脏的排泄作用　于发生［H^+］失衡后 12～24h 发挥作用。肾脏对急性呼吸性［H^+］失衡的代偿作用甚微。对慢性呼吸性［H^+］失衡的代偿作用甚佳，PCO_2 每升高 1mmHg，［HCO_3^-］增加 0.3mmol/L，能补偿 PCO_2 升高对［H^+］影响的 60％；PCO_2 每降低 1mmHg，血浆［HCO_3^-］下降 0.5mmol/L，能补偿 PCO_2 下降对［H^+］影响的 100％。

肾脏对代谢性［H^+］失衡的代偿作用是通过排泄 H^+ 及 HCO_3^- 进行。在代谢性［H^+］增多时，肾脏则将排泄更多的 H^+ 及回吸收更多的 HCO_3^- 代偿，反之，在代谢性［H^+］减少时，肾脏则以减少 HCO_3^- 回吸收代偿。

（五）维持体液 H^+ 浓度平衡的重要性

有人研究，机体在 3s 内生成的 H^+ 量即超过其体内 H^+ 总量，如不能及时加以清除就会致机体死亡。缓冲碱在这方面发挥了重要作用，其次是呼吸的调节作用，最后是肾脏的排泄作用。

由于 H^+ 伴随能量利用与供能物质代谢过程生成，在供能物质代谢过程生成 H^+ 最多的阶段是酵解过程，因此，维持足够的氧供便成为控制 H^+ 生成的重要问题。因此，为维持体液 H^+ 浓度平衡必须做好以下三点，即：确保氧代谢正常进行；维持良好的呼吸功能；保持肾脏功能处于最佳状态。

（李文硕　周　芳）

第二节　常用输液剂种类、功用与输注时注意事项

输液剂在液体治疗中占有重要地位，详细了解常用输液剂的作用及输注时注意事项，对正确应用各种输液剂起指导作用。

一、液体治疗相关名词解释

1.电解质液　凡在水溶剂中电离成阳离子和阴离子的溶质（如 NaCl），称为电解质，由水与电解质以水化离子状态形成的溶液，称为电解质液。

2.非电解质液　凡在水溶剂中能形成水分子壳而仍保持分子状态的溶质（如葡萄糖），称为非电解质，由水与非电解质以水化分子状态形成的溶液，称为非电解质液。

3.晶体液　溶液中直径小于 1nm（1nm = 十亿分之一米）的溶质分子或离子，称为晶体，由晶体与水形成的溶液，称为晶体液。如 5%葡萄糖液及 0.9%NaCl 液。

4.胶体液　溶液中直径介于 1～100nm 的溶质分子，称为胶体，由胶体与水以氢键缔合形成的溶液，称为胶体液。

5.渗透作用和渗透压　当存在只允许水分子或小分子物质透过的半透膜时，如在半透膜的一侧置入溶质，即见水分子由半透膜另一侧向该侧转移，这种现象称为渗透。转移的水分子将溶质分子包绕形成水合壳，当所有溶质分子均形成水合壳时，水分子即停止转移，此时置入溶质侧的液平面即高于另一侧，高出的液柱形成的静水压，称为渗透压，渗透压大小与单位溶剂中含有的溶质分子颗粒数多少成正比。在 1kg 纯水中，1mOsm 溶质分子与水分子形成水化离子或水化分子时产生的渗透压为 19.3mmHg，例如，血浆重量渗透浓度 280mOsm/kg 产生的渗透压为：280×19.3 = 5 404mmHg。浓度是指单位容积中含有的溶质分子数，渗透压是指溶质粒子形成水化分子或水化离子后产生的静水压。不能将浓度与压力这两个概念混淆。

6.渗透浓度（mOsm）及其计量单位　以毫克分子为计量单位计算每公斤纯水中或每升溶液中含有的能产生渗透压的溶质分子颗粒数，称为渗透浓度。其计量单位为 mmol/L［mOsm/（kg·H_2O）mOsm/L］。

7.晶体渗透压和胶体渗透压　血浆渗透浓度是采用超冻（supercooling）原理测定的，其测定结果包括晶体和胶体渗透浓度总和。晶体渗透压计算为：先计算血浆蛋白形成的血浆胶体渗透浓度在总渗透浓度中的占有量，从总血浆渗透浓度中减去血浆胶体渗透浓度占有量，即得晶体渗透浓度值，将此值×19.3 即为晶体渗透压。例如，测得血浆渗透浓度为 280mmol/L，血浆白蛋白为 40g/L，球蛋白为 25g/L，则血浆胶体渗透压为：（40×0.544）+（25×0.143）= 25.34mmHg（此式中的 0.544 为 1 000ml 血浆中每 1g 白蛋白产生的渗透压，0.143 为 1g 球蛋白产生的渗透压）。血浆总渗透压为：280×19.3 = 5404mmHg。晶体渗透压为：总渗透压 – 胶体渗透压 = 280×19.3 – 25.34 = 5378.66mmHg。血浆胶体渗透压在血浆总渗透压中的占有量为：25.34÷5404×100%≈0.5%。

8.有效渗透分子与无效渗透分子　不能透过细胞膜或毛细血管壁的溶质分子称为有效渗透分子，否则称为无效渗透分子。

9.等张溶液和等渗溶液　“张”是对细胞容积而言，凡能使细胞容积缩小的溶液，称为高张溶液，如 2%～3%的 NaCl 液、50%的葡萄糖液。

凡能使细胞容积扩大的溶液，称为低张溶液，如0.45%的 NaCl 液。凡不影响细胞容积的溶液，称为等张溶液，如 5%的葡萄糖液，0.9%的 NaCl 液。

等张溶液是指该溶液的渗透浓度与细胞外液和细胞内液的渗透浓度相同，其形成溶液渗透浓度的溶质是有效渗透分子，此种溶液输入后都停留在细胞外液中，不进入细胞内，细胞容积无改变，此种等张溶液（不改变细胞容积）也为等渗溶液；但如为无效渗透分子形成的等渗溶液，如1.68%尿素溶液，其渗透浓度为 280mmol/L，由于它能自由通过细胞膜，水分子随其进入细胞内，使细胞容积增大，因此，对无效渗透分子形成的等渗溶液并非是等张溶液。

10.维持输液与维持输液剂　对每日生理需要量的水分、电解质与营养物质补充所进行的输液，称为维持输液。用于行维持输液的输液剂称为维持输液剂，成人应用的维持输液剂如复方电解质葡萄糖 M3A、M3B 及 MG3 注射液和小儿应用的维持输液剂如复方电解质葡萄糖 R4A 及 R4B 注射液。维持输液剂是根据每日机体对水分、电解质、供能物质（即糖、脂肪、蛋白）需要量研制的，不仅解决了过去行维持输液临时配制的问题，方便了医护人员实施液体治疗，也有利于行密闭式输液。

11.补充输液与补充输液剂　对体液病理性丢失的补偿称为补充输液。常用的补充输液剂依其作用分为以下 5 种。①细胞外液补充剂：如0.9%NaCl 液、林格液、乳酸钠林格液等。②细胞内液补充剂：常用的有复方电解质葡萄糖 R2A 注射液，含细胞内液所需要的钾、镁与磷酸盐。③营养补充剂：如葡萄糖液、脂肪乳剂、氨基酸溶液、水乐维他 N(Soluvit N)、维他利匹特 N(Vitalipit N)、安达美(Addamel)及安达美 N(Addamel N)等。④血浆与代血浆制剂：因其溶质分子量大，不易透过毛细血管壁，利于维持血浆容量。⑤单一电解质制剂：是用于补偿机体所需要的某一种电解质，如氯化钠液、氯化钾液、葡萄糖酸钙液、碳酸氢钠液、氯化铵液等。

二、常用输液剂功用

输液剂依其功用可概括为两大类，即维持输液剂与补充输液剂。此种分类利于掌握与应用，也便于讨论，但不包括渗透压输液剂（因其不是维持输液剂，也非补充输液剂）。

（一）维持输液剂

此输液剂是满足禁食或不能进食病人每日对水、电解质与供能物质部分需求量配制的，单纯输入这种制剂基本能满足病人对水、电解质与供能物质的部分需求。用于成人的维持输液剂是以 1/3 0.9%NaCl 液为基础，加入适量乳酸钠及葡萄糖配制的；小儿用维持输液剂是以 1/5 0.9%NaCl 液为基础，加入适量乳酸钠及葡萄糖配制的，其成分与功用见表 10－1。

表 10－1　维持输液剂成分与功用

名称	电解质（mmol/L）				葡萄糖(g/L)	功用
	Na^+	K^+	Cl^-	乳酸盐$^-$		
复方电解质葡萄糖 M3A 注射液	60	10	50	20	27	成人维持输液
复方电解质葡萄糖 M3B 注射液	50	20	50	20	27	成人维持输液
复方电解质葡萄糖 MG3 注射液	50	20	50	20	100	成人维持输液
复方电解质葡萄糖 R4A 注射液	30	–	20	10	40	小儿维持输液
复方电解质葡萄糖 R4B 注射液	30	8	28	10	37.5	小儿维持输液

表 10－1 列举的维持输液剂含有的供能物质提供的热量最多仅为正常需要量的 50%，其余量尚需另行适当补充。

（二）补充输液剂

是根据机体欠缺情况研制出的输液剂，它不仅能补充机体各腔隙容量欠缺、有针对性的补充各种成分欠缺、所需供能物质欠缺，还能补充机体生存与发育需要的各种维生素与微量元素。因此，补充输液剂包括的范围较广，现分别介绍如下。

1.细胞外液补充剂　常用的细胞外液补充剂见表10－2所示，乳酸钠林格液除乳酸盐含量显著高于血浆外，其他电解质成分、含量以及渗透浓度均近似于血浆，因此是目前较理想的细胞外液补充剂（含葡萄糖、山梨醇、果糖、麦芽糖的乳酸钠林格液，还可为机体提供27%供能物质）。0.9% NaCl 液及林格液，因分别含 Na^+ 及 Cl^- 明显高于细胞外液，只有在乳酸钠林格液缺乏情况下，才用于补充细胞外液缺乏，复方电解质葡萄糖 R4B 注射液（包括 R4A 注射液）只用于小儿行细胞外液补充输液。

表10－2　常用细胞外液补充剂

输液剂名称	电解质(mmol/L)							渗透浓度	各类糖
	Na^+	K^+	Ca^{2+}	Mg^{2+}	Cl^-	$HCO3^-$	乳酸盐$^-$	(mOsm/L)	(g/L)
血浆	144	5	2.5	1.5	107	27	1.2	303.7	1
0.9%NaCl 液	154				154			308	
林格液	146	4	2.5		155			307.5	
乳酸钠林格液	130	4	1.5		109		28	272.5	
5%葡萄糖.0.9%NaCl 液	154				154			586	50

2.细胞内液补充剂　细胞内液是细胞进行新陈代谢的场所，其电解质成分与含量不仅反映了原始细胞在海水中形成时的痕迹，也适应了细胞内结构、酶活性等状况。目前，用于补充细胞内液的输液剂有复方电解质葡萄糖 R2A 注射液，其电解质组成与含量见表10－3。

表10－3　细胞内液补充剂

输液剂名称	电解质 (mmol/L)								渗透浓度	葡萄糖
	Na^+	K^+	Mg^{2+}	Cl^-	$HPO_4{}^{2-}$	$SO_4{}^{2-}$	$HCO_3{}^-$	乳酸盐－	(mOsm/L)	(g/L)
复方电解质葡萄糖 R2A 注射液	60	25	1	49	6.5	－	－	25	297	23.5

3.起始输液剂　起始输液剂是指脱水性质未确定前使用的输液剂，其钠与氯含量介于1/5～1/2的0.9%的 NaCl 液，这种输液剂输入后主要补充细胞外液，输液剂特点是不含 K^+，N_a^+ 与 Cl^- 含量低。常用的起始输液剂的组成与含量见表10－4。

表10－4　起始输液剂

输液剂名称	电解质浓度(mmol/L)			渗透浓度(mOsm/L)	葡萄糖(g/L)
	Na^+	Cl^-	乳酸盐$^-$		
1/2 0.9%NaCl 液	77	77		293	25
1/4 0.9%NaCl 液	38.5	38.5		285	37.5
1/5 0.9%NaCl 液(R4A 注射液)	30	20	10	82	40
1/2 0.9%NaCl 乳酸盐液	90	70	20	324	26

4.代血浆制剂　此制剂输入后能定量性的存在于血管腔中。代血浆制剂因其具有与血浆相似的胶体渗透压及渗透浓度（血浆渗透浓度为255.8～274.4mOsm/L，等渗输液剂的渗透浓度为240～340mOsm/L），此制剂输入后很少被机体代谢利用，能在血管腔中存留较长时间，无抗原性，对凝血功能无影响，现已被广泛应用。常用的代血浆制剂有6%～10%右旋糖苷、6% 706 代血浆（国产羟乙基淀粉代血浆）、6%～10%贺斯（进口羟乙基淀粉代血浆）、尿联明胶（海脉素、

血代、国产的为菲克血隆）及琥珀明胶（血定安、佳乐施），详见表 10－5。各种代血浆制剂扩充血容量作用的大小，与其浓度高低及分子量大小有关，浓度高、分子量小，则产生的胶体渗透压高，扩容作用强；反之，浓度低、分子量大，则产生的胶体渗透压低，扩容作用差。胶体渗透压计算公式为：每升含胶体量(g)÷胶体分子量×1000×19.3＝胶体渗透压(mmHg)。如 4％琥珀明胶，分子量 30000，其胶体渗透压为 40/30000×1000×19.3＝25.7mmHg。评估各种代血浆制剂的扩容作用，可根据胶体渗透压的计算公式推算。

表 10－5　常用代血浆制剂

		右旋糖苷 40	右旋糖苷 70	706 代血浆	贺斯	尿联明胶	琥珀明胶
分子量		40000	70000	25000～45000	200000	35000	30000
制剂浓度(％)		6～10	6	6	6～10	3.5	4
含电解质情况	Na^+	154	154	154	154	145	154
(mmol/L)	Cl^-	154	154	154	154	145	120
	K^+	–	–	–	–	5.1	–
	Ca^{2+}	–	–	–	–	6.25	–
半衰期(h)		6～8	6～8	12	3～4	4～6	4
输用量(L/24h)		1.5	1.5	1.5	1.5	2	10～15
类过敏反应(％)		0.069～0.273	0.069～0.273	0.058～0.085	0.115	0.146～0.345	0.066
对凝血功能影响		有	有	有	有	无	无
蓄积作用		数周	数周	数月	数月	无	无

5.营养输液剂

(1)相关名词解释

1)营养：是指人体摄取营养素为维持机体生存、生长发育及各种生命活动作用。

2)营养素：是指食物中对人体有用的物质，如糖类、脂类、蛋白质、维生素、矿物质及水等。

3)营养输液剂：是指能为机体提供所需营养物质的各种输液剂，如各种糖类制剂、脂肪乳剂、水溶性及脂溶性维生素制剂、各种微量元素制剂。

4)营养支持：是指对营养缺乏或不能摄取所需营养物质的人，通过各种途径进行营养补充，恢复其正常生理功能。如通过静脉途径补充所需营养物质，称为静脉营养支持。

5)平衡营养：是指营养摄入与消耗间的数量关系。当营养物质摄入量等于机体消耗量时，称为平衡营养，它是以监测热卡与氮是否处于平衡状态为标准。当摄入量大于消耗量时，称为正平衡，但摄入量不能超过机体可耐受的最高摄入量，超过时会对机体产生损害。当摄入量少于机体消耗量时，称为负平衡，表示机体处于营养缺乏状态，不利于机体生存与抗病，应继续行营养支持，使机体很快摆脱营养不良状态。

(2)常用的营养输液剂：营养输液剂的特征是以能满足机体对供能物质的需求。人体在任何瞬间都需要能量支持，成人每分钟需三磷酸腺苷 72mmol，如葡萄糖酵解在有氧条件下进行，需葡萄糖 425g，如糖酵解在无氧条件下进行，需葡萄糖 491g，相当于输入 25％的葡萄糖液 1.7～2L。对机体合理供能须兼顾糖、脂肪及氨基酸比例，糖占总热量 50％～60％、脂肪占总热量的 20％～30％、氨基酸占总热量的 15％～20％。

1)糖类制剂：有 20％～50％葡萄糖液(Kleinberger 等采用 60％葡萄糖液)。如采用复方电解质葡萄糖 MG3 注射液，其含糖量为 100g/L，同时能提供机体所需要 Na^+、K^+、Cl^-。为能满足机体所需热量，需与脂肪乳剂并用。

2)脂肪乳剂：目前常用的脂肪乳剂有英脱利匹特(Intralipid)及力保肪宁(Lipofundin)。

A.英脱利匹特：由大豆油和乳化剂卵磷脂及调节渗透压的甘油混合组成，为含长链甘油三酯的脂肪乳剂。有 10% 和 20% Intralipid 两种剂型，见表 10－6。

表 10－6　英脱利匹特剂型

剂型	10%	20%
精制大豆油(g/L)	100	200
卵黄磷脂(g/L)	12	12
甘油(g/L)	22.5	22.5
注射用水至(ml)	1 000	1000
kcal /L	1 100	2000
渗透浓度(mOsm/L)	300	350
pH	8.0	8.0

[药理作用]本剂与食物中消化吸收的乳糜微粒经相同的途径代谢，故清除率相同。在应激状态下机体对脂肪的氧化作用利用率增高、廓清加快，能充分利用外源性脂肪。本剂与全糖供能的肠道外营养(TPN)相比，产生 CO_2 和耗氧量均明显减少，可减轻病人的呼吸负担，因此脂肪乳剂更适用于有呼吸功能不全病人。本剂含 60% 必需脂肪酸，具有防治必需脂肪酸缺乏症的作用。TPN 时由脂肪乳剂提供 30%～50% 的非蛋白质热量，可以改善和逆转单用葡萄糖所致的肝脂肪浸润。本剂提供 15mmol/L 磷，可减少 TPN 时低磷血症发生。20% 英脱利匹特由于乳化剂用量相对减少，磷脂和甘油三酯(PL/TG)比值更接近于天然乳糜微粒的比值。渗透浓度几乎与血浆相等。

[临床应用]作为 TPN 双能源之一的脂肪乳剂(约占非蛋白热量的 1/2～1/3)，具有与血浆等渗或近于等渗(可从外周静脉输注)、补充必需脂肪酸(能防治必需脂肪酸缺乏症)、和体积相对小而供热大的特点。而 20% 的本剂为更浓缩的能源，对能量需要显著增加(高分解代谢病人)、液量输入受限(心衰、肺水肿)的病人更适合。

用量与机体清除脂肪的能力有关，可通过脂肪廓清试验和定期检查血清甘油三酯来确定。一般脂肪供能以占总非蛋白质热量的 35%～50% 为宜。

成人输入脂肪乳剂 1g/(kg.d)可被机体迅速利用而不致扰乱内环境。最大推荐量为 3g/(kg.d)，500ml 输入时间不少于 5h。新生儿和婴儿一般从 0.5g/(kg.d)开始，逐增至 2g/(kg.d)。如增至 4g/(kg.d)，则应监测血清甘油三酯、肝功能等。即使为了补充热量，也不应超过 4g/(kg.d)。可用输液泵在 20～24h 内以恒定速度输入。亦可与葡萄糖液或氨基酸液通过 Y 形管道或三通管道混合后输入(该法既适合于中心静脉，也适合于外周静脉)。本剂也用于配制“全合一”的营养混合液(TNA)，TNA 经中心静脉或外周静脉均可输入，其优点是减轻护理工作，减少污染机会，各种营养成分能同时、均匀输入，有利于机体更好地利用，总渗透浓度可降至 600mOsm/L，接近 10% 葡萄糖液，经外周静脉输注很少发生血栓性静脉炎。

配制要严格无菌技术操作，在层流净化台内进行。加液顺序：将电解质、微量元素加入葡萄糖液内，磷酸盐加入氨基酸液内，水溶性维生素与脂溶性维生素加入脂肪乳剂中，然后将氨基酸液和葡萄糖液加入 3 升袋中，最后加入脂肪乳剂，轻摇后避光输注。但需注意多数维生素不稳定(如维生素 K 遇光极易分解)。

[注意事项]急性休克、急性肝炎和严重脂肪代谢紊乱者，如病理性高脂血症者忌用。对于脂肪代谢功能有一定损害者，如肝肾功能不全、未得到控制的糖尿病、胰腺炎及脓毒症病人，未成熟儿和低体重儿，由于代谢脂肪功能不健全，使用时需每天检查脂肪的清除率和血清甘油三酯含量。

可能引起体温升高(＜3%)，偶见发冷、畏寒以及恶心、呕吐(＜1%)。即刻反应，如过敏反应、皮疹、荨麻疹，迟发反应，如长期使用，婴儿可能发生血小板减少。

超量供给或突发肾功能损害者，可导致脂肪

超载综合征(表现为高血脂、发烧、脂肪浸润以及昏迷)。停用后即可恢复。

脂肪廓清试验具体操作如下:输注前采血样、离心,如血浆部分呈乳状或不透明,则必需推迟第二次输注脂肪乳。对大多数病人使用后5~6h即可完全清除。孕妇使用也是安全的。

B.力保肪宁:由大豆油、卵磷脂、甘油和中链甘油三酯主要是中性辛酸(约60%)及葵酸(约40%)混合组成。为含中、长链脂肪酸的脂肪乳剂。有10%和20%Lipofundin两种剂型,见表10-7。

表10-7 两种力保肪宁的成分对比

剂型	10%	20%
大豆油(g/L)	50	100
中链脂肪酸(g/L)	50	100
卵磷脂(g/L)	12	12
甘油(g/L)	25	25
加注射用水至(ml)	1000	1000
kca/L	1008	1908
渗透浓度(mOsm/L)	345	380
pH	6.5~8.5	6.5~8.5
磷(mmol/L)	14.5	14.5

[药理作用]力保肪宁可提供高热量及必需脂肪酸,渗透浓度与血浆相同,并能迅速氧化供能。其所含中链脂肪酸不依赖肉毒碱氧化,对肉毒碱转运酶缺乏或活性降低的重症病人尤为适宜。

[临床应用]力保肪宁的适应证与英脱利匹特相同。由于它具有利用率快、节氮作用明显、进入线粒体内代谢不需肉毒碱转运等特点,是应激状态下或肉毒碱代谢障碍时的最佳供能物质。

用量:成人为1~2g/(kg·d),可提供60%以上非蛋白质热量。10%力保肪宁最初15分钟输入速度不应超过0.5~1.0ml/(kg·h),如无不良反应可将速度逐增至2ml/(kg·h)。20%力保肪宁最初15分钟输入速度不应超过0.25~0.5ml/(kg·h),如无不良反应,可将速度逐增至1ml/(kg·h)。10%500ml或20%250ml可用于成人第一天治疗,如病人无异常反应可适当加大剂量。

用法:可经外周静脉或中心静脉与葡萄糖液或氨基酸液同时输注,但这三种营养液在进入血管前应迅速混合,每种液体的流量可分别控制,如用输液泵输注将更方便。

[注意事项]禁用于休克、缺氧、酮症酸中毒、严重脂肪代谢紊乱(病理性高脂血症)病人。长期使用应了解病人的血小板和凝血功能情况。妊娠3个月内不宜使用。

副作用:可发生呼吸困难、发绀、变态反应、恶心呕吐、寒战等急性反应;亦可发生肝功能受损、血小板减少等慢性反应。

3)氨基酸输液剂:营养用氨基酸输液剂由8种人体必需氨基酸与其他多种非必需氨基酸组成,含人体合成蛋白时可利用的各种氨基酸,经静脉输入后,可供机体有效利用,以纠正负氮平衡及减少蛋白质消耗,增强机体抵抗力与促进伤口愈合。国内常用营养用氨基酸注射液有以下几种。

A.11种氨基酸注射液-833(11Amino Acid Injection-833):由8种必需氨基酸和3种(精氨酸、组氨酸、甘氨酸)非必需氨基酸组成,每100ml含氨基酸总量为8.33g。此种氨基酸制剂的特点是这种注射液中所含游离氨量接近正常血氨水平,故一般不会造成外源性高氨血症。其含必需氨基酸与非必需氨基酸的比值相近,属不平衡型。11种氨基酸注射液-833用水配制,不含山梨醇之类的热源,故在应用时必需供给足够的葡萄糖以防氨基酸作为能源被消耗。11种氨基酸注射液-833的另一特点是不含盐酸盐,因而不易发生高氯血症。

B.氨复命14s注射液[复方氨基酸注射液(14AA)]:是一种全蛋模式营养型复合氨基酸注射液。必需氨基酸(EAA)占44%,支链氨基酸占22.66%。此种输液剂是参照完整鸡蛋中含有的必需氨基酸和6种非必需氨基酸配比而成,增加了非必需氨基酸含量,从而使必需氨基酸与非必需氨基酸的总量比相等。其比例系仿照FreAmine III的组成,优于前述11种复合氨基酸注射液。其必需氨基酸与非必需氨基酸的比值接近1。支链氨基酸占总氨基酸量的22.6%。配方中有无机磷,并配有甘油可提供部分热量,因而提高了氨基酸的利用率。此种复合氨基酸输液剂的配比组成是目前较好的模式。复方氨基酸注射液(14AA)有两种剂型,3%为甘油溶液(3%甘油),8.5%为水溶液。

C.复方氨基酸注射液(15AA):复方氨基酸注射液(15AA)为8.25%的氨基酸水溶液,其中必需氨基酸占52.3%,支链氨基酸占34.4%,是在复方氨基酸注射液(14AA)的基础上增加了支链氨基酸(BCAA)缬氨酸、亮氨酸及异亮氨酸含量,使其由14AA的22.6%升高到34.4%,降低了必需氨基酸苯丙氨酸及色氨酸含量,但必需氨基酸含量仍较14AA增加8.3%(14AA的EAA为44%,15AA的EAA为52.3%)。由于15AA中的必需氨基酸及支链氨基酸含量均明显升高,它不仅适用于对饥饿及营养不良病人进行营养支持,也适用于对严重创伤、感染致全身炎症反应综合征(SIRS)所激发的高代谢病人行代谢支持。

D.复方氨基酸注射液(15-HBC):15-HBC是含氨基酸6.9%的醋酸溶液,其中必需氨基酸含量为58.7%,支链氨基酸含量为45%(15AA的EAA为52.3%,BCAA为34.4%),较15AA的EAA升高6.4%,较15AA的BCAA升高10.6%。由于15-HBC含大量支链氨基酸,EAA含量也较高,最适用于大面积烧伤、严重创伤与感染等应激状态下肌肉分解代谢亢进、消化系统功能障碍、营养恶化及免疫功能下降病人的代谢支持及营养支持。15-HBC是参照美国FreAmineHBC于1986年研制成功的产品。目前美国已推出多种含BCAA45%的氨基酸注射液,如Aminosyn HBC、Venamin HBC、Traveonol BCAA及FreAmine HBC。

E.复方氨基酸注射液(17AA):是含7.65%的氨基酸、5%山梨醇溶液,其中必需氨基酸占23.8%,与非必需氨基酸之比为1:2.5(E/N),丙氨酸、脯氨酸含量较高,是创伤患者氨基酸代谢之必需,可促使蛋白质代谢恢复正常,纠正负氮平衡,加速伤口愈合。本品含支链氨基酸仅为9.5%,属营养型氨基酸制剂,由于非必需氨基酸所占比例较大,并加用5%山梨醇,除可提供一定热量外,理化性质较稳定,有利于提高氨基酸的利用率。由于本品含半必需氨基酸组氨酸及精氨酸较高,可防止发生高氨血症,有利于伤口愈合。由于本品含5%山梨醇,更适用于糖尿病病人供能。

F.复方氨基酸注射液(18AA):是含5%或10.36%的氨基酸、5%山梨醇溶液,其中必需氨基酸占50%,支链氨基酸占24%,属营养型氨基酸制剂。其特点是模式新、浓度佳、E/N配比适当、不含氯离子、计算简便等。经大量临床应用证明,复方氨基酸注射液(18AA)输入后,与健康人对比除血中谷氨酰胺升高外,其他无明显差异,它能合理提供营养源、氮源及改善氮平衡,促进蛋白质、酶类、激素合成,从而提高机体营养,增强免疫力。适用于行营养支持以及代谢支持治疗。

G.凡命(Vamin)注射液(18AA):本品是含7%氨基酸的电解质溶液,其中必需氨基酸占41%,支链氨基酸占19.3%,E/N为1:1.44,属营养型氨基酸溶液。其各种性能类似复方氨基酸注射液(14AA),但因其不含其他供能物质,因此在输用时为使其所含各种氨基酸成分充分发挥其生理效能,应注意同时补充足够的供能物质。由于本品含氯量较高,应注意发生高氯血症。本品的pH值是所有氨基酸制剂中较低者,输用时应注意防治添加性及稀释性酸中毒。

H.18种氨基酸葡萄糖注射液(爱欣森):本品是兼顾能量支持与营养支持的新型氨基酸输液剂,氨基酸含量为3.5%或13.5%,葡萄糖含量为7.5%,其中必需氨基酸占53.3%,支链氨基酸占21.5%。本品与复方氨基酸注射液(18AA)相比,必需氨基酸比例升高3.3%,支链氨基酸比例降低2.5%,糖含量升高2.5%。在为合成蛋白质所需氨基酸中,必需氨基酸应占45%,在维持每日所需的氨基酸中,必需氨基酸应占30%。18种氨基酸葡萄糖注射液,能较好地满足这些要求并能提供更多热量,因此是较理想的用于营养支持的氨基酸制剂。经大组病例临床输用证实，效果与复方氨基酸注射液(18AA)相同。

I.小儿用氨基酸注射液(18)(爱咪特)：小儿用氨基酸注射液(18)是按母乳蛋白质构成成分与含量制成，它是含氨基酸6.74%的醋酸钠溶液，其中必需氨基酸含量占45.5%，支链氨基酸占20.4%。小儿用氨基酸注射液(18)为母乳式氨基酸输液剂，与其他氨基酸输液剂相比较，降低了苯丙氨酸、甲硫氨酸及甘氨酸含量，适当增加了半胱氨酸、酪氨酸、组氨酸及精氨酸含量，这些是针对婴幼儿生长发育需要设计的。本品经国内四省市10所医院儿内、儿外科临床验证证实，以2~2.5g/(kg.d)剂量连续应用6~10日，均可获得明显正氮平衡。因此认为，小儿用氨基酸注射液(18)是理想的小儿氨基酸输液剂。

4)维生素制剂：有水溶性及脂溶性两种。

A.水乐维他N(Soluvit N)：含有9种水溶性维生素，每瓶含：维生素B_1 3.2mg、维生素B_2 3.6mg、烟酰胺40mg、维生素B_6 4mg、泛酸15mg、维生素C 100mg、叶酸0.4mg、维生素B_{12} 5μg、甘氨酸300mg、维生素H(生物素)60μg。其生理作用、缺乏后不良影响、日需要量见表10-8。

表10-8 水乐维它N各成分作用、缺乏后表现及日用量

	生理作用	缺乏后表现	每日静脉剂量
维生素B_1	碳水化合物代谢	脚气病	3.0mg
	脱羧作用的辅酶		
维生素B_2	黄素蛋白的组分	唇干裂	3.6mg
烟酰胺	NAD和NADP的组分	皮炎	
	脂肪合成	腹泻	4.0mg
	糖酵解	糙皮病	
	组织呼吸		
维生素B_6	氨基转移的辅酶	痛性痉挛、抑郁	40mg
叶酸	合成嘌呤和嘧啶的辅酶	幼红细胞贫血症	400μg
维生素B_{12}	DNA合成		
	维持骨髓和神经系统的	恶性贫血	5μg
	正常生理功能		
泛酸	辅酶A的组分	疲劳	
	脂肪酸和碳水化合物的代谢	感觉异常	15mg
	类固醇激素的合成	痛性痉挛	
生物素	参与羟化作用过程	皮炎	
	尿素循环	食欲不振	60mg
	天冬氨酸酶的合成	肌肉疼痛	
维生素C	脯氨酸羟基化	坏血病	100mg
	胶原生成		

B.九维他(Nonavitamine)：为9种水溶性维生素制剂，每瓶含：维生素B_1 3.1mg、维生素B_2 4.92mg、烟酰胺40mg、维生素B_6 4.86mg、泛酸16.5mg、维生素C 100mg、维生素H(生物素)60μg、叶酸0.4mg、维生素B_{12} 5.0μg。

[药理作用]本品作为营养输液添加剂，用于防治成人和小儿水溶性维生素缺乏症。

[临床应用]应激状态下(高烧、创伤、烧伤、感染、肿瘤)高分解代谢的病人，术后或其他原因引起暂时不能进食的病人，虽能进食但吸收功能差，经胃肠道不能摄入足量营养的患者均适用。

成人静脉输注每日1瓶，小儿剂量酌减。输注前用适量氯化钠或葡萄糖注射液溶解，然后加入5%、10%的葡萄糖或0.9%的氯化钠注射液500ml中输注。[注意事项]本品必须加入500ml输液剂中供静脉输注。当输液量小于500ml时，要控制滴速，防止维生素B_1局部浓度过高引起过敏反应。不得直接静脉推注。本品稀释后应加遮光罩，稀释后限在12h内使用。个别患者可能发生变态反应，对本制剂中任何一种成分过敏者禁用。治疗过程中应注意观察，如发现异常反应立即停药。

C.维他利匹特N(Vitalipid N)：为4种脂溶性维生素水油混合制剂，每安瓿含量见表10-9。

表10-9　维他利匹特N每安瓿含各种维生素量

	成人用每安瓿含：	儿童用每安瓿含：
维生素A(mg)	0.99(3300IU)	维生素A 0.69(2300IU)
维生素D_2(μg)	5(200IU)	维生素D_2 10(400IU)
维生素E(mg)	9.1(10IU)	维生素E 6.4(71IU)
维生素K_1(μg)	150	维生素K_1 200

5)微量元素制剂：用于成人的有安达美(Addamel)及安达美N(Addamel N)，用于新生儿及婴儿的有派达益儿(Ped-el)。

A.安达美：是含有6种微量元素及钙、镁、氯的浓缩液。成人静脉营养中用作添加成分。每安瓿(10ml)含：钙5mmol、镁1.5mmol、铁50μmol、锌20μmol、锰40μmol、铜5μmol、氟50μmol、碘1μmol、氯13.3mmol。

[药理作用]本品是TPN不可缺少的组成部分，用以补充成人(婴儿不适用)每日所需的钙、镁和氯及6种微量元素。本品的生理作用、缺乏后表现和每日静脉用量见表10-10。

表10-10　安达美各成分作用、缺乏后表现及日用量

	生理作用	缺乏后表现	每日静脉用药剂量
铜	骨骼生长	贫血	8~24μmol
	血红蛋白合成	嗜中性白细胞减少症	
	免疫防御	骨骼畸形	
铁	血红蛋白、肌红蛋白和	贫血	0.25~1μmol/kg
	细胞色素系统的成分		
锰	能量和脂肪代谢	厌食、恶心、呕吐	3~15μmol
锌	生长和再生	脱发和皮肤损伤	40~60μmol
	促进伤口愈合和	免疫缺陷	
	体液免疫		
氟	牙齿和骨骼生长	减弱对牙齿和骨质	0.7μmol/kg
		的抵抗力	
碘	甲状腺激素合成	甲状腺功能减退	0.015μmol/kg
镁	调节线粒体功能	手足抽搐	0.04mmol/kg
	催化ATP生成	恶心、呕吐	
	神经冲动传导	神经肌肉异常	
	肌肉收缩	心肌兴奋性增高	
		厌食	
钙	骨骼牙齿的钙化	骨痛	0.11 mmol/kg
	神经肌肉的传导	骨折	
	肌肉收缩、血液凝固	身材矮小	
氯	维持电解质平衡	代谢性(低氯性)碱中毒	1.3~1.9 mmol/kg

[临床应用]对应激状态下高分解代谢的病人,接受 TPN 者,天然食物中微量元素缺乏者,病态下过度丢失微量元素者,或大量长期使用氨基酸注射液和利尿剂者均适用。

对成人或体重超过 15kg 的儿童,每日 1 安瓿即可同时补充钙、镁及 6 种微量元素的日需量。一般将 1 安瓿加入 500ml 凡命氨基酸注射液或葡萄糖溶液内,6~8h 内输入。

[注意事项]必须稀释后静脉输注。用前 1h 配制,输注时间不超过 12 小时。不能用于不耐受果糖的病人,因本品中含有山梨醇可转化为果糖。肾功能障碍和/或胆道排泄微量元素功能明显降低时,必须在严密观察下使用。婴儿不宜使用。不可添加其他药物,以免发生沉淀。

B.安达美 N:是含有 9 种微量元素的无色溶液,对成人肠外营养中用作添加成分。每安瓿(10ml)含铬 0.2μmol、铜 20μmol、铁 20μmol、锰 5μmol、钼 0.2μmol、硒 0.4μmol、锌 100μmol、氟 50μmol、碘 1μmol、山梨醇糖 3g。

[药理作用]用以补充成人(婴儿不适用)每日所需的主要必需微量元素。比安达美多 3 种微量元素(铬、硒、钼),其生理作用、缺乏后表现和每日静脉给药量见表 10-11。

表 10-11　安达美 N 各成分作用、缺乏后表现及日用量

	生理作用	缺乏后表现	每日静脉用药量
铬	参与葡萄糖和脂肪代谢 参与激活胰岛素	高血糖	0.2~0.3μmol
硒	谷胱甘肽及过氧化酶的组成 防止细胞脂质被氧化	心肌病(克山病) 肌肉酸痛	0.4μmol
钼	参与组成黄嘌呤氧化酶、 醛氮化酶、亚硫酸盐氧化酶	含硫氨基酸的 代谢障碍	0.2μmol

[临床应用]对应激状态下高分解代谢病人及接受 TPN 者、病态下过度丢失者均适用。

一个安瓿即能满足正常成人每日微量元素需要量。由于病情不同对微量元素的需要量也不同,可增减其用量。用时将 1 安瓿(10ml)加入 500ml 凡命氨基酸注射液或葡萄糖溶液内,6~8h 输完。

[注意事项]必须稀释后静脉输注。用前 1h 配制。不能用于不耐受果糖的病人。肾功能障碍和胆道梗阻者慎用。婴儿不适于使用。

C.派达益儿:是含有 6 种微量元素及钙、镁、氯和磷酸盐组成的无色溶液。对新生儿、婴儿静脉营养中用作添加成分。每毫升含:钙 0.15mmol、镁 25μmol、铁 0.5μmol、锌 0.15μmol、锰 0.25μmol、铜 0.075μmol、氟 0.75μmol、碘 0.01μmol、磷酸盐 75μmol、氯 0.35mmol、山梨醇 0.3g。

[药理作用]用以补充婴儿每日对微量元素的需求。当新生儿肾脏开始具有功能,即出生后第 2d 便可使用。

[临床应用]每日将 4ml/kg 加入 50ml 以上的葡萄糖注射液内静脉缓慢滴注,即可满足新生儿和婴儿对微量元素的基本需求。

[注意事项]必须稀释后才能使用。必须在监护下使用,尤其是对有电解质紊乱、肾衰或肝脏疾病的患儿。体重超过 15kg 不得使用本剂。

6.单一电解质输液剂　单一电解质输液剂是用于补充机体某一种电解质欠缺,常用的单一电解质输液剂成分、含量与功用见表 10-12。

(三)渗透压利尿剂

输入高渗溶液后,由于血液与间质液、细胞之间形成渗透浓度梯度,遂将间质与细胞内水分吸入血管腔中,通过利尿作用将液体排出体外,从而达到缩小脑容积及减低颅内压作用。临床常用的渗透压利尿剂有 20%甘露醇溶液及 10%甘油、5%果糖、0.9% NaCl 液。

1.20%甘露醇液　甘露醇为缩小脑容积和降低颅内压的强力脱水剂,降颅压作用迅速,效果明显且持久,是目前应用广泛的降颅压脱水剂。

表 10－12　单一电解质输液剂成分、含量与功用

输液剂种类	电解质 成分	含量(mmol/L)	功用
5% $NaHCO_3$ 液	Na^+	595	纠正代谢性酸中毒
	HCO_3^-	595	
11.2% 乳酸钠液	Na^+	1000	纠正代谢性酸中毒
	乳酸盐$^-$	1000	
0.9% 氯化铵液	NH_4^+	168	纠正代谢性碱中毒
	Cl^-	168	
2% 氯化铵液	NH_4^+	375	纠正代谢性碱中毒
	Cl^-	375	
3% NaCl 液	Na^+	510	补充钠和氯
	Cl^-	510	
5% NaCl 液	Na^+	850	补充钠和氯
	Cl^-	850	
10% 氯化钾液	K^+	1333	纠正低血钾
	Cl^-	1333	
10% 葡萄糖酸钙	Ca 2 +	225	纠正低血钙
	葡萄糖酸根$^{2-}$	225	
5% 氯化钙	Ca 2 +	450	纠正低血钙
	Cl^-	900	
25% 硫酸镁	Mg^{2+}	1037	纠正低血镁
	SO_4^{2-}	1037	

(1)作用机制：静脉输入 20% 甘露醇溶液后，血清渗透浓度迅速增高，在血液和脑细胞液体之间造成渗透梯度，将脑组织中的水分吸入血液中，并通过利尿排出体外，从而缩小脑容积和降低颅内压力。甘露醇在体内不被代谢由肾脏排出，其渗透力全部用于组织脱水。甘露醇不进入细胞，不引起压力反跳。一般认为，高渗脱水剂降低颅压吸取的是血脑屏障(blood brain barrier, BBB)完整的脑组织中的水分，因此甘露醇只对正常的脑组织或细胞中毒性脑水肿(BBB 完整)有脱水降压效果，而对血管源性脑水肿(BBB 损害)无效。

(2)甘露醇降颅压的速度、程度和持续时间：一般甘露醇输入后 10～15min 颅内压开始下降，约 30～45min 达到高峰。中等剂量(1.5～2g/kg)的甘露醇可使颅内压降低 50%～90%，约持续 1h，然后逐渐回升，在用药后 4～6h 回升到用药前的水平，其后约 10% 病人出现轻度压力反跳。而在重度颅内压增高病人则达不到上述降颅压效果，甚至没有降压作用。

一般降颅压程度大于用药前压力 10% 为药物有效，低于 10% 为无效。甘露醇降颅压程度和维持时间并非均取决于给药剂量和方法，颅内压越高效果越差甚至无效，连续用药 4～5 次后，降压作用也逐渐减退。Hartl 研究了一组重度脑外伤病人，将 20% 甘露醇 125ml 30min 内输入，对颅内压在 2.66kPa(20mmHg)以下者无影响，而对在 2.66kPa(20mmHg)以上者可降低颅内压并增加灌注压。

(3)剂量和用法：常用剂量为 1～2g/kg，15～45min 内输完，用量大者可延长滴注时间至 60～90min，6～8h 后重复给药一次，超过 48h 应减少每日给药次数。对重度颅内压增高者，甘露醇并非都有效，两次给药无明显效果时即不宜再用药，需改用其他降颅压方法。

小剂量(小于 1g/kg)甘露醇也有效，大剂量(大于 2g/kg)甘露醇有使渗透压失衡的危险，宜少用。1～2g/kg 的效果是肯定的。对颅内压在 3.33～6.65kPa(25～50mmHg)者，静脉持续滴入 20% 的甘露醇效果也良好，其优点是降颅压平稳可靠，可避免血清渗透浓度剧烈变化；对颅内压高于 6.65kPa(50mmHg)者无效。持续滴入 2h 如无降压效果，应停止用药。

Biestro 比较甘露醇和甘油的降压效果后提出，甘露醇最适合颅内压突然增高的单次冲击治疗，而甘油最适合颅内压增高的基础治疗。甘露

醇利尿后应适当限制液体补充，例如根据病人的年龄和体重，可在第一次输入甘露醇后补充两小时的基础需要量，其后每小时补充与前一小时的尿量等量的液体，可增强降颅压作用。用药期间婴儿每8h、年长儿童和成人每12h检查一次血清电解质和血清渗透浓度。

(4)颅内压监测：没有颅内压监测就不可能判断治疗效果，和采取下一步治疗措施的依据。一些临床症状很重的脑外伤病人可能并没有颅内压增高，反复应用甘露醇不但无益反而增加血清渗透浓度。血清渗透浓度超过340mOsm/L时将危及生命，血清渗透压高于375mOsm/L时，即超过血脑屏障对甘露醇的限制，使之进入脑脊液和脑细胞内，使颅内压增高，因此反复滥用甘露醇有潜在危险，可导致急性肾衰竭。

在脑外伤病人，颅内压力突然持续明显增高，常提示发生颅内血肿；颅内压升至2.13～3.19kPa(16～24mmHg)时，即应进行有效的降颅压，其效果明显优于颅内压升至2.66～3.33kPa(20～25mmHg)才进行降颅压的病人。在排除颅内压病变后如颅内压高于2.0kPa(15mmHg)并持续10min以上，即可给予甘露醇。如无颅内压监测，治疗是盲目的。对脑外伤病人，根据颅内压情况进行处理，可使死亡率和病残率明显降低。

(5)适应证：①颅脑损伤：在颅内压监测下，凡持续昏迷、CT扫描有重度脑水肿、脑室压缩或中线移位，应及时进行降颅压治疗，甘露醇是首选药物。对病情危重的颅内血肿，可用甘露醇作为临时抢救措施，但用药同时需迅速进行手术前准备，尽早手术。术中清除血肿后如仍有颅内压增高，亦需用甘露醇。术后根据需要继续以甘露醇或其他方法降颅压；②颅内肿瘤：对有脑疝的肿瘤病人，术前应用甘露醇制止脑疝发展，为诊断和手术争取时间。术中应用甘露醇使脑容积缩小，松弛硬脑膜，避免切开硬膜时脑组织膨出，利于手术野显露和操作，减少脑损伤。术后脑水肿和颅内压增高明显，应继续用甘露醇治疗；③无颅内压增高病人施行开颅术时，甘露醇使脑组织缩小易于显露，减少脑组织损伤；④脑脓肿：在急性化脓阶段应用甘露醇控制颅内压利于包膜形成，术中、术后也可按需要应用；⑤非占位病变所致的颅内压增高，如中毒性脑疝、脑炎、子痫、铅中毒、窒息或心脏停搏后脑缺氧、脑血管病等也适合甘露醇治疗；⑥用于降低眼内压及治疗脑水肿。

(6)禁忌证：①颅脑外伤未排除颅内血肿的存在；②颅内活动性出血未手术时；③慢性硬膜下血肿未确诊时，除术前颅内压很高危及生命可用甘露醇紧急诊断和为手术争取时间外，术中、术后禁用，以免脑膨胀；④较重的肾功能障碍、重度肝脏疾病和心力衰竭。

(7)副作用：清醒病人输入较快时可出现暂时性头痛、视力模糊、眩晕及寒战。多数病人有暂时血压增高和血容量增加，除较重的心脏病外不致引起循环负担过重。对重度颅内压增高致脑血管自动调节障碍时，血压增高可增加脑血流量，将增高颅内压。大量多次应用甘露醇可引起急性肾功能衰竭，极个别病人用甘露醇可出现一过性血尿。

2.甘油果糖注射液(10%的甘油、5%的果糖、0.9%的NaCl液)

(1)甘油降颅内压机制：甘油为水溶性三价酒精，是机体内脂肪代谢分解产物，溶于水，水溶液呈中性，在体内主要经肝脏依糖酵解途径分解为CO_2及水，产生能量，10%～20%由肾脏排出，如输入高渗甘油溶液可与血液水分增加共同促进利尿作用。静脉输入10%甘油后(2.6%为等渗液)，由于在血液与脑脊液或脑组织之间形成渗透浓度梯度，使脑脊液或脑组织的水分进入血液，并由肾脏排出，从而起到缩小整个脑容积和降低颅内压作用。动物实验证实，甘油对Na^+-K^+-ATP酶活性有明显抑制作用，从而减少脑脊液分泌，使颅内压降低，此点与甘露醇的作用相似。甘露醇的降颅内压作用也是主要由于减少脑脊液容积，而不是主要减少脑容积。

(2)甘油降颅内压速度、程度和持续时间：静脉输入高渗甘油溶液后，于10～20min内颅内压开始下降，降颅内压时间可持续4～6h，降颅压最大幅度可达用药前压力的75%以上，平均约为 50%，降压高峰可持续 40～60min，然后逐渐回升。

(3)用药剂量和方法：静脉每次用量为 0.5～0.7g/kg，30～45min 内输入，以后每 6～12h 给 0.5～0.7g/kg。

(4)优缺点：①优点：颅内压无反跳现象，血压无明显改变，由于利尿作用不明显，不引起身体电解质紊乱，能适当补充能量，多次给药后效果降低较轻；②缺点：当用药浓度超过 10%时，可发生一过性血尿。

(5)甘油果糖注射液的适应证：本品适用于因中枢神经系统炎症、出血、栓塞、损伤等所致的颅内压升高，并可降低眼压，亦可用于休克、心肌缺血、心肌梗死及 ARDS 等病人的辅助治疗。成人每次用量 200～500ml，滴入速度 2ml/min，1～2h 滴完。输入本品后偶见头痛、恶心、口渴及血红蛋白尿等不良反应。

三、输液剂的滴注速度

确定各种输液剂的输入速度与每小时输入量，是以机体能否承受及能否维持机体体液容量、成分及渗透浓度平衡为准则。

1.单一电解质输液剂

(1)钠输液剂：低浓度盐水在补充电解质之同时可补给水分以治疗高张性脱水，通常滴入速度为 250～400ml/h(Na^+ 20～30mmol/h)，最快为 500ml/h(Na^+ 38.5mmol/h)速度滴入。

0.9%生理盐水适用于补充细胞外液缺乏，通常输入速度为 100～200ml/h(Na^+ 15～30mmol/h)，最快不超过 300ml/(Na^+ 46mmol/h)的速度滴入。

高浓度盐水适用于治疗低钠血症，快速补充可使心功能不全加重，因此，输入时应监测心功能，输液速度应控制在 50mmol/h 以下(10%盐水以 30ml/h 以下，14.5%盐水为 20ml/h 以下)。

(2)钾输液剂：钾输液剂的允许浓度是 50mmol/L，通常以低于 20mmol/h(7.45% KCl 液 20ml/h)的速度滴入，复方电解质液的钾浓度一般为 20～35mmol/L，高浓度为 40mmol/L，一般以 250～400ml/h 或以 500ml/h 速度输入对心脏没有不良影响，如需冲击量补钾，应行血钾监测。

(3)钙输液剂：低钙血症，特别是手足抽搐发作时，输以钙输液剂，治疗钙缺乏，如输入速度过快，可引起心率缓慢，期外收缩，心室颤动等心律失常，有时因血管扩张引起低血压，为避免产生上述情况，输钙速度应控制在 0.25mmol/min 以下。

(4)碳酸氢钠液：用于治疗代谢性酸中毒，特别当酸中毒引起呼吸急促、意识障碍、心脏停搏等危重情况，以及高钾血症的急救治疗，通常输入速度应控制在 100mmol/h 以下，过速可致严重心律失常。

(5)氯化铵输液剂：氯化铵适用于治疗代谢性碱中毒，特别是当氯缺乏时，5mold 的 20ml 溶液可产生 100mmol 氢离子，急速滴入时对酸碱平衡影响很大，可引起 pH 值急剧低下，呈现明显酸中毒症状。又由于游离氨容易透过血脑屏障，在中枢神经形成铵，滴入过快会引起氨中毒，出现意识障碍，因此，铵的输入速度绝对不能超过 20mmol/h。

2.复方电解质输液剂　复方电解质输液剂有林格液、乳酸钠林格液、复方电解质葡萄糖 R4A、R4B、R2A、M3A、M3B 及 MG3 注射液等，它们含钾浓度最大为 20～25mmol/L，因此，以 250～400ml/h 的速度输入为安全。如果在这些输液剂中加入葡萄糖形成高张液，滴注速度以控制在 100ml/h 以内为安全。

3.渗透压利尿剂　甘露醇是常用的渗透压利尿剂，它在肾小管腔内形成高渗，抑制水分重吸收引起利尿效应，20%甘露醇 100ml，用 10min 注射完(试验给予)，1h 后如果尿量在 40ml 以上，可再追加 500ml(治疗给予)，如果 1h 尿量不足 40ml，则再进行试验给予。预防急性无尿时，用 20%甘露醇 200～300ml。另外，利用甘露醇难以透过血脑屏障升高血液渗透压的性能，将脑内水分吸引入血液中产生降颅压作用，为此可将 20%甘露醇 300ml 在 15～30min 内静脉注射。甘露醇对有肾功能障碍者忌用，心功能不全者甘露醇输入速度应减慢，每 10min 输入 100ml 左右。由于甘油果糖输液剂的利尿作用明显低于甘露醇，因此不推荐将其作为利尿剂应用。

4.血浆蛋白输液剂 血浆蛋白输液剂如人血浆白蛋白等输入后,会使血浆胶体渗透压升高而利尿,以消除低白蛋白血症的浮肿,同时防止心脏负荷过重及肺水肿。一般25%白蛋白以小于2ml/min速度或5%人血浆蛋白以5~10ml/min(最快速度17ml/min)速度静脉注射。

5.营养输液剂

(1)糖质输液剂:作为补充营养葡萄糖液输入速度以葡萄糖不超过0.4g/(kg.h)为宜,5%葡萄糖液为500ml/h,快于此速度葡萄糖不能充分利用,肝病患者因肝脏对糖同化功能低下更需缓慢输入。果糖的肾阀值低于葡萄糖,因此,果糖输入速度以0.15g/(kg.h)(5%果糖液以150ml/h)为宜,木糖醇在糖代谢和营养方面胜过六碳糖,尿中排泄稍快,输入速度以0.4g/(kg.h)为宜。

(2)氨基酸输液剂:作为营养补充的氨基酸输液剂,通常添加糖类,这样既可提供热量又可帮助氨基酸合成蛋白质,比例为糖:氨基酸=2:1混合后使用,输入速度以不超越肝对氨基酸负荷为准则,一般以10g/h或152~160mg/min为宜,一日最高给予量以40~60g为限,若出现恶寒、发热、恶心等症状时,在减慢输入速度后症状大多会消失,否则应停止输入。

(3)脂肪乳输液剂:在静脉用脂肪乳剂中,副作用最少的是以大豆油为原料制备的乳剂,剂量为1g/(kg.d),10%脂肪乳开始10min为20滴/min,若无副作用可逐渐增加滴注速度,30min后为60滴/min,大约4~5h内滴入500ml。对伴有高脂血症、糖尿病、肾病综合征、血凝异常、肝功障碍患者禁用。

由于输液是以预定的量输入体内,可从输液滴注速度计算出每分钟输入的毫升数,据此便能知道每分钟以滴入几滴为好,一般的一次性输液装置是17滴(16~18滴)为1ml,因此,以滴数预测1h输入量,可用1min滴数×60/17=每小时输入ml数。如能用输液泵调节输液,则效果更佳。

输液滴注速度不仅开始要调节好,在输液过程中也要经常进行调节,因为在输液过程中,体位移动、静脉压变动、静脉内血栓形成等都会影响滴数,输入速度过快,可引起呼吸困难、恶寒、腹部胀满、欲呕。输入过量会发生肺水肿,如将1日量在24h内输入,可防止副作用产生,但是长时间滴注会给患者带来痛苦。一般输液以8h左右为宜。

(李文硕 周 芳)

第三节 围术期液体治疗

围术期液体治疗目的是行维持输液、补充输液,以维持体液的容量、成分、渗透浓度及H+浓度平衡,确保体液内环境稳定。

一、术前输液

术前及时发现并纠正已存在的体液失衡是确保手术麻醉顺利进行的重要条件。因此,凡具有下列情况之一者应迅速予以纠正,以策安全。

(一)等渗性脱水

1.原因及程度 多见于呕吐、腹泻及进食差的病人,按容量欠缺程度,可分轻度、中度和重度:①轻度不足,欠缺量相当于体重的4%,症状和体征常不明显,易被忽视;②中度不足,欠缺量相当于体重6%~8%,患者呈现神志淡漠、嗜睡、反应迟钝,出现体位性低血压、心动过速、脉搏细弱、皮肤弹性减低;③重度不足,欠缺量达体重10%,患者呈现谵妄、昏迷、低血压、周围脉搏细弱、肢体冷凉、眼球凹陷等。

2.治疗 对轻度容量不足,只需按欠缺量快速滴注平衡盐液即可。对中度和重度容量不足,除快速滴注平衡盐液外,还应适量给予代血浆制剂,以提高胶体渗透压,使输注液体得以保留在血管内,从而维持有效循环容量。如血容量不足而血钠浓度正常,表明为等渗性脱水,只需补充平衡盐液即可。如容量不足伴血钠降低,则可适当补充2%～3%氯化钠液。

3.注意事项　鉴于难以精确估计缺失量，通常可根据临床征象的严重程度及血钠情况选用合适的输液剂进行补偿。体液补足指征应为每小时尿量在3050ml，中心静脉压（CVP）>6 0.6kPa（cmH_2O），血压稳定在12.0kPa（90-mmHg）以上，心率<100次/min，肢体温暖，皮肤干燥。

（二）高渗性脱水

1.原因及程度　高渗脱水是由于缺水多于缺钠。主要原因有：水分摄入不足，例如危重患者或昏迷患者不能经口摄入而静脉给水又不足；水分丢失过多，例如高热、大汗、尿崩症时排出大量稀释尿液。

根据水分丢失程度，可分为三度：①轻度缺水：缺水量相当体重的2%～3%，主要表见为口渴和黏膜干燥、尿少、尿比重升高；②中度缺水：缺水量相当于体重的4%～6%，除上述征象外，患者常呈烦躁不安或软弱，心动过速，低血压和高热；③重度缺水：缺水量超过体重7%，由于细胞严重缺水伴细胞外液容量不足，可引起脑功能障碍，患者呈谵妄或昏迷状态。

2.治疗　以补充不含或少含电解质的溶液为主。对轻度缺水患者应鼓励饮水，不能经口摄入者应静脉输注5%葡萄糖液，补充量按体重2%～3%计算。对中度和重度缺水患者应迅速进行补充。为恢复循环容量可输入适当量血浆、代血浆或平衡盐液。补充量分别按体重的4%～6%及7%计算，一般2d内完成缺水量的补充。第一日先补1/2～2/3量，余下部分（1/2～1/3）第二日再补给。

3.注意事项　①补液量按上述原则计算，再加上每日正常需要量。例如一个60kg体重轻度缺水患者的缺水量为1200～1800ml，全部为不含或少含电解质溶液。正常行维持输液需要量为2500ml，其中含电解质液占500ml。因此，当日应补液总量为4000ml，其中含电解质溶液占500ml，具体分配如下：①5%的葡萄糖液3500ml和5%的葡萄糖盐水500ml，或给复方电解质葡萄糖R4A注射液1500ml及MG3注射液2500ml，对中度和重度缺水患者，在容量基本补足后按估计缺水量的1/2～2/3加正常需要量补给；②控制补液速度，对轻度缺水患者，总液量应以恒定速度在24h内补完，滴速一般维持在40～50滴/min。对中度或重度缺水患者，应迅速恢复循环容量，输液速度多较快。由于机体对葡萄糖的利用率为5mg/(kg·min)，因而葡萄糖液滴速不宜太快。如在2～3h内滴注葡萄糖超过50g，就可能引起渗透性利尿，不仅增加水丢失，且易误认为容量已补足。

4.严密监测　①观察治疗后病情是否好转或继续恶化，尤应注意补液过量或速度过快引起的不良反应；②根据病人临床表现调节补液量和速度。

（三）低钾血症

1.原因及表现　低钾血症是眼科手术病人常见的体液成分异常，原因为：胃肠道失钾、经尿失钾过多、长期胃肠道外摄入未注意补钾以及钾转移至细胞内。当血清钾低于3.0mmol/L时可表现：①肌无力、腹胀和肠麻痹；②出现口苦、恶心、呕吐；③心率增速、出现房性或室性期前收缩，心电图示T波低平、双相或倒置、ST段压低、QT间期延长和出现U波。

2.治疗　对不能经口摄入患者，应从静脉途径补充。每日需钾量为40mmol，相当于氯化钾3g，另加额外丢失量。

3.注意事项　①能经口摄入的患者尽量口服10%枸橼酸钾，每次10～30ml，每日服3～4次；②一般有足够尿量时才能行静脉途径补钾；③静脉补钾液浓度不宜超过40mmol/L，滴速小于80滴/min。当血清钾低于2.0mmol/L时，滴速可增至每小时40mmol/L，同时行心电图监测，需要时行冲击量补钾；④忌用高渗葡萄糖液作为载体液，以免钾离子随葡萄糖进入细胞内，加重低血钾症；⑤根据低钾血症情况安排纠正需要时间，对严重低血钾应迅速加以纠正。

（四）高钾血症

1.原因　多发生于急性肾功能衰竭。临床表现为：①恶心、呕吐、间歇性腹部酸痛和腹泻；②心电图出现高尖T波、ST段压低、R波变小、

PR 间期延长、P 波缩小或消失、QRS 增宽、QT 间期延长；③心肌应激性降低，心动过缓，低血压，甚至心室纤颤。这些表现出现在血清钾超过 7mmol/L 时。血钾极度升高可使呼吸抑制甚至窒息。

2.治疗　①严格限制钾摄入。②对抗钾的心肌毒性作用：以 10%的葡萄糖酸钙 10ml 或氯化钙 5ml 在 2min 内静脉缓慢注入，5min 后可重复注射 1 次。或用 5%碳酸氢钠 75ml(45mmo1) 在 5min 内静脉缓慢注入，10～15min 后重复注射 1 次。也可以用葡萄糖－胰岛素，即 25%葡萄糖 250ml 含胰岛素 10 单位于 30～60min 内静脉滴完，其作用为促进糖原合成，使 K^+ 进入细胞内。③促进 K^+ 排出体外，如血钾升高缓慢可用阳离子交换树脂，大约每 1g 树脂能降血钾 1mmol。它有口服和保留灌肠两种给药途径，但以口服效果为佳。当血钾升高较快时，可采用腹膜透析或血液透析治疗。

二、术中输液

(一)体液状态评估

主要参照病史、体检和化验报告等临床资料，对体液状况进行综合评估，其中包括：

(1)手术麻醉前有较长时间(约 8～12h)的禁饮禁食，成人约有 8～10ml/kg 的水分丧失，小儿达 1.5～2.0ml/(kg·h)。

(2)麻醉前评价液体摄入量及成分、呕吐或腹泻的频繁程度和持续时间、失血量、尿量和出汗程度。

(3)明显口渴感意味着血浆高渗状态和低血容量。

(4)脱水时病人表现为皮肤弹性差、干燥、冷厥、静脉塌陷、眼球凹陷。当血容量降低 >15%～30%时，可因交感神经兴奋而出现心率加快，血压易受体位影响。

(5)术前禁饮食时间过久，发热、气管造口以及手术时间长的患者，常因体液水分丢失多于 Na^+ 丢失，造成高血钠症，此时应输入乳酸钠林格液。

(6)尿量 < 0.5ml/(kg·h)时应当增加输液量，直到尿量达到或超过 0.5ml/(kg.h)，方可认为病人已处于较满意的循环功能状态。

(7)Hct、Hb 及血 BUN 浓度升高，提示血液浓缩和/或低血容量。血浆 BUN 浓度低、贫血及低胶体渗透压均意味着血管内水可能过多。

(8)低血钾症多见于长期禁食、胃肠减压、肠梗阻、醛固酮增多症及服用利尿药而未充分补钾盐的患者。

(二)输液剂选择

所有手术病人术中皆会有不同程度的细胞外液丢失，对此一般多先输晶体液，既可补充血浆容量，又可补充组织间隙液，中等以上手术在渗血或出血较多情况下，应适量输注胶体液，维持有效血浆容量。大量失血(Hct < 20%情况下，必须补充浓缩红细胞或全血。

1.常用晶体液

(1)生理盐水(0.9%氯化钠液)：为等张溶液，但其中的 Cl^- 浓度(154mmol/L)比细胞外液中 Cl^- 浓度(103mmol/L)高出 50%，输入过多可致高氯血症。临床主要用于细胞外液丢失。

(2)复方氯化钠溶液(Ringer's 液)：属于等张溶液，所含离子成分近似于细胞外液，用途类似于生理盐水。

(3)乳酸钠林格液：属等张溶液，其中各种成分含量更接近细胞外液，但 Na^+ 含量(130mmol/L)较低，临床常用于扩容，是液体治疗或复苏时最常选用的含 Na^+ 晶体液，大量单独应用可降低血浆胶体渗透压，故常与胶体液交替或同时输注。

(4)葡萄糖溶液(5%、10%葡萄糖溶液)：它是临床最常用的不含电解质的晶体液。5%葡萄糖液为等张溶液，能有效地补充水量，可明显减少脂肪、蛋白质消耗。一般输注速率为 5～10ml/(kg·h)，维持血糖水平 < 11.2mmol/L(200mg/dl)；10%葡萄糖液可用于预防酮症发生，同时为机体提供热量。成人若营养状况良好、肝功能正常，由于手术麻醉禁饮禁食很少发生低血糖，原则上 4h 以内手术可不输葡萄糖液，更长时间手术或有低血糖症的病人，应依血糖检查结果决定输入量。有下列情况之一者，手术麻醉期间也应适量输注葡萄糖液：①术前空腹的儿童，尤其是婴幼儿及营养不良和禁饮食 24h 的妇女；②术前

低糖饮食和/或应用胰岛素者；③应用β-受体阻滞药普萘洛尔或钙通道阻滞药维拉帕米者；④术前长时间输注葡萄糖营养液的病人；⑤嗜铬细胞瘤切除后的患者。

(5)复方乳酸钠山梨醇注射液：不会引起钠、氯离子积蓄，解除酸中毒效果明显，有利于麻醉手术或出血等刺激造成的高血糖、糖尿、糖利用障碍、酸中毒等以及糖尿病患者的代谢调整，具有补充体内电解质、调整体液和补充热量等多重作用。

2.常用胶体液　除全血或血浆外，临床上常用的胶体溶液有以下几种。

(1)右旋糖苷：中分子右旋糖苷(右旋糖苷70)扩容效果与血浆相似，每克可结合水15ml左右。6%中分子右旋糖苷溶液的胶体渗透压扩容效果可维持12h；低分子右旋糖苷(右旋糖苷40)扩容效果较差，且持续时间短暂，有渗透性利尿作用。初始扩容效能为输入量2倍，3~6h后扩容量仅与输入量相等。目前已较少应用，已为其他新型人工胶体液所取代。

(2)羟乙基淀粉(706代血浆、贺斯)：扩容效能较优，临床主要用于外伤、失血或感染性休克，也可用于血栓闭塞性脉管炎。

高分子量羟乙基淀粉(平均分子量450000)的胶渗压可达4kPa(30mmHg)，扩容效能类似5%白蛋白，输入后可维持扩容效果24~36h。低分子羟乙基淀粉(平均分子量260000)胶渗压可达5.13kPa(40mmHg)，每克约可结合30ml水，扩容效能较高分子羟乙基淀粉更强。

(3)琥珀明胶(血定安)：胶体渗透压达4.6kPa(34.5 mmHg)，血管内清除半衰期约4h，扩容效能类似于4%白蛋白，大剂量输注(24h输入10L)也不会明显影响凝血功能。电解质含量：Na^+ 145、Cl^- 120、Ca^{2+} < 0.04、K^+ < 0.04mmol/L。

(4)尿联明胶(海脉素)：扩容效能类似于血定安，Ca^{2+}浓度高达6.2mmol/L，如与血浆并用，可出现凝胶现象，电解质含量：Na^+ 145、Cl^- 145、Ca^{2+} 6.25、K^+ 5.1mmol/L。

3.高张输液剂　有3%氯化钠溶液、高张乳酸钠林格液、甘露醇及山梨醇等。高张的含Na^+晶体液主要用于液体复苏，其他高张溶液主要用于治疗血栓性脉管炎、休克及多发性外伤等急症病人复苏和烧伤治疗等。

(三)术中输液目的

根据液体补充所要求达到的目的，分为以下三部分：

1.术中输液目的有以下三部分

(1)维持输液：主要供应机体不显性失水，如呼吸、出汗、及尿、便失水，其中基本不含或仅含少量Na^+。补充的液体多为低盐溶液或不含Na^+的葡萄糖液(如5%葡萄糖液、0.45%氯化钠溶液)。

(2)补充输液：主要用于补充机体体外丢失或从细胞外液转移至第三间隙的非功能性细胞外液，如胃肠减压、瘘管引流及胸/腹水等。需补充的液体多为电解质成分近似于细胞外液的等张晶体液(如平衡盐液、生理盐水等)。

(3)治疗性输液：属于补充输液范畴，主要用于各种治疗与急救，如治疗水中毒(3%的氯化钠液)、纠正低血钾症(0.5%的氯化钾溶液)，治疗严重酸中毒和抗休克(4.2%的碳酸氢钠溶液)，以及纠正代谢性合并呼吸性酸中毒(3.6%的氨基丁三醇，THAM)等。

2.输液总量　主要由基础需液量(维持输液量)、欠缺量与丢失量(补充输液量)三部分组成。

(1)基础需液量：通常按体重计算：即第一个10kg体重为100ml/kg，第二个10kg体重为50ml/kg。第二个10kg体重以后为15~20ml/kg。

(2)欠缺/丢失液量的补充

1)术前体液丢失的补充

A.术前体液丢失：包括经胃肠道丢失(呕吐、腹泻、肠梗阻)，出汗、发热，不显性体液丢失(过度通气、低湿度、烧伤等)，长时间禁食、禁饮，失血等。

B.液体补充原则：若所估计的欠缺或丢失体液量不及血容量20%，则应在短时间内完全补足。需紧急补充血容量病人，应在持续监测中心静脉压下进行液体治疗，体液大量丢失(>血容量50%)而又非急诊手术，可先适量补充液体后再进行手术麻醉。

2)术中体液丢失的补充

A.术中体液丢失:手术麻醉期间体液丢失的主要原因是失血,此外还要考虑到下列因素:

a.蒸发:胸/腹膜表面暴露所蒸发的液体量随室温升高而增多,室内相对湿度低及手术野面积大显露时间长也会增加体液蒸发量。

b.漏出液:主要指手术创面组织液和淋巴液的流失。其中浆膜面淋巴管和淋巴结丰富部位漏出液丢失较多,而骨骼、肌肉等部位其组织液丢失量较少。

c.第三间隙体液丢失:一般情况下围手术麻醉期间输液可忽略第三间隙体液丧失量,但对高危病人,一定要将第三间隙隔离液的丧失量计算在内,并及时足量予以补充。

B.补液量的计算:小手术(轻度创伤)为4ml/(kg·h),中等手术(中度创伤)为6 ml/(kg·h),大手术(严重创伤)为8 ml/(kg·h)。

C.对于失血:应遵循下列原则补充

a.失血量达全身血容量20%~30%,可输电解质溶液、代血浆、血浆、白蛋白液及浓缩红细胞。

b.中度失血时单纯输注晶体液即可维持血容量,大量失血时则需输入晶体液和浓缩红细胞,或晶/胶体液和浓缩红细胞,必要时(失血时超过全身血容量30%)应输全血。若以晶体液替代血液输注,应按每失血1ml补晶体液3ml计算,足量补充。胶体液和浓缩红细胞或全血输入量与实际丢失量之比约为1:1。

c.失血量达全身血容量50%时,应加用浓缩白蛋白。若超过全身血容量的80%,除输上述各种液体成分外,还需输注凝血因子。

3)麻醉引起的体液变化

A.一般麻醉药有扩血管效应,随着小静脉系统压力降低,组织间液流入血管内,使得血浆容量增加,当麻醉效果不完善时,随着交感神经兴奋性提高,血浆容量减少。

B.麻醉药导致体液变化的本质是通过内分泌系统对水、电解质代谢产生的间接影响。

C.机械呼吸也影响机体水代谢和分布。如长时间IPPV易使肺水蓄积,而短时间IPPV可使抗利尿激素(ADH)分泌减少,尿量较自主呼吸者多。PEEP能升高ADH水平,使尿量排出减少。

三、术后输液

术后输液应考虑以下5方面内容。

1.维持禁食情况下的正常需要量　手术后患者常不能经口摄入,在此期间需从静脉补偿。此时应考虑三方面需要:

(1)对水分的需求:正常人体每日水分丢失可分为显性与不显性两部分。显性丢失中最主要的是尿液。正常人每日有450mmol的溶质需从体内排出,一般尿液的溶质浓度与血清相同,约为300mmol/L。为此,每日需1500ml尿液才能排除代谢产生的溶质。显性丢失的另一途径为粪便,从粪便中丢失的水分均为100~200ml。不显性丢失主要是呼吸和皮肤蒸发两条途径。在温度和湿度适中的环境中,平均每日不显性丢失量为500ml/m2体表面积。一个70kg男性,为补偿其水分的显性和不显性丢失,每日需提供水分量为2500ml。

(2)对电解质的需求:正常人摄入电解质量随饮食习惯不同可有较大差异,平均钠摄入量为75~120mmol/d,钾为65~88mmol/d,镁为15~25mmol/d,氯为85~145mmol/d。

成人尿中排泄的钠量为40~200mmol/d,经其他途径排出的钠量并不重要。因此,在没有异常丢失、脱水、或缺盐的情况下,给钠50~100mmol/d就已足够。对不能经口摄入的患者,从静脉补给生理盐水或5%的葡萄糖盐水500ml,相当于提供钠和氯各77mmol,已能满足基本需求。

尿中钾的排泄量为40~100mmol/d。在一般情况下,给予氯化钾3g(相当于K^+40mmol)既可防止缺钾。

对体重低于20kg的儿童每日需钠量为3mmol/kg,需钾量为2mmol/kg。

每日镁和钙的丢失量极微,因此对需短期静脉补液的患者(不超过7d者)一般不需补充。而对需静脉补液支持超过7d者,但无肾功能不全的患者，可给予硫酸镁 10～15mmol/ d，输液剂中镁的浓度不宜超过 15mmol/L，滴注速度不宜超过 5mmol/h。少尿患者应严格限制给镁。

(3)对热量的需求：机体在创伤或手术后都要经历分解代谢期，因此，手术后必然有一个负氮平衡过程，这一过程的长短与创伤程度有关。创伤或手术后的负氮平衡是机体处于饥饿状态的反应，此时机体并未丧失利用营养的能力，积极的营养支持有助于减轻负氮平衡状况。因此为节约体内蛋白质消耗，防止酮症发生，对不能经口摄入的患者每日至少供给热量 2931～4186.8kJ，这可由葡萄糖提供。

正常成人对葡萄糖的利用能力不超过 0.5g/(kg·h)(病人为 0.25g/kg·h)，创伤或手术后机体利用葡萄糖能力可降低，为避免发生高血糖和利尿，静脉输注葡萄糖液的速度不宜超过 0.25g/(kg·h)。

儿童对饥饿的耐受性比成人差，为维持其热量需要，每日按 208～460.5kJ/kg 计算。

2.补充额外丢失　体液丢失超越正常范围即为额外丢失，可分为向外丢失和向内丢失两方面。

(1)向外丢失：向外丢失有显性丢失与不显性丢失两种。临床上最常见的显性丢失为消化液的丢失。丢失的原因可因胃肠减压、消化道造口、呕吐、腹泻等。正常人每日消化液分泌量高达 8000～10 000ml，但从消化道排出的量极少，仅 1.5%。如有异常丢失时，不仅失液量相当大，而且含有丰富的电解质，可引起严重的水、电解质和酸碱失衡，因此必须及时补充。

向外显性丢失的另一途径是尿液。尿液可反映肾小球灌流情况，是内脏微循环状态是否良好的客观指标。在肾功能正常情况下，尿量的多少反映着摄入量是否足够，同时水与摄入速度和摄入液体浓度有关。因此，尿量不是额外丢失的组成部分，决不能作为额外丢失量计算进去。正常机体为排泄代谢产物，每日大约需要至少 1L(800～1000ml)尿液来完成其任务，尿量过少往往提示摄入不足或细胞外液容量减少，需要增加补液量；尿量过多则可能是摄入总量过多或单位时间内摄入过多(即补液速度过快)，或摄入液体为高渗，产生渗透性利尿，因此，要寻找多尿原因，决不可“尿多多补，尿少少补”。由于肾脏具有保留钠的能力，当体内缺钠时尿钠即明显减少，甚至少于 1mmol/d。在老年人的失盐性肾病，或颅脑外伤的患者中，尿钠排泄量可高达 100mmol/L，每日有大量钠丢失，从而导致隐匿性低血钠症。因而手术后测定尿钠对决定补钠有重要价值。

向外丢失的第三条显性途径是出汗。患者体温每升高 1℃，24h 水分额外丢失量为 250～500ml，并伴有钠丢失，水和钠的丢失量依出汗程度而异(表 10－13)。

向外的不显性丢失一般比较恒定，每日保持在 600～900ml，已作为正常需要量计算在内。但当有代谢亢进，例如甲状腺功能亢进、过度换气和发热等情况时，不显性丢失量可增至 1800ml/d。这部分液体的丢失主要是水，不含钠，故以 5%葡萄糖液补充即可，补充量可参照表 10－14。

表 10－13　出汗时水和钠的丢失情况

出汗程度	24h 失水量(ml)	24h 失钠量(mmol)
中度：间歇性	500	25
中度：持续性	1000	50
重度：持续性	＞2000	＞75

表 10－14　发热和高温时体液丢失量

24h 额外失水量	发热(℃)	环境温度(℃)	呼吸频率(次/min)
无	＜38.5	＜29	＜35
500	38.4～39.4	＜35	＞35
1000	＞39.5	＞35	

(2)向内丢失:向内丢失是指细胞外液转移至损伤或感染的组织中,引起局部水肿或被隔离在组织器官的某一部位,形成所谓第三间隙。第三间隙中的液体属非功能性细胞外液,它不能用于恢复已减少的组织间液和血浆容量。这种体液内转移在眼科手术中可以忽视不计。

由于向内丢失量的量可以忽视不计,因此额外丢失可根据患者临床表现有无脱水、尿量、心率、血压、中心静脉压等多项指标来判断。

3.纠正原已存在的体液紊乱　应根据脱水的种类进行治疗。

4.术后补液的计算　即对每个手术后患者的补液应包括三部分,即:正常需要量+额外丢失量+原有缺失量。

5.术后特殊类型体液紊乱的治疗

(1)细胞外液容量过多:这是一种输液不当所产生的并发症,术后尤易发生。因机体对创伤和手术的应激反应使肾血管收缩,体内血管加压素和醛固酮的分泌增多,导致水、钠潴留。如术后短期内输入较多液体,就会发生细胞外液容量过多和心脏负荷过重。产生这种情况的原因有二:①输液速度太快;②输液量过多。这一情况尤见于老年人和原有心脏代偿功能不全的患者。临床上容量负荷过重不仅表现在循环系统,并可诱发肾前性氮质血症和少尿。实验室检查可显示血钠降低(<130mmol/L)和高血钾。对细胞外液容量过多的治疗,为首先限制水和钠的摄入,每日仅提供最低的基本需要量(1000ml无钠溶液),同时可予呋喃苯胺酸60~100mg静脉注射,每日1~2次,视用药后反应和病情决定。对容量轻度偏多的患者仅单纯限制钠的摄入即可。老年人对容量过多非常敏感,中度容量过多就会发生充血性心力衰竭,此时需用洋地黄类药治疗,常用毛花甙C(西地兰)0.4mg加于25%~50%葡萄糖20ml中缓慢静脉推注。

(2)急性低血钠症(又名水中毒):临床上急性有症状的低血钠症几乎都是医源性的,血钠<130mmol/L,这是输入低盐性溶液过多的结果。正常人血浆渗透压比较稳定,一般摄入水较多并不发生水中毒,但对一个原有低血钠或抗利尿激素分泌亢进的患者,或在任何少尿(肾功能不全)的情况下快速给予无钠水,就有发生急性低血钠症的危险,此种情况在严重创伤或大手术后尤其是在脑部手术后较易发生。急性低血钠症的危险性在于较快地引起脑水肿和少尿性肾功能衰竭,如不及时有效地加以控制,将严重威胁病人生命。

治疗为首先是严格限制水的摄入,24h液体摄入量限制在1000ml,同时给呋喃苯胺酸60~100mg静脉推注,每日1~2次。对出现抽搐或其他神经系统症状的患者,可给予5%氯化钠100~250ml快速静脉输注,30min内滴完。

至于慢性低钠血症患者在血钠<120mmol/L前无症状,因此不需特殊处理。

鉴于急性低钠血症可发生于原有缺钠或慢性低钠血症的患者,因此治疗目标不是纠正低血钠,而是控制症状和保持足够尿量。切忌把急性低钠血症当作缺钠治疗,这会引起严重后果。

以往认为手术创伤引起肾上腺皮质分泌大量皮质激素和醛固酮具有钠潴留作用,故术中及术后均限制钠摄入。现已证明术后给予等渗盐液并不影响肾脏排水能力,反之,细胞外液容量不足或有缺钠时,可加重排钠。因此,术中和术后短期内补给足够量电解质溶液,不仅可防止细胞外液容量不足和缺钠,而且有利于防止急性低钠血症。

(3)高钠血症:这是指血钠>150mmol/L。高钠血症最常见于大量水分丢失或发生于以含钠溶液来补充水分丢失。后面这一情况虽然少见,却是危险的。摄入大量葡萄糖也会有大量水的排出。其他渗透性利尿剂如甘露醇、山梨醇、尿素等都会引起大量水丢失,同时尿中钠丢失也增多。此外,对单纯水分丢失的患者如补给含钠溶液也会迅速发生高钠血症。

治疗应根据失水的原因而定,一般失水可分三类:

1)肾外性失水:这一类失水在临床上常见于:①任何原因的代谢亢进,尤其伴发热出汗时;②气管切开患者处于干燥环境中,如过度换气,则失水量可达1~1.5L/d。因此在遇有上述情况时应注意水分的补充，一般可用5%的葡萄糖液。

2)肾脏失水：常见有两种情况：①由于低血氧损害肾远曲细管或集合管，出现大量无溶质尿。这是严重损伤后最常见的肾功能衰弱，又称高排出性肾功能衰竭；②广泛颅脑损伤使血管加压素分泌障碍，引起暂时性尿崩症。

3)溶质负荷：在摄入高蛋白时，尿素的渗透性负荷增加，在尿素排出时，有大量水分排出，如不补给足够的水分就可出现高血钠症、氮质血症和细胞外液容量不足。一般每摄入1g蛋白质需同时饮用7ml水。

(4)高排性肾衰竭：这是严重创伤或大手术后发生的一种急性肾功能衰竭。其临床特点是术后尿素持续升高，但尿量超过1000～1500ml/d，甚至可达3～5L/d。如不认识这一情况，将有三大危险：①高钾血症，即使仅给予氯化钾20mmol静脉输注，也可迅速发生心肌中毒；②如欲限制水摄入来减少尿量将会迅速发生高钠血症；③当经胃肠道或肾脏丢失等渗液时，如补充氯化钠溶液，则可发生严重酸中毒。

此病诊断并不困难，只要考虑到有这种情况，术后进行连续血尿素氮和电解质含量测定，就能明确诊断。

治疗：①液体补充与少尿性肾功能衰竭时不同，一般仍按正常需要量补充，不予限制。当尿量超过1500m1时，应相应增加补液量，一般以5%葡萄糖液补充，对超量排尿的补充可用碳酸氢钠或乳酸钠，补充量应按尿中排出的电解质测定值计算；②术后24h内禁忌补钾，除非明确缺钾，尤其在长时间手术之后，术中曾发生过低血压及创伤后出现过低血压的患者中，应先测定血尿素氮，确定无肾功能衰竭征象后才开始补钾。

(王国林)

第十一章　白内障及青光眼手术麻醉

第一节　白内障手术麻醉

一、病人及手术特点

白内障手术以老年人为主，而且多并存高血压、糖尿病、冠心病等疾病，身体各脏器功能明显衰退，所以老年病人对麻醉及手术的耐受性较差。随着白内障手术技术发展，手术时间明显缩短，手术刺激也明显减轻。大部分白内障手术可在表面麻醉下进行，麻醉医师只需对病人进行麻醉监测管理(MAC)。在进行 MAC 时，应根据病人情况应用镇静及镇痛药物，并对术中发生的意外及并发症及时处理，以保证病人安全。

二、术前评估

应对病人并存病程度及其对全身的影响作准确评估，如白内障系由糖尿病造成的，由于糖尿病可引起高血压及冠心病，术前应控制血糖、血压及治疗冠心病。

三、术前准备

术前准备包括麻醉机、监护仪、可靠的气源、心肺复苏时应用的药物及器械(除颤器、气管插管设备、各种抢救药品等)。对于在表面麻醉下行超声乳化白内障摘除的病人，可不给术前药，但术前仍应禁食、禁水。对于进行晶体囊外摘除术的病人，由于手术时间相对较长，术中要给一定量镇静及镇痛药，所以术前要严格禁食、禁水，并给术前药。对于小儿白内障患者应按儿科全麻要求进行禁食、禁水，并给予术前药，小儿阿托品用量为 0.02mg/kg，长托宁为 0.02mg/kg。由于长托宁作用时间比阿托品长，且对心率影响小，现多使用长托宁作为术前抗胆碱药。

四、麻醉实施

1.*超声乳化白内障摘除术*　病人进手术室后，常规监测血压、ECG、及 SpO_2。建立静脉通道，吸氧，氧流量为 3～4L/min，对于慢性阻塞性肺疾病病人要适当减少氧流量，以免因解除低氧性呼吸驱动而发生呼吸抑制。此类手术一般在表面麻醉下完成，或并用结膜下浸润麻醉。

2.*晶体囊外摘除术*　病人进手术室后首先连接监护仪，吸氧，建立静脉通道。由于此类手术时间较长，可给哌氟合剂 1～2ml 及咪达唑仑 1～2mg，术中根据病人情况持续静脉输注丙泊酚，剂量为 0.03mg/(kg·min)。某些病人也可适量应用氯胺酮。对麻醉用药量较大所致的呼吸抑制以及呼吸道梗阻，可放置鼻咽通气道或口咽通气道，并适当进行辅助呼吸。

3.*术中常见并发症及处理*　①高血压：麻醉期间常用乌拉地尔降血压，剂量为 5～15mg 静脉注射，老年病人要注意给药量及注射速度，避免血压下降过快。对于顽固性高血压可给硝酸甘油静脉输注；②心律失常：根据心律失常的类型给予相应药物治疗。③心脏停搏：一旦发现循环骤停，应立即进行心肺复苏，切勿延误抢救时机。

4.*小儿白内障手术*　可参照小儿斜视麻醉实施。

第二节　青光眼手术麻醉

一、麻醉与眼压的关系

大多数麻醉药可使眼压下降，但琥珀胆碱和氯胺酮可使眼压升高。喉镜操作和气管内插管可使眼压升高。肌肉注射阿托品、东莨菪碱、胃长宁对眼内压无明显影响，但静脉输注时可使眼压升高。口服地西泮 0.2mg/kg 对眼内压无影响，静脉注射 0.15mg/kg 咪达唑仑可明显降低眼压。术前使用麻醉性镇痛药对眼压无明显影响。

二、术前准备

全面了解病人病史。对高血压患者，应在血压控制良好后再进行手术。术前不能停用降压药，以免血压反跳。一般可不给术前药，以免眼压升高，但对精神过度紧张的病人，可给予适量咪达唑仑。

三、麻醉实施

由于大部分青光眼手术都能在表面麻醉或神经阻滞麻醉下完成，所以青光眼手术麻醉处理与白内障手术麻醉处理常规相似。为避免瞳孔散大，应禁用肾上腺素。

二极管激光睫状体光凝术是治疗青光眼的常用术式，这种手术的刺激相对较大，单独使用神经阻滞麻醉，麻醉效果常不完善，一般应给予足够的镇痛药及镇静药，且部分病人常并存高血压，若手术镇痛不完全会导致血压剧烈升高，极易发生心、脑血管意外。

病人入室后，连接各项监护仪，吸氧，建立静脉通道。静脉注射氟哌合剂 1~2ml，咪达唑仑 1~2mg，以达到适当镇静镇痛。术中镇痛不全时，可给予适量氯胺酮。若术中血压升高可静脉注射乌拉地尔 5~15mg/次，若降压效果不明显，可静脉输注硝酸甘油。手术结束前静脉注射托烷司琼 4mg 预防 PONV，静脉输注高乌甲素进行术后镇痛。病人完全清醒且各项生命指征平稳后可返回病房。

（高雪松）

第十二章 玻璃体视网膜病手术麻醉

第一节 病人及手术特点

一、病人特点

1.*视网膜脱离病人特点* 视网膜脱离与近视眼、高血压、马凡综合征、玻璃体疾病有关，特别是容易发生在薄巩膜大眼球视网膜变性者中。而视网膜变性与近视眼以及某些类型青光眼有关，特别是先天性青光眼。

在视网膜色素层和神经上皮层之间有潜在的视网膜裂隙，视网膜脱离与裂孔有关，液体通过裂孔进入视网膜下，并使其脱离。脱离的视网膜丧失视物功能，在发生纤维化以及萎缩后，复位更难。如视网膜在几天或几周内复位，还可恢复部分视功能。然而，如果黄斑部脱离，视力和色觉功能即不能很好恢复，仅部分视网膜脱离而尚未累及黄斑时，要争取尽早手术。

视网膜脱离由许多因素引起：①视网膜软薄如同布帘；②玻璃体变性和玻璃体液化有残留牵引点；③未液化的玻璃体特别是前面的玻璃体引起收缩；④裂孔呈“V”型，周围隆起，此时可称为“巨大裂孔”；⑤液体进入裂孔数小时或数天内使视网膜脱离，包括黄斑，脱离的视网膜丧失功能；⑥视网膜附着前面以及视盘形成漏斗；⑦经过几天几周或几个月，视网膜纤维化，眼球变软，虹膜上出现新生血管。如果这些新生血管生成过多液体，眼压可再升高，引起疼痛、失明。

视网膜脱离有许多种类型，但大多数为普通类型。在这些视网膜脱离中，有由玻璃体索条引起的牵引性视网膜脱离，有低眼压引起的浆液性视网膜脱离，还有赘生物引起的视网膜脱离。

2.*玻璃体疾病病人特点* 玻璃体手术在眼科手术中快速增长，已发展为用显微技术进行视网膜脱离手术。当玻璃体混浊时，医师看不到视网膜，可依病史和超声检查来确定视网膜脱离。

突然发生的玻璃体混浊通常由出血引起。青年人常由于外伤或眼内异物造成，老年人视网膜静脉分支栓塞与高血压有关。至少30%的玻璃体切除术与糖尿病引起的视网膜微血管病变有关。异常血管反复少量出血，微动脉瘤导致形成多层纤维蛋白和脂蛋白膜。它们与前视网膜紧密粘附于视网膜表面。膜收缩的同时拽下视网膜，造成牵引性视网膜脱离。

二、手术特点

1.*视网膜手术特点* 常规视网膜脱离手术是在裂孔区域附近对着裂孔部位外垫压，并用冷疗法制造无菌炎性反应封住裂孔。有时用硅胶带做环扎，使整个眼球缩小。如果脱离的视网膜下有很多积液，视网膜就不能复位。此时，视网膜下液可通过巩膜外造口术排出。巩膜外造口术有造成脉络膜出血或视网膜嵌置的危险。空气、其他气体或盐水注入到眼内使眼球恢复形状。治疗时采用填塞和封闭裂孔，必要时放液。视网膜复位后，用一个探针冷冻，制造无菌炎症反应。结束前确定视网膜循环是否良好。在视网膜脱离手术期间，麻醉医师维持病人正常血压很重要，以便防止由于垫压使眼内压升高影响视网膜循环。手术结束时，手术医师常希望检查另一只眼的视网膜情况并提供预防治疗措施。也就是对任何裂孔或视网膜薄弱区域以冷冻或激光治疗。激光在粘附视网膜和封闭裂孔疗效好，但不能封闭视网膜下有液体的裂孔。另外，在手术中术者可经常对眼肌进行牵拉，眼肌的牵拉易引发眼心反射和眼胃肠道反射。

2.*玻璃体手术特点* 玻璃体手术操作精细，手术时间较长，要求病人保持良好制动。由于玻璃体手术在眼内进行操作，其对于视网膜脱离及各种视网膜病变的处理比眼外治疗方法有明显优势，因此许多视网膜脱离采用玻璃体切除术治疗比采用常规方法治疗的效果更加确切。玻璃体切除术可使视网膜下液在直视下从裂孔内排出，用盐水、各种气体、空气、硅油进行眼内填充，减少眼外垫压。

玻璃体切除术在显微镜下实施，在角巩膜缘后4mm做pars plana玻璃体切割口。输入平衡盐液保持正常眼内压力，插入液压吸引切割器和各种纤维视觉电缆、激光、电极、剪刀(切割刀)挖掘器。切除的碎片、血、气体和液体通过一个套管针清除和交换，此针有个侧孔，叫做charles槽针，能用它吸除视网膜下液。玻璃体用盐水、硅油、空气和一些惰性气体置换。这些物质在眼内视网膜上提供了柔和的充填物。外来的物质和气泡以相应方向压脱离的视网膜，有助于病人术后眼内状态的维持。近年来，一种重水已经被引进用于疑难视网膜脱离手术。

(1)眼内充填物：要封住视网膜裂孔，传统的修复方法依靠病人自已玻璃体，让视网膜下液体自行吸收。当玻璃体已被切除时，使用其他物质也能达到同样的目的，当然使用的气体和液体必须是无活性的生物制品，同时具有高表面张力，如果打算长期填充，填充物的透光性也是必要的。

(2)气体/玻璃体交换：过滤的空气使用方便，但大约3d内就被吸收。使用一种混合性惰性气体，如SF6、C2F6或C3F8，能保持34周，这些气体不容易溶解。由于笑气(氧化亚氮)会使这些气体膨胀，直到气泡中的分压与组织中的分压相等。因此，在玻璃体手术中填充物如为气体，N_2O麻醉应该谨慎使用。

气体是很好的眼内充填物，特别是对上方视网膜裂孔有价值。术后病人需要摆恰当的体位以保持气泡在裂孔上方的压力。

(3)关于使用气泡的相关问题：气泡容积的改变与气压有关，在正常大气压波动范围内其压力改变效应可能没有太大意义，但在海拔高度有明显改变时其效应就可以明显显现出来。飞机在飞行中达3000米高度时，机舱增压是很危险的，因为这时的气泡将成倍增大，即使眼球不破裂，也会使视网膜局部缺血，对于术后一个月打算乘飞机的病人非常不利。

N_2O是一种易溶解的气体，由于快速混进气泡达到相等于吸入气中的分压，这个气泡30min之内可以增大250%。在玻璃体视网膜手术期间，避免使用N_2O或在气体注入前几分钟关闭N_2O。用静脉止痛药、挥发性麻醉药或其他静脉麻醉药替代N_2O的止痛和镇静作用。手术期间，眼内压通常由眼科医生用一种灌注液或air-line控制。在注入气体时，要封住灌注液。如果注入的气泡有一定比例的混合气，那么，在术后恢复期N_2O排出后，气泡很快缩小，眼内压会迅速降低，不利于视网膜的复位，甚至会使手术失败。如果手术时间短，局部麻醉是有益的，如果选用全身麻醉，应避免使用N_2O，可采用全凭静脉麻醉，同时使用硅油或重水眼内填充。如果病人乘飞机，应该使用硅油，以长时间对视网膜起支撑作用。

第二节　玻璃体视网膜手术麻醉处理

一、麻醉选择

麻醉选择要考虑多方面因素，但主要应根据病人全身状况、手术要求、麻醉医师技术水平和设备条件选择。

二、麻醉实施和管理

1.局部麻醉

(1)眼轮匝肌麻醉联合球后阻滞：玻璃体视网膜手术因其操作精细，术中对眼球的制动要求相对较高，因此球后阻滞为首选麻醉方法。但球后阻滞可引起一系列的并发症，如球后出血、眼球穿孔、视神经损伤、心律失常、中枢抑制等并发症，特别是玻璃体视网膜疾病的病人中有很大一部分为高度近视，伴有后巩膜葡萄肿，这就更增加了球后阻滞引起严重并发症的风险。

(2)表面麻醉联合球结膜浸润麻醉:目前多主张在表面麻醉或结膜浸润麻醉下施行一些眼前段手术,如表面麻醉下行白内障超声乳化手术、结膜下浸润麻醉行青光眼滤过手术,均能取得良好效果。我院在表面麻醉联合球结膜浸润麻醉行黄斑部玻璃体视网膜手术,大部分患者均能耐受手术,未发生与麻醉相关并发症。表面麻醉联合球结膜下浸润麻醉行玻璃体视网膜手术治疗黄斑部疾病对术者要求较高,术者必须具备娴熟的玻璃体手术技巧,可以在较短的时间内完成膜剥离、内界膜剥离等精细操作。

2.*神经安定镇痛术联合局部麻醉* 局部麻醉常需辅助一定量的镇静药和镇痛药,以消除患者的焦虑和恐惧,使患者处于轻度睡眠状态,提高患者在手术中的舒适度,同时患者能维持自主呼吸及呼吸道通畅,并保持各种保护性反射完整,对生理刺激和言语命令有相应的自主反应。局部麻醉加神经安定镇痛术,具有良好的抗焦虑、镇痛、镇静作用,使患者在术中舒适、安静、问之能答,心率、血压、呼吸平稳,极大地减少了围手术期的各种应激反应及并发症,术后安静,有利于创口愈合和早日康复。一般采用芬太尼复合氟哌利多或哌替啶复合氟哌利多进行静脉注射。也可以采用曲马多复合氟哌利多。

3.*全身麻醉* 对于不合作的小儿以及手术时间较长的视网膜复位手术,全身麻醉是最佳选择。全身麻醉的优点为:病人术中无知觉,无体动反应,为手术医师提供了良好的手术环境。但由于术后需尽快转变为要求体位,以提高视网膜复位成功率,因此病人应在术后尽快苏醒,并且尽量避免恶心呕吐,以免眼压升高影响手术效果。由于视网膜复位手术对肌肉松弛的要求不高,因此全身麻醉保留自主呼吸是一个较佳的选择。另外喉罩通气效果确切,并且与气管插管相比对气道刺激轻,对心血管系统和眼压的影响小。一般采用全身麻醉联合局部麻醉保留自主呼吸的麻醉方法,并通过喉罩进行气道管理。通气模式可以采用 SIMV/PSV 模式,以维持合理的通气量,使 $P_{ET}CO_2$ 维持在正常范围。全身麻醉联合局部麻醉相对于单纯全身麻醉有许多优点,一方面可以减少全身麻醉药用量,有利于术后苏醒,另一方面全麻联合局部麻醉可以提供良好的术后镇痛。

(1)麻醉诱导:一般采用静脉麻醉诱导,静脉给予咪达唑仑、芬太尼/瑞芬太尼、丙泊酚,使病人达到一定麻醉深度后置入喉罩,注意观察病人的潮气量和呼吸频率,如果通气量不理想,可以进行适当辅助通气。在手术医师行局部麻醉前静脉给予小剂量氯胺酮可以起到预镇痛作用,以减轻体动反应。

(2)麻醉维持:一般采用静吸复合的方法,静脉持续输注丙泊酚、咪达唑仑、瑞芬太尼,同时吸入七氟烷。如果眼内填充物为气体,则应避免使用 N_2O,以免 N_2O 弥散至玻璃体腔内使眼压暂时升高。术中根据手术要求和病人监测结果调整药物剂量。

三、术后恶心、呕吐的防治及术后镇痛

1.*术后恶心、呕吐防治*

(1)危险因素:尽管术后恶心呕吐的病因还不完全清楚,但以下几个方面因素会增加术后恶心呕吐的危险:①各种吸入麻醉药对术后恶心呕吐的影响不尽相同,新的麻醉药如异氟烷和恩氟烷的致吐作用较小;②静脉麻醉药中丙泊酚的致呕吐作用最小,阿片类药物也是较强的致吐原;③以前发生过术后恶心呕吐的病人再次发生的概率较大,成年女性发生的概率是男性的三倍,儿童发生率是成人的两倍左右;④手术因素:眼科手术中眼肌手术时术后恶心呕吐发生率最高,这可能与术中牵拉眼肌的操作有关。

(2)防治措施:①避免使用致吐作用强的麻醉药;②适当给予止吐药物,如盐酸托烷司琼和甲氧氯普胺等。

2.*术后镇痛* 眼科手术后的镇痛可以通过静脉给予镇痛药或采用静脉自控镇痛。另外全身麻醉联合局部麻醉的方法对术后镇痛有良好的作用。

(孙瑞强 李 捷)

第十三章　眼肌手术麻醉

眼肌手术的目的不仅是为了改善外观，纠正眼位，更重要的是使双眼视轴平行，尽早恢复双眼视功能，恢复立体视觉。斜视手术最佳年龄为3～7岁，先天性斜视手术年龄应在1岁以内。凡具备下列条件者，可以考虑早期手术：①斜视角恒定；②非调节性斜视；③先天性斜视；④双眼视力良好；⑤异常视网膜对应；⑥斜视角大。

第一节　眼肌手术麻醉特点

眼外肌手术的麻醉方法因手术类型及患者年龄而异，也受术者个人经验的影响。大龄儿童多能合作，手术可在局部麻醉下完成。婴幼儿不能合作，为确保安全及手术顺利，手术必须在全身麻醉下实行。麻醉的目的是使患者无痛并取得合作，但如麻醉处理不当引起眼外肌的一过性麻痹，则后突术效果加强而缩短术效果将削弱，以致造成术中和术后矫正效果的差异，导致再次手术。眼肌手术麻醉特点如下。

(1)多合并其他先天性疾病，如眼肌型重症肌无力。

(2)术中牵拉眼肌可引起眼心反射。

(3)恶性高热发生率高，尤其使用肌松剂和吸入麻醉药时，如出现心动过速、呼吸频率加快、呼气末二氧化碳分压升高迅速和体温升高应高度怀疑恶性高热，立即采取治疗措施。

(4)眼肌手术易发生恶心呕吐，眼胃反射是主要原因，即手术牵拉眼肌及眼眶内软组织使其受刺激后经睫状神经节、三叉神经传导至中枢，然后经迷走神经传至胃肠引起呕吐，对此可采用抗呕吐药托烷司琼预防。氯胺酮和芬太尼等药物也可引起恶心呕吐。

(5)麻醉者远离患儿头部，呼吸道管理困难，术中要严密监测呼吸情况，出现问题及时处理。

(6)在行唤醒麻醉时，如患儿未完全清醒，易发生眼位分离，误导手术。因此，眼肌手术的唤醒麻醉要使患儿完全清醒。

(7)患儿术后应送OPACU监护，直至完全清醒。

第二节　眼肌手术麻醉处理

一、局部麻醉

表面麻醉是目前常用的斜视手术麻醉方法，单独使用表面麻醉通常即可达到满意麻醉效果。另外，根据病人需要及手术医师的经验，表面麻醉还常与结膜下浸润及球后阻滞联合应用。采用全身麻醉时，如能联合表面麻醉，不仅可减轻手术操作时对结膜的刺激，还可使手术在浅全身麻醉下进行，减少全麻药用量。

1.*表面麻醉*　将局麻药液滴于结膜表面，使结膜下的感觉神经末梢阻滞。单纯使用表面麻醉进行斜视手术，操作简单，而且不使肌肉麻痹，术中可用三棱镜遮盖法准确观察眼位，并及时进行调整。但因肌肉不麻痹，在牵拉肌肉时，病人仍有疼痛感，少数病人不能耐受。

常用表面麻醉药为0.5%的丁卡因及2%的利多卡因，丁卡因具有良好的表面穿透力，麻醉作用强而迅速，滴眼后1～3min起效，持续20～30min。本品对角膜上皮有轻度损害，可影响创伤角膜上皮的再生，反复滴眼损害加剧。利多卡因对组织刺激性小，组织穿透力强，局麻效能比丁卡因弱，持续时间比丁卡因短。但注意不要频繁滴用，以免损伤角膜上皮。

2.结膜下浸润麻醉和球后阻滞麻醉　两种方法均使肌肉麻痹，无法观察眼位，不常使用，还容易增加并发症的发生。

二、全身麻醉

1.优点

(1)肌肉松弛，可充分显露眼外肌的真实情况和最大斜视角。

(2)病儿安静，利于手术操作。

2.缺点

(1)由于麻醉药可引起眼外肌一过性麻痹，不能观察眼位，对判断手术当时效果有一定不利影响。因此需要手术医师术前及术中准确测量斜视度，准确计算所需手术量，并具备一定的斜视矫正手术经验。

(2)术后恶心呕吐发生率高。

(3)小儿斜视手术中眼心反射强烈，主要诱因是牵拉眼外肌，尤其是内、下直肌。眼心反射的主要表现是心动过缓，也可出现二联律、异位节律、结性节律、房室传导阻滞和心脏停搏。

3.术前访视　麻醉前一天访视患儿，从其双亲处了解有关既往病史及发病情况。检查术前化验结果，了解近期是否有上呼吸道感染，检查扁桃体是否肥大。

4.禁食时间　小儿麻醉前既要保证胃排空，又要尽可能缩短禁食、禁水时间，所以在规定时限内必须取得患儿双亲协助，严格执行禁食与禁水(表13－1)。

表13－1　小儿术前禁食时间(h)

	固体食物、牛奶	糖水、果汁
6个月以下	4	2
6～36个月	6	3
＞36个月	8	3

5.麻醉前用药　目的是使患儿术前镇静，抑制呼吸道腺体分泌，阻断迷走神经反射及减少全身麻醉用药量。1岁以下小儿，术前用药可仅用阿托品0.02mg/kg肌肉注射。1岁以上小儿可加用地西泮0.2mg/kg或长托宁0.01mg/kg。

6.麻醉用具准备　不论是否行气管插管，床旁均应备面罩、喉镜、气管导管、吸痰设备及抢救药品。

7.麻醉实施　对年龄小、哭闹不合作小儿，可肌肉注射氯胺酮6～8mg/kg作为基础麻醉，待患儿入睡后，开放静脉，静脉注射咪达唑仑1～2mg或丙泊酚10～20mg。采用面罩吸氧，流量为2～4L/min。

对年龄较大的患儿(大于12岁)，为消除手术牵拉眼肌所造成的疼痛不适，可单纯静脉给予芬太尼0.02mg/kg或哌替啶0.15mg/kg。为预防恶心呕吐，可静脉注射托烷斯琼0.1mg/kg。镇静药应酌情少量应用，以利于唤醒。术中应密切监测循环和呼吸功能。

8.气道管理　对于时间长的复杂手术，可采用喉罩通气，其适应证是：①斜视角度大，手术需矫正多条眼肌；②多次手术，已形成瘢痕粘连；③扁桃体肥大在Ⅱ°以上；④肥胖、颈短、睡眠打鼾。如喉罩通气失败或发生喉痉挛，可用肌松药行气管插管。

三、神经安定镇痛术

对于8～12岁儿童斜视手术，为达到手术效果满意，术中要求患儿能坐起，以观察眼球动度和眼位，这对麻醉医师提出了更高要求，可施行神经安定镇静术。即患儿入室后，静脉注射芬太尼0.01～0.02mg/kg，继之静脉注射咪达唑仑0.1mg/kg，对术中诉疼患儿，可静脉注射氯胺酮0.2mg/kg。当术者术中要求患儿坐起时，大部分都能完全清醒，配合良好。如果苏醒效果较差，可静脉注射氟马西尼拮抗，如效果仍差，可加用纳洛酮催醒。

四、麻醉唤醒

麻醉唤醒是指对处于全身麻醉状态的病人，根据手术需要，使其从麻醉状态完全清醒(睁眼、坐起、准确回答问题、无嗜睡感)。随着现代麻醉学的不断发展，新型短效麻醉药的问世，使麻醉唤醒成为现实。用于唤醒的麻醉药有如下几种。

1.瑞芬太尼　是超短时强效 μ 阿片受体激动药，起效快、作用时间短、恢复迅速、无蓄积作用。瑞芬太尼可被血浆和组织中的非特异性酯酶迅速水解，其血浆浓度降低 50%的时间为 3～10min。负荷剂量为 1μg/kg，继之以 0.25～1μg/(kg·min)的速率持续静脉输注。

2.七氟烷　七氟烷在小儿麻醉中应用较广，由于它对呼吸道无刺激性，很少导致喉痉挛，气味易被儿童所接受。七氟烷具有麻醉诱导迅速而平稳、极少发生心律失常、对心血管影响很小、肝肾毒性小和苏醒迅速等特点。诱导至睫毛反射消失的时间平均 63.0±15.5s，诱导至气管插管的时间 3.4±1.3min，停药至睁眼时间平均 10.5±3.2min。苏醒期的呕吐发生率随年龄增加而升高，在小儿术后 4h 内平均呕吐率为 22%。

3.丙泊酚　是短效静脉麻醉药，具有起效快、苏醒迅速且功能恢复完善、术后恶心呕吐发生率低等特点，适合于小儿手术麻醉。

根据眼肌手术需要行麻醉唤醒的特点，可复合应用上述药物，如：瑞芬太尼和丙泊酚，瑞芬太尼和七氟烷，丙泊酚和七氟烷。术中应掌握好给药量，注意监测呼吸与麻醉深度。

五、麻醉监测

眼肌手术时间短，病人多为小儿，麻醉期间情况变化快，因此应严密进行监测。目前眼肌手术麻醉监测项目包括血压、ECG、SpO_2、$P_{ET}CO_2$ 及麻醉深度(BIS)等。

六、眼心反射的防治

眼肌手术中眼心反射主要是由于手术牵拉眼外肌，尤其是内、下直肌引起，主要的表现为心动过缓，也会出现其他心律失常，如结性心律、房室传导阻滞，甚至心脏停搏，一般以心率减慢多见。

眼心反射的预防非常重要，手术操作应尽量轻巧，尤其在牵拉内直肌或下斜肌时，避免不必要的牵拉动作，麻醉者在术中严密观察患者情况，做到早发现早治疗。一旦发生眼心反射，应立即停止牵拉眼肌，必要时静脉注射阿托品治疗。

七、术后管理

(1)由于小儿眼肌手术后易发生恶心呕吐，所以术后应给适量止吐药如托烷司琼 0.1mg/kg，本药主要通过选择性阻断外周神经元突触前 5－羟色胺受体而抑制呕吐反射，另外，也可能直接阻断中枢 5－羟色胺受体抑制迷走神经的作用。

(2)麻醉结束后应进入 OPACU 进一步监护治疗，应特别注意患儿 SpO_2 与 $P_{ET}CO_2$ 情况及体温变化。

(3)术后镇痛：与成年人相比，小儿围术期疼痛个体差异性更大，受年龄、性别、情绪、智能等易变因素的影响更多。为安全起见，可采用非阿片类镇痛药，如氢溴酸高乌甲素等。高乌甲素是非成瘾性镇痛药，具有较强的镇痛作用，还具有局部麻醉、降温、解热和抗炎消肿作用。该药起效慢，维持时间长，用法是将 4mg 高乌甲素溶于 5%葡萄糖液 250ml 中静脉输注。

(王淑珍)

第十四章 眼眶手术麻醉

眼眶病学是介于眼科、神经科、耳鼻喉科、颅底外科和颌面口腔科间的学科。由于眼眶位置较深、周围有许多重要器官,因而使眼眶疾病的诊断和治疗均较困难。本章主要论述:①眼眶手术特点;②眼眶疾病手术的麻醉要求;③控制性低血压在眼眶手术的应用。

第一节 眼眶手术特点及常见眼眶手术

眶内容由神经、血管、肌肉、泪腺等组成,周围被眼睑、眶骨、鼻窦、颅底、面深部结构所围绕。眶内或眼眶周围常见疾病有炎症、肿瘤、解剖结构异常(先天性或获得性)、血管性病变、变性和沉积性疾病。

一、眼眶手术特点

眼眶手术的目的是切除肿瘤、病变、修复和(或)确立诊断,但因眼眶的解剖位置特殊,所以具体手术技术与其他部位有所不同,尤其是眶腔深部肿瘤的切除,因其病变常伴随累及重要血管、神经,位置深,术野小,暴露困难,直视性差,这些重要结构术中极易受累或损伤,故手术难度较高。

眼眶肿瘤各不相同,手术方式也各异,无论何种方法,首先面临的是手术入路,手术入路的选择与眼眶肿瘤的位置密切相关。具体选择时可考虑以下三点:①手术野暴露好;②对眼眶正常组织损伤小;③对患者术后外观影响小。

(一)前路开眶术

前路开眶术是经眼眶前部的皮肤或结膜切口或皮肤联合结膜切口切除肿瘤。根据具体切口部位不同,常见入路有以下几种。

1.眶外上缘皮肤入路　眼眶外上缘为肿瘤好发部位,所以眶外上缘皮肤入路是最常见的眼眶手术入路。其适应证是:眼眶外上象限前2/3段肿瘤(如皮样囊肿、神经纤维瘤、神经鞘瘤及海绵状血管瘤等)以及部分泪囊窝肿瘤(如炎性假瘤、泪腺上皮性囊肿等)。

2.眶内上缘皮肤入路　经眼眶内上方眶缘皮肤入路也是常见的眼眶手术入路之一。其适应证是:眶内上象限前1/2段肿瘤以及额、筛窦黏液囊肿。因眼眶内上方附近正常组织结构较多(如提上睑肌内角、滑车窝及滑车神经、部分上斜肌腱及眶上神经血管等),故眶内上象限深部肿瘤忌用此入路。

3.眶下缘皮肤入路　眶下缘皮肤入路是经眶下缘皮肤切口摘除眼眶肿瘤。此入路可直接暴露眶底,术野宽阔,但术后瘢痕较明显,所以目前多由下睑睫毛下皮肤入路代替。其适应证为:眶下部前2/3段或眶底肿瘤(如上颌窦瘤侵犯眼眶)。

4.外眦切开联合下穹隆结膜入路　外眦切开联合下穹隆结膜入路也是眼眶外科常采用的手术入路。因为颞下部眶缘距眶深部较近,且眶下间距较宽,也无重要组织结构,所以适合眼球后部肿瘤的摘除。另外,术中若遇困难,可直接改为外侧开眶术。

(二)外侧开眶术

外侧开眶术是摘除眼眶 中、后部肿瘤的一种标准手术入路。Kronlein - Berke - Reese 术式为常规外侧入路,术者经眶外侧皮肤切口,切开眶外侧骨壁及骨膜,然后进入眼眶中后段摘除肿瘤。这种手术具有以下优点:①术野较宽大,外侧开眶术去除了眶外壁,无前路开眶术的眼球遮挡,所以可在直视下探查全眶,摘除肿瘤;②入路处重要组织结构少,术后并发症少;③眶外侧壁易于切开,术后皮肤瘢痕可用发际遮挡。体位宜采取仰卧位,头抬高45°,向健侧转动30°~45°,

如高血压及动脉硬化者，可采用控制性低血压，以减少出血。为加强麻醉效果，可采用气管插管全身麻醉联合局部浸润麻醉。该术式出血较多，必要时及时输血。

（三）内侧开眶术

内侧开眶术是经眶内侧壁及筛窦进入眶内进行手术。其适应证是：视神经内侧（特别是眶尖部视神经内侧）的肿瘤及眶－筛窦沟通肿瘤，病变范围较广或患侧筛窦炎症时禁忌。可行滑车神经、筛前神经、眶上裂及肿瘤周围浸润麻醉，也可采用气管内插管全身麻醉。

（四）眶内容剜除术

眶内容剜除术是切除眶腔内软组织的一种破坏性手术，其目的是为了防止肿瘤扩散，挽救生命或解除痛苦，改善外观。可采用全身麻醉，如无高血压及动脉硬化者，亦可采用控制性低血压以减少出血，或全身麻醉联合局部浸润麻醉。

（五）眼眶手术并发症

1.视力丧失　术中视力意外丧失是眼眶手术最严重的并发症（视神经肿瘤切除及眶内容摘除术除外）。原因如下：①术中过度牵拉视神经，导致视神经直接损伤；②术中伤及视网膜中央动脉，引起视神经、视网膜供血障碍；③术中长时间压迫，累及视神经，造成眼内及视神经缺血。若采用局部麻醉，术中应经常检查视功能。若在全身麻醉下手术，可用闪光视神经诱发电位监测视功能。一旦发现视力下降，要尽快采取措施，如立刻解除对眼球或视神经的压迫，球后注射扩血管药物，全身给予脱水剂、糖皮质激素、能量合剂或高压氧等治疗。

2.出血　眶内血管丰富，术中难免出血，若发现术野出血影响手术，可采取以下措施：①明胶海绵或盐水纱布压迫；②双极电凝；③控制性低血压或抬高头位；④静脉注射止血药物；⑤如眶内血管瘤出血较多，且上述措施很难奏效时，可结扎供血动脉；⑥若出血较多，要及时输血，补充血容量。

3.神经损伤　若损伤睫状神经节感觉根，可引起眼部感觉障碍。若损伤眶上神经，可引起额部皮肤感觉障碍。若损伤滑车神经，可引起眼肌麻痹。一般轻度神经损伤，可于3～6个月内恢复，重度损伤则很难恢复。

为彻底根除疾病，避免发生严重并发症，进行眼眶手术时应遵循以下基本原则：①直视下操作：术中良好的暴露、手术野无出血是眼眶手术的首要原则。因为眼眶手术是在一个空间狭小、结构复杂的区域进行，如果暴露不佳或术野有出血，就会盲目切除病变组织，难免会造成肿瘤切除不彻底或损伤眶内正常组织结构，导致严重的并发症；②无损伤性操作：仔细确定肿瘤组织与周围正常组织的分界，尽量在不损伤正常组织的前提下手术。

二、常见眼眶疾病手术

1.肿瘤　占眼眶疾病的18%，这类肿瘤因与周围正常组织分界不清，所以很难彻底分离切除，可根据病变的性质区别对待，如疑为局部低度恶性或恶性病变，要将肿瘤及周围的正常组织部分切除，以保证其安全性。如考虑为炎性假瘤或肉芽肿，一般可保守治疗，或行病变大部分切除后配以皮质类固醇治疗。

2.血管性病变　眼眶内血管性病变分动脉高或低血流肿瘤、动静脉交通瘤、淋巴管瘤、静脉性血管瘤及毛细血管瘤。其中动脉性血管瘤、动静脉交通瘤术中极易大量出血，常常影响手术进行，所以术前要采取一定的措施，如常规结扎或栓塞肿瘤的供应血管，以减轻术中出血。静脉性血管瘤是最常见的血管性病变，术中也极易破裂出血，

3.恶性肿瘤的处理原则　对于眶内恶性肿瘤手术，要掌握以下几个原则：①非接触性一次性整体切除邻近组织，即手术时直接将周围组织连同肿瘤一并切除，而不采用先切除肿瘤后再清除周围组织的方法，以减少术后肿瘤复发的机会；②若考虑病变对化疗或放疗敏感，术前可先进行这些治疗，使肿瘤体积缩小，减轻手术难度；③若手术时肿瘤与周围组织粘连紧密，难以彻底切除，术后应辅助化疗或放疗。

4.结构性病变　眼眶的结构性病变大约占眼眶病变的15%，分为先天性和获得性病变。先天病变包括错构瘤、迷芽瘤、畸胎瘤及异位和

骨异常。不列颠哥伦比亚眼眶病中心 1976～1999 年期间统计黏液囊肿累及鼻窦情况 48 例，其中累及额窦 20 例、额筛窦 12 例、筛窦 9 例、上颌窦 3 例、蝶窦 2 例、筛－上颌窦 1 例、额－筛－上颌窦 1 例。

5.甲状腺性眼眶病　大部分甲状腺性眼眶病伴有甲状腺功能亢进，简称甲亢，而且多发生于出现甲亢后一年半以内。眼眶病变与甲亢的性质和治疗有一定的关系，在一些典型的眼眶病患者，可以发现处于亚临床状态下的甲状腺功能异常。麻醉医师须认真作好术前检查与必要的准备，避免围术期发生甲亢危象。

甲状腺性眼眶病发生时，甲状腺功能可处于甲低或正常状态，但多数与 Graves 甲亢有关。大约 20% 的甲状腺性眼眶病发病早于甲亢，40% 与甲亢同时出现，40% 发生于甲亢之后。甲亢治疗时常使用免疫抑制剂，主要是糖皮质激素，可减轻眼眶病的严重程度，对处于甲亢急性期和有浸润性眼眶症状的患者可给予适量激素。

对于正在接受 ^{131}I 治疗的急性甲状腺性眼眶病患者和存在负面影响因素的患者，特别是吸烟、高 TSH 和高甲状腺刺激素抗体的患者建议使用皮质激素。对临床表现以眼眶病为主而无甲状腺功能异常的患者，建议进行相关实验室检查，包括敏感的 TSH、游离 T_4 或总 T_4（如 TSH 低或有变化），T_3（如果 TSH 低）和正常 T_4 试验。此外，还包括一些辅助检查，包括甲状腺抗体滴度试验和 TSH 受体抗体试验。糖皮质激素在甲状腺性眼眶病治疗中的作用已得到认可，目前常用激素冲击疗法，在监护下通过静脉注射甲基强的松龙 1g，1 周内注射 3 次，随后监控患者的病情，观察症状和体征有无改善，一般观察期为 1～6 个月。长期口服激素治疗的患者，即使剂量较小也会产生副作用，如体重增加、痤疮、多毛、面色潮红、虚弱、抑郁、躁动和失眠等，也可能造成骨质疏松、继发感染和糖耐量降低。甲状腺性眼眶病可并发眼压升高，麻醉时应注意避免眼压骤升。甲状腺性眼眶病眼压升高，需要紧急行减压手术的情况包括：①由于明显的突眼和眼睑退缩导致暴露性角膜炎；②眶尖挤压失控，已明显危及到视力。

6.眼眶外伤　眼眶外伤可单独发生，但通常伴有眼球、鼻旁窦、鼻泪系统、鼻和脑组织的损伤。接诊时首先要对患者全身情况进行评估，其后处理眼部问题。先明确哪些外伤需立即处理，当合并意识障碍、休克、或意识丧失时，损伤可变得复杂。首先要建立通气道、控制出血和恢复血容量，患者全身情况稳定后，则开始检查眼部情况。儿童或紧张躁动的患者可使用镇静药或麻醉药辅助检查。复合性骨折，包括那些超过眼眶累及眶缘、顶部、鼻－眼－筛窦区、上颌骨和颧骨的骨折。这些骨折因其潜在的合并症，故非常危险，如颅内出血、感染、脑脊液鼻漏、搏动性突眼、眼球突出、颅腔积气及视神经和泪腺的损伤，时常大脑伴有震荡性损伤。手术治疗需要多学科共同完成，手术时间较长，出血量多，麻醉危险性也较高。

第二节　眼眶病手术麻醉

麻醉最主要的目的是使手术获得最满意的暴露，利用过度换气降低眼内压，有利于眼眶手术操作，深部肿瘤手术时，可利用特殊术中监测最大限度方便手术暴露。理想眼科麻醉应能满足以下要求：①无痛；②手术过程无记忆；③对循环、呼吸干扰轻；④眼压平稳或略降低；⑤术后恢复快、无痛、便于体位治疗；⑥易呼吸管理。

一、术前用药

（一）镇静药

1.地西泮　具有抗焦虑、镇静、遗忘和中枢性肌松作用，但可引起瞳孔散大，不宜用于闭角型青光眼患者。如果剂量不超过 10mg，一般不致引起明显的眼内压升高。口服5～10mg作为麻醉前用药，以消除焦虑，并有助于预防局麻药毒性反应，减少琥珀胆碱所致的术后肌痛等不良反应。

2.咪达唑仑　肌肉注射5～10mg可产生镇静效应，常用0.05～0.075mg/kg于麻醉前20～60min肌肉注射。小儿可用直肠注入，剂量为0.3mg/kg。

(二)抗胆碱药

常用阿托品和东莨菪碱，可减少呼吸道腺体分泌，抑制眼－迷走反射(后者抑制眼－迷走反射不如前者)，使虹膜收缩，瞳孔散大，有利于眼内手术。静脉注射阿托品可引起眼内压升高，但肌肉注射常用量可无明显眼内压升高，青光眼者禁用。剂量过大术后可出现尿潴留。

1.阿托品　成人常用量为0.5mg，术前0.5～1h肌肉注射。小儿用量为：体重3kg以下者为0.1mg，7～9kg为0.2mg，12～16kg为0.3mg，20～27kg为0.4mg，32kg以上为0.5mg。老年人易引起谵妄，小儿易使体温失控。

2.长托宁　成人术前30min肌肉注射0.5～1mg，小儿剂量为0.01～0.02mg/kg。

3.东莨菪碱　通常与吗啡或哌替啶合用，其遗忘、镇静及抑制腺体分泌作用比阿托品强，亦不易引起心动过速。常用量为0.3～0.6mg，麻醉前30min肌肉注射。

二、术中监测

手术过程中要求严密监测呼吸、循环及中枢神经系统功能状况，以确保各重要器官处于最佳状态。①使用V_5导联监测心率和心律，以鉴别有无心肌缺血；②无创动脉血压监测，行控制性降压者须行直接动脉内测压；③呼气末二氧化碳分压和脉搏血氧饱和度监测；④肌松监测；⑤依据病情间断监测动脉血气、血糖、电解质；⑥脑电监测。

三、麻醉管理

1.麻醉诱导　多采用静脉麻醉诱导，成人常用药物为咪达唑仑2～3mg，芬太尼0.1～0.2mg，丙泊酚1～2mg/kg或依托咪酯0.2～0.3mg/kg，罗库溴铵0.06～0.1mg/kg或维库溴铵0.06～0.1mg/kg依次静脉注射，2～4min后行气管内插管。选用异型或弹簧或乳胶气管内导管，便于术者操作，避免导管打折。麻醉诱导过程要求平稳，避免喉镜暴露和气管插管引起的不良反应，以免使眼内压升高。

2.麻醉维持　麻醉维持用药应选择可降低眼内压或对眼压、瞳孔无影响的麻醉药。芬太尼25～50μg静脉注射作为冲击量，其后以1～2μg/(kg·h)静脉输注维持，或舒芬太尼10～20μg作为冲击量，以后以0.1～0.2μg/(kg·h)静脉输注维持。二者均可与0.5%～1%异氟烷或丙泊酚40～60μg/(kg·min)复合应用维持麻醉。也可采用吸入麻醉药与50%～70%氧化亚氮复合应用维持麻醉。

3.术终拔管　一般状况较好的病人可在手术结束时唤醒并拔除气管导管，但须避免咳嗽、用力、高CO_2血症及高血压，以免眼压突然上升、伤口出血而影响手术效果。丙泊酚及利多卡因可用于抑制拔管时的血流动力学反应。0.05μg/kg纳洛酮可用来拮抗麻醉药残留抑制效应，如果用量过大可导致突然爆发性清醒，使患者血压显著增高。

第三节　控制性低血压在眼眶手术的应用

控制性低血压(controllable hypotension)是指利用药物和并用改变病人体位等方法，将收缩压降低至80～90mmHg或者将平均动脉压降低至50～65mmHg左右，不使重要器官出现缺血缺氧性损害，当终止降压后血压可迅速回复至正常水平的一种技术。

降低血压的主要目的是减少术野出血，以利于手术操作，减少输血，增加围术期安全性。血压下降后，机体重要器官血流量降低，如降压控制不当，超越生理代偿限度，可引发一系列并发症，甚至危及生命。近年来随着对控制性降压技术的深入了解和新的降压药物的应用，以及严格掌握适应证和遵循各项管理原则，并发症发生率及死亡率均有明显下降，前者约为0.24%，后者为0.007%～0.01%。

一、与控制性低血压有关的生理知识

(一)血压

动脉血压一般是指主动脉压。因大动脉中血压降落较小，故通常将在上臂测得的肱动脉血压代表主动脉压。我国健康青年人在安静状态时的收缩压为100～120mmHg，舒张压为60～80mmHg，脉搏压为30～40mmHg。

血管分为阻力血管(动脉)、容量血管(静脉)和毛细血管。血液的20%分布于动脉，10%位于微循环，其余70%位于静脉中。静脉系统血管张力的改变对血容量具有明显的影响。如果静脉扩张，更多的血液滞留于静脉系统，使回心血量减少，心排出量随之降低，血压亦降低。

(二)维持正常血压的因素

(1)心排出量(cardial output，CO)是心脏射血功能的指标。

(2)血液容量(blood volume)是实现循环功能的载体。

(3)总外周血管阻力(total systemic vascular resistance，TSVR)是调节血液灌注的因素。

(4)作用于中枢神经系统的麻醉药、镇静药等可通过影响上述任一环节而使血压降低。

(三)组织灌流量

组织灌流量 = π×组织灌注压(血压)×血管内径^4÷(8×血管长度×血液黏滞度)。

一般情况下，由于血液黏滞度和血管长度是不变的，则组织的血液灌流量随血压和血管内径的变化增减，即组织灌流量∝组织灌注压×血管内径^4。在控制性低血压中，由于用扩张血管药使血管内径扩大，组织的灌注量不变甚至增加，为安全施行控制性低血压提供了保证。

(四)低血压对术中失血量的影响

控制性低血压依血压水平不同可明显减少术中出血量，据临床报道，将MAP降至6.67±0.67(60±5mmHg)，术中平均出血量为263±98ml，将MAP降至8.0±0.67kPa(50±5mmHg)，出血量仅为179±73ml。

(五)体位对失血量的影响

俯卧位和侧卧位均是控制性低血压的风险体位。控制性低血压期间，如无特殊需要，一般应使头部与心脏处于同一水平位。体位较心脏水平每升高1.3cm，则升高部位的血压降低1mmHg。若采用头高斜坡25°位，头部比心脏水平高25cm，此时如心脏水平MAP 9.33kPa(70mmHg)，则头部的血压仅为6.67kPa(50mmHg)。因此降压时必须考虑心脏与头部压差，适当提高低血压的低限，以防止脑缺血缺氧性损害。对于需要采取头高位的眼眶手术，平均动脉压保持在6.67～8.66kPa(50～65mmHg)，既可减少失血量，也可保持术野清晰。

(六)低血压的限度及时间

控制性低血压并非生理状态，因此控制血压降低程度十分重要。虽然有资料表明，正常年轻人能安全耐受6.67～8.66kPa(50～65mmHg)的平均动脉压，但接受控制性低血压的患者，都存在一定程度的器官功能不全，一般常规检查又不易发现。因此，不能单纯以血压下降的数值或术野出血减少作为控制性降压的指标，必须按照病人的具体情况，结合手术的具体要求，并参考心电图、心率、脉压、脉搏氧饱和度、中心静脉压等指标作全面衡量。一般认为，平均动脉压或收缩压允许降至平时血压的2/3(包括高血压病人)。为安全起见，一般维持平均动脉压>50mmHg，必须降至6.67kPa(50mmHg)时，持续时间不宜超过15～30min。如需长时间降压，血压宜相应提高，收缩压可控制在10.7～12kPa(80～90mmHg)。在满足手术要求的前提下尽可能维持较高的血压水平。

二、低血压对器官功能的影响

1.心脏功能　控制性低血压期间，保证心肌代谢所需的氧供充足非常重要。一般情况下有0.27%的可能发生心脏停搏、冠脉血栓或心血管功能衰竭，其中0.079%是致命性的。主要是由于药物可在一定程度上干扰冠脉循环的血流-压力自身调节能力，并且深度的低血压可削弱冠状动脉的扩张储备能力，当应激状态下心肌需氧骤增时，心脏代偿能力受到限制。尤其是冠状动脉病变病人，其血管扩张储备能力下降，静息时依赖于代偿机制能保持心肌有效灌注，但在控制性低血压情况下不能确保心肌有效灌注。已知或怀疑有心肌缺血病者，原则上不应行控制性低血压。

低血压可反射性引起心率加快，因舒张充盈时间缩短而进一步减少冠脉血流。此时心肌需氧量增加伴随氧供减少，对有冠状动脉疾患的患者特别危险。

在控制性低血压时，各种心电图改变均可发生。Rollason 和 Hough 报道：在 50% 病例中有 ST 段抬高或压低和 T 波改变。其他如 Q-T 间期、P-Q 段和 ST 段的一过性改变发生率将近 80%。大多数心电图改变是由于降压过快引起，很少是由于低血压水平及所使用药物造成。

在控制性低血压时，应选用对心功能无抑制并有保护作用、降低心肌代谢、改善心肌血液灌注的药物。

2.脑功能　低血压期间中枢神经系统并发症发生率为 1.3%，其中脑血栓形成占 0.014%，视网膜动脉血栓形成占 0.01%。

最新研究认为，正常体温病人，控制 MAP 6.67～7.33kPa(50～55mmHg)为安全低限度，此范围内脑血流量(CBF)的自身调节能力仍然保持，一旦低于此限度，CBF 将随动脉压而平行下降，有可能造成脑缺血，进而影响脑功能。

脑血管自身调节最重要的因素是脑灌注压(cerebral perfusion pressure, CPP)。脑灌注压(CPP)=平均动脉压(MAP)-颅内压(ICP)。若患者有 ICP 升高，应在控制性低血压前监测 ICP，以保证切开硬脊膜后，CBF 不低于最低限。

高血压患者脑自身调节功能下降，需要较高的 CBF 才不致造成脑缺血。MAP 为 10.7kPa (80mmHg)的患者，当 MAP 降低到 3.87kPa (29mmHg)时才出现脑缺血的表现。MAP 为 15.0kPa(113mmHg)的患者能承受 MAP 降至 6.27kPa(47mmHg)。而严重高血压患者，当 MAP 达 24.0kPa(180mmHg)时，当将血压降至 90mmHg 时就表现出脑缺血的征象。老年、糖尿病、脑动脉硬化的病人，血管舒缩能力下降，脑组织的小动脉临界闭合压相应增高，所能耐受的控制性低血压的最低限亦相应增高。

$PaCO_2$ 在控制性低血压期间对 CBF 影响明显。$PaCO_2$ 升高 1mmHg，CBF 则增加 2.65%。$PaCO_2$ 从 2.67kPa(20mmHg)升高至 9.33kPa (70mmHg)，CBF 与 $PaCO_2$ 成线形变化，当血压降低后，此曲线关系逐渐变平。MAP 降至 6.67kPa(50mmHg)时，CBF 对 $PaCO_2$ 改变无反应。低血压下 $PaCO_2$ 在 2.67kPa(20mmHg)时可引起脑部乳酸盐增加，可能是因为 CBF 减少致远端压力下降和局部脑血流减少，进而脑功能遭到影响。

3.肺功能　控制性低血压一般不引起肺部并发症。但患者术中头高位增加了生理死腔量，无效腔量平均增加 60ml。对于头高位手术患者，维持足够血容量及心排出量，并在机械通气时加大每分通气量即可改善。对于慢性阻塞性肺疾病(COPD)的患者，原已存在分流增加，控制性低血压时分流分数不会改变。

4.肾功能　控制性低血压对肾功能的影响主要取决于选用的麻醉药、麻醉深度、低血压程度和持续时间以及肾脏自身调节功能。Davis、Thompson 等认为，60 岁一般可耐受 MAP 6.67kPa(50mmHg)两个小时，不致发生术后肾功能不全。其他研究者以芬太尼或氟烷加氧化亚氮麻醉后，用硝普钠降压，肾血流下降 47%，肌酐清除率减少 50% 以上，这表明对于高龄及有潜在肾功能障碍患者，不宜进行超出患者肾脏自身调节能力的控制性低血压，以免发生肾衰竭。无尿或少尿的发生率为 0.42%，因其死亡者仅占 0.032%。

5.内脏循环　肝脏动脉血管床的压力-血流自身调节能力有限，门静脉血管无调节功能。控制性低血压期间易发生肝脏血流灌注不足和肝细胞缺氧。另外，手术应激或外源性血管加压药物均可降低肝脏血流量。

胃肠道血管的自身调节能力差,血液循环调控较肾脏、脑困难,血压降低时易产生低灌注状态。手术刺激所致的交感神经兴奋性增加,可引起胃肠血管收缩。控制性低血压时,大多数麻醉药物减少内脏血流比减少内脏耗氧量更明显。

6.眼　眼内压是眼球内容物(晶状体、玻璃体、葡萄膜及视网膜)和眼球内液体(房水及血液)作用于眼球壁的压力。当血压降低时,眼内压随之降低。眼球具有两套独立的血管系统,即视网膜血管和虹膜血管系统。虹膜血管系统具有毛细血管前括约肌,可保持稳定的血流,并供应眼的大部分血液。MAP 突然降低可导致眼内压下降,严重者可出现视力模糊,偶有失明。所以行控制性低血压时应注意眼的正确位置、血流量及局部压力。

三、控制性低血压的适应证和禁忌证

1.适应证　眶内血管畸形、眶内肿瘤、复杂性眶壁骨折、脑膜瘤等手术,行控制性低血压可使手术野显露清楚、出血减少,便于手术操作。大量输血有困难,患者不愿或必须限制输血量,如患者体内存在 P 抗体。

2.禁忌证　严重心脏病、严重高血压、动脉硬化、脑血管病变、严重糖尿病、严重肝肾功能障碍、严重缺血性周围血管疾病,以及中枢神经系统退行性病变的患者,均禁忌使用控制性低血压。严重贫血、休克、低血容量或严重呼吸功能不全的患者亦禁忌使用控制性低血压。

四、控制性低血压用药

(一)麻醉药

1.异氟烷　异氟烷通过扩张外周血管,降低外周血管阻力(TSVR)而产生降压作用,并且保持心排出量稳定。健康成年人吸入 2%～3%异氟烷即可使 MAP 降低并维持在低血压水平,而心排出量无明显影响。将吸入浓度降至 0.6%,则 6.0±0.7min 内 MAP 便恢复至对照值。由于异氟烷降压的同时机体处于较深的麻醉状态,脑组织耗氧量降低,因此 MAP 6.67kPa(50mmHg)仍能保持脑组织氧供需平衡。动物实验显示,应用异氟烷降压,脑灌注压甚至低于 4.0kPa(30-mmHg),仍能较好保持脑氧代谢率。

2.七氟烷(sevoflurane)及地氟烷(desflurane)　此两种吸入麻醉药使控制性低血压更快更易控制,其作用机制与异氟烷基本相似。七氟烷对循环系统具有心肌抑制及血管扩张作用,它不加快心率,深麻醉时心率稍减慢,对传导系统无影响,也不增加心肌对外源性儿茶酚胺的敏感性。吸入 4MAC 七氟烷亦不影响脑能量代谢。

地氟烷可产生剂量依赖性的心血管功能及心肌收缩力的抑制。心动过速比等效剂量的异氟烷更明显。和 N_2O 合用对心脏的抑制作用较大。采用地氟烷降压,可减少 CBF 36%,降低脑氧代谢率。

3.丙泊酚(propofol)　是目前广泛应用的静脉麻醉药,能产生明显的心血管抑制作用。丙泊酚引起血压下降,主要是由于周围血管阻力降低所致。丙泊酚对心血管的抑制作用与患者年龄和注射速度有关,同样剂量在老年人可引起严重低血压。丙泊酚没有显著的交感神经阻滞或β肾上腺素能受体阻滞作用。

(二)降压药物

1.硝普钠(nitroprusside sodium)　作用于小动脉内皮细胞,释放一氧化氮,使中小动脉血管平滑肌松弛扩张。硝普钠对心肌收缩力无影响,但使心率加快,心排出量增加。用硝普钠进行中度降压时,CBF 增加,MAP 降至 65mmHg 时,CBF 随血压下降而降低,二者呈线性关系。

硝普钠降压可出现快速耐药性,需加大剂量才能维持低血压水平。此时注射硝普钠时要小心准确,避免出现剂量过大、血压过低、心律失常,甚至心脏停搏。还需注意停止使用后可能引起反跳性血压升高,在用量超过 20mg 和降压时间在 90min 以上时最有可能发生。一般认为,快速用药最大剂量为 1.5mg/kg,缓慢注射时用量为 0.5mg/(kg·h),24h 安全用量不超过 3mg/kg。

常规剂量的硝普钠可产生中毒量的氰化物。吸收 24mg 的氰化物即可对人体致命。1 安瓿 50mg 硝普钠含 22mg(835μmol)氰化物,因此,推荐的硝普钠最大剂量 1～3mg/kg 即可产生危害量的氰化物。

2.硝酸甘油(nitroglycerin)　主要作用于血

管平滑肌，减少心脏前负荷，从而减少心排出量。但前负荷减少会因交感神经活动增加、血管收缩、心率加快和心肌收缩力增强而得以补偿。此外它还可使TSVR下降，但压力感受反射机制会抵消TSVR的减少，形成双相反应，即早期小动脉扩张，继而肠系膜、骨骼、冠状血管和全身血管床的血管收缩。与硝普钠比较，硝酸甘油起效较慢，作用时间长，停药后仍有较长时间的血管扩张作用，停药后不发生反跳反应、头痛、颅内压升高。

临床常采用0.01%溶液静脉输注或0.1%溶液通过微量泵输注，从1μg/(kg·min)开始，根据患者的具体反应调节静脉输注的速度。

3.乌拉地尔(urapidil)　具有外周和中枢双重降压作用。外周阻断突触后膜的α_1－肾上腺素受体，使外周血管扩张，血压下降。中枢主要通过阻断脑内的5－羟色胺受体。但其中枢作用具有自限性降压效应，即血压降至一定程度，又可兴奋延髓心血管中枢，不致造成血压过低。为诱导中度低血压(MAP 70mmHg)最合适的药物。

乌拉地尔使MAP从107±13mmHg降低至70±13mmHg，脑血流不变。交感神经活性也不增高，不影响ICP和顺应性。比硝普钠更能控制血压水平，心率稳定，不发生反跳性高血压。首次用药剂量为10～15mg，持续20～25min，与其他药物复合使用可减少用药量。亦可以0.3～1mg/kg静脉注射，或将250mg溶于5%葡萄糖250ml中，按25～50mg/h的速率进行静脉输注。

4.β肾上腺素受体阻滞药

(1)艾司洛尔(esmolol)：选择性β_1受体阻滞药，起效迅速，作用短暂，能降低血浆肾素的活性。抑制心肌而产生心排出量下降。常用0.5～1mg/kg辅助控制性低血压。

(2)美托洛尔(metoprolol)选择性β_1受体阻滞药，明显减慢心率，降低血压，能有效抑制肾上腺素、异丙肾上腺素引起的血压升高、心率加快的作用，同时可降低心肌耗氧量。较大剂量时有较弱的β_2受体阻断作用，但收缩周围血管和支气管的作用较轻微。首次用药量为2～3mg，起效时间为2～3min，持续15～25min。

五、控制性低血压的麻醉管理

(一)术前准备

术前应用有效药物减轻焦虑，对于成功施行控制性低血压极有帮助。麻醉者还应与外科医生共同就手术体位、术式、时间、预计失血量，以及病人的基本情况进行讨论，权衡利弊，以确定控制性低血压的方法及用药。对控制性降压生理和药理缺乏全面了解，或缺乏适当的监测条件，不应贸然实施控制性降压。

(二)麻醉处理

1.麻醉选择　控制性低血压一般应在气管插管全身麻醉下进行，以便充分供氧、进行呼吸管理及调节血压。低血压期间应维持麻醉在适当深度并保持稳定。

2.诱导用药　以降低交感－肾上腺反应为原则，以利控制性降压。氟哌利多能较好的抑制交感－肾上腺反应，咪达唑仑、丙泊酚、异氟烷、七氟烷等均对心血管系统有明显抑制作用，利于使控制性降压成功。

3.麻醉维持　充分的麻醉深度，才能有效地抑制交感神经、肾素－血管紧张素系统的活性，才能使控制性低血压顺利实施并维持。因此，静吸复合维持麻醉常较单纯静脉或吸入麻醉效果为佳。

4.通气管理　多数主张施行控制或辅助呼吸，但呼吸道压不宜过高，否则会影响脑静脉回流。随着控制性低血压程度的逐渐加深，既有生理死腔增加，又有肺内分流量增加，因此，应充分供氧，确保潮气量和分钟通气量略大于正常，保持$PaCO_2$在正常范围。尤其对并存脑血管疾病或颅脑损伤的患者更为重要。

5.容量管理　要准确估计失血量，及时适量补充血容量，防止在控制性低血压期间发生低血容量。中心静脉压是指导输液、输血的重要指标。低血压期间可常规输入晶体液或人工胶体液，充足的血容量，适度血液稀释以降低血黏度，有利于加快血液流速，增加重要器官的血流量。同时亦可防止因血流缓慢而形成血栓。控制性低血压结束后，应根据出血量、凝血功能检查，适量输血、补充凝血因子，预防继发性出血和血肿。

6.控制性降压期间的监测

(1)直接动脉内测压：多采用桡动脉穿刺置管，连续监测动脉压，能有效提高控制性降压的安全性。使用时应注意调定零点。

(2)心电图：所有控制性低血压的病人均需监测心电图。通常选用Ⅱ导联和 V_5 单极心前导联，观察 ST－T 的变化，以监测心脏前壁或下壁的心肌缺血。

(3)中心静脉压：可反映血容量和右室功能，是指导输液输血的常用指标。

(4)呼气末 CO2 分压($P_{ET}CO_2$)：虽然控制性低血压期间生理死腔增大、肺内分流增加，$P_{ET}CO_2$与 $PaCO_2$ 差值增大，但 $P_{ET}CO_2$ 监测仍能提供有益的信息。如 $P_{ET}CO_2$ 突然降低提示心排出量突然降低。此外，$P_{ET}CO_2$ 监测可以避免通气过度，避免 CO_2 的降低进一步减少中度降压时的脑血流。

(5)脉搏氧饱和度(SpO_2)：SpO_2 能监测病人的氧合状态，早期发现低氧血症，也可反映末梢循环状况。

(6)血气监测：如出现代谢性酸中毒常提示组织灌注不足。使用硝普钠降压，如果发生严重代谢性酸中毒，同时混合静脉血氧分压升高，提示发生氰化物中毒。

(7)脑血流和脑功能监测：有条件的医院可行连续监测颈静脉球血氧饱和度(SjO_2)和血气分析，再以 Fick′s 公式计算出脑血流，以此监测控制性降压期间脑氧供需平衡，SjO_2 下降提示脑血流灌注不足。

脑电双频指数(BIS)或皮层视觉和感觉诱发电位指数监测脑功能，能评价控制性降压期间脑血流灌注状况，对早期发现或避免脑缺血缺氧性损害可能有益。

六、控制性降压的常见并发症

1.脑缺血性损害　控制性低血压的最大顾虑之一是脑供血不足和脑缺氧所造成的危害。因神经细胞对缺血缺氧的敏感性极高。脑缺血缺氧性损害主要表现为术后不清醒或清醒延迟、清醒后精神障碍和认知功能障碍等。

此外，控制性低血压期间，随着 CBF 降低，血流速度相应减慢，对于脱水、血流滞缓或血管内膜损伤的病人，将增加血栓形成的机会。血栓形成是引起死亡的主要原因之一。

2.心肌缺血　随着动脉压下降，可反射性引起心动过速，使心室舒张期缩短，冠状血流降低，导致心肌缺血。一旦心电图出现心肌缺血性改变，如 ST 段升高或降低、T 波改变等，应立即放弃控制性低血压。

3.肾功能损害　MAP 如大于 9.98kPa(75-mmHg)，肾小球滤过率保持不变，MAP 小于 75-mmHg 虽可出现无尿，但血流灌注量仍能满足细胞代谢所需。尿量减少于停止降压后可很快恢复。因此，控制性低血压过程中，只要保持供氧充分和肾血管充分扩张，一般不至于引起肾小球和肾小管上皮细胞永久性损害。肾功能损害主要发生在原有肾功能不全和(或)控制性降压过低、时间过长的病人。

4.氰化物中毒　见于使用硝普钠行控制性低血压的病人。因硝普钠在体内代谢可形成氰化物，一旦用药量过大或有代谢障碍，可导致氰化物中毒，甚至死亡。使用硝普钠时，无论使用的剂量或速度多少，一旦出现快速耐药、心动过速、代谢性酸中毒、或静脉血氧分压增高等，均是氰化物中毒的严重信号，遇此情况，应立即停药，并采取如下急救措施：①纠正代谢性酸中毒；②静脉注射硫代硫酸钠 150mg/kg，使氰离子转化为硫氰化合物；③若中毒严重危及生命，可缓慢静脉注射硝酸钠 5mg/kg，使血红蛋白结合的氰离子转化为氰－高铁血红蛋白。

5.持续性低血压　常见于低血压期间输液输血量不足、血压过低、低血压持续时间过长致代谢性酸中毒、氰化物中毒、心律失常、心肌梗死、残余降压药对循环的抑制等，应根据病因及时纠正。

6.继发性出血和血肿　与降压药停用过快、血压回升过剧有关。应逐渐停药，并逐渐减浅麻醉，以免血压骤然升高。

（顾恩华　张抗抗）

第十五章 角膜移植手术麻醉

角膜移植是用人类透明的角膜材料来替换患者病变的不透明角膜，以达到增进视力或治疗某些角膜疾患的目的。因为角膜本身不含血管，处于“免疫赦免”地位，使角膜移植术的成功率居其他同种异体器官移植之首。

第一节 病人及手术特点

一、病人特点

角膜病的病因大致可以分为两种：感染性角膜病和非感染性角膜病。

1.感染性角膜病　近年来研究表明，表皮葡萄球菌属和曲霉菌属分别为细菌性及真菌性角膜炎的首要致病菌，而金黄色葡萄球菌和镰刀菌已不再是第一位的致病细菌和真菌。单纯疱疹病毒依然是病毒性角膜病的首要致病病毒，也是感染性角膜病的首位致病因素。此外，棘阿米巴原虫所致的角膜炎也时有发生。

2.非感染性角膜病

(1)角膜变性和营养不良：多年来，我国对角膜营养不良家系的病理和超微结构改变进行了大量研究，证实了角膜营养不良中的遗传背景因素，也为今后用分子生物学方法研究这些遗传性角膜营养不良积累了资料。

早期圆锥角膜，如患者视力差且矫正困难或不愿意行角膜移植手术时，可行平面表面角膜镜片术，晚期则行穿透性角膜移植术。手术前后可根据角膜地形图的改变进行术式选择及指导选择性拆线，以提高手术疗效。

(2)角膜外伤：近十年来，我国在角膜的化学烧伤和热烧伤模型及其病理学和免疫学改变的研究中发现，中性粒细胞大量浸润伴胶原酶潜酶活化是角膜溶解的基础，其病程发展与氧自由基损伤和局部免疫学改变有关，部分解释了烧伤后适时合理应用糖皮质激素和氧化保护剂(如超氧化物歧化酶、维生素C)可减轻损伤的程度。当角膜烧伤严重，尤其当角膜呈进行性溶解变薄即将或已经穿孔时，可行板层或穿透性角膜移植术，以保存眼球的完整性和残存视力。目前应用羊膜移植及其联合板层角膜和角膜缘移植术治疗严重的急性期和瘢痕期眼表疾病取得了良好效果，可恢复部分的眼表功能。

(3)免疫性角膜病：目前的研究表明，蚕食性角膜溃疡可能是一种自身免疫性疾病。应用板层角膜移植术、病灶临近球结膜切除术，同时联合应用免疫抑制剂可有效控制炎症，减少复发，并阻止眼球穿孔，是目前治疗蚕食性角膜溃疡的最佳手段。

二、手术特点

1.角膜材料　大多取自新鲜尸体(供者，死后不超过12h)，角膜上皮完整，基质透明，厚度不变者为佳。如将新鲜角膜材料经保存液或深低温处理，则可保存数天或数周。由于角膜材料保存的时间限制，角膜移植手术属于限期手术，应在病人全身状况允许的情况下尽早进行角膜移植。

2.手术特点　角膜移植可分穿透与板层两种。穿透角膜移植是用一定直径的环钻钻去有病变全层角膜，然后用同样口径或略大一些的环钻钻取供者角膜片，以10-0尼龙线严密地缝于受者角膜上，最后注射林格溶液形成前房，防止虹膜前粘连。板层角膜移植仅切除有病变的角膜浅层组织，深层比较完好的受者角膜仍然保留，然后取同样大小和厚度的供者角膜前层角膜片，缝于受者角膜的创面上。板层角膜移植不穿透前房，属于眼外手术，一般不扰动眼内组织，并发症较少。

第二节　角膜移植手术麻醉处理

一、麻醉选择

角膜移植手术可以选择全身麻醉或局部麻醉联合神经安定镇痛术。角膜移植手术要求保持眼球良好的制动和眼内压稳定，尤其是穿透性角膜移植手术，在用环钻取下病人的角膜后，病人的眼球呈开放状态，如果病人眼压较高，可能会导致眼内容物脱出，因此手术过程中维持眼内压稳定至关重要。有升高眼内压作用的麻醉药及辅助药在角膜移植手术中应禁用。

二、麻醉实施

1.球后阻滞　球后阻滞效果确切，镇痛效果良好，但对已有眼内压升高的病人，球后阻滞可能会加剧眼内压升高，不利于角膜移植手术的进行。

2.球后阻滞联合镇静术　单纯球后阻滞不能消除病人紧张及焦虑情绪，对合并有心血管疾病病人尤为不利。在球后阻滞的基础上，给病人一定剂量的镇静、镇痛药物，使病人处于浅睡眠状态，既可消除病人紧张及焦虑情绪，使患者术中舒适，又能增强球后阻滞效果。常用的麻醉药物为哌替啶、氟哌利多合剂。必要时可复合咪达唑仑 1～2mg，增强镇静效果。术中应常规面罩吸氧，密切观察病人呼吸，避免呼吸抑制。

3.全身麻醉　对不能合作的小儿以及手术较复杂、手术时间较长的病人，应首选全身麻醉。全身麻醉能保证术中病人制动，使眼压稳定。可采用喉罩通气静吸复合麻醉，即静脉依次注入哌氟合剂 1～3ml、咪达唑仑 0.02～0.04mg/kg、依托咪酯 0.3mg/kg，待病人下颌松弛后置入喉罩，连接麻醉机，保留自主呼吸。术中以丙泊酚－芬太尼混合液（丙泊酚 200mg＋芬太尼 0.1mg）维持麻醉，丙泊酚静脉输注速度为 6～10mg/(kg·h)。或吸入 1%～2% 异氟烷维持麻醉，间断静脉注射氯胺酮 0.5～1mg/kg。术中一般不使用肌松药。

（孙瑞强　赵铁梁）

第十六章　眼外伤手术麻醉

眼外伤是指眼球或附属器受外来物理性或化学性伤害，严重者可造成失明。及时手术治疗是挽救视功能的重要措施。

第一节　眼外伤病人特点

1.*病情复杂多变*　眼外伤可发生于眼的任何部位，从单纯的角膜、巩膜擦伤到伴有玻璃体溢出，病情发展迅速，一个漫不经心的喷嚏、挤压、咳嗽或揉眼都可能造成伤眼灾难性的后果。研究表明，手术延迟可导致最终视力的消失，所以应尽量在损伤后12h内手术。

2.*病人年龄差异大*　既有小儿也有老人，同时可能并存其他部位损伤或疾病，在治疗时应以抢救生命为主，待无生命危险后再行眼部手术。

3.*法律纠纷多*　眼外伤患者常常牵涉到法律纠纷，术前应对麻醉可能出现的问题和不利因素与患者及其家属进行沟通，以取得其信任和理解。

4.*精神创伤较严重*　眼外伤患者易造成失明、视力低下以及面容损害，这对患者精神是极大的打击，应努力提高手术成功率。

5.*饱胃*　眼外伤多为饱胃患者，术中极易发生呕吐、误吸。疼痛、恐惧、药物应用均可延长胃排空时间，因此，对于眼科急诊病人应一律按饱胃处理。

第二节　眼外伤手术麻醉处理

眼科急诊手术的麻醉原则是：①术前全面评估病情；②术前用药尽可能减少对呼吸、循环功能抑制；③在麻醉实施过程中要注意防治呕吐误吸、眼心反射和眼内压增高。

1.*术前评估*　术前评估的主要内容包括损伤程度和时间、全身状况、末次进食水时间以及实验室检查结果。特别要了解病人是否并存其他部位损伤以及全身并存病情况。

2.*麻醉前用药*　眼外伤病人除常规给予抗胆碱药抑制呼吸道腺体分泌外，还应给镇静、镇痛药，消除病人精神紧张和恐惧心情，尤其对哭闹小儿会造成伤眼进一步加重。成人可肌肉注射咪达唑仑及哌替啶，小儿可口服地西泮。同时给予抗呕吐药氟哌利多或恩丹西酮，以减少麻醉后恶心、呕吐发生。

3.*麻醉选择*　眼外伤手术依手术大小、手术是否进入眼内而选用局部麻醉、神经阻滞、镇静术或麻醉监测管理(MAC)和全身麻醉。小儿眼外伤需采用全身麻醉。随着显微外科技术发展，MAC已成为常用麻醉方法。如患者高度紧张、手术时间长、与患者交流困难或无法取得患者配合时，应选用全身麻醉。如患者并存严重心肺疾患，以采用MAC更为安全。具体手术的麻醉选择见表16－1。

表 16-1 眼外伤手术麻醉选择

手术名称	麻醉方法	
	成 人	婴幼儿及儿童
角膜、巩膜伤口修术	MAC	全身麻醉
眼内容物剜出术	MAC	全身麻醉
睑皮肤伤口修复术	MAC	全身麻醉
泪小管断裂缝合术	MAC	全身麻醉
角膜深层异物取出术	MAC	全身麻醉
前房异物取出术	MAC	全身麻醉
球内异物取出术	MAC	全身麻醉
酸碱烧伤:前房冲洗术	MAC	全身麻醉
睫状体固定缝合术	喉罩全身麻醉	全身麻醉
眼内炎、眼内异物取出术	喉罩或气管插管全身麻醉	全身麻醉

(1)局部麻醉:以表面麻醉、结膜下浸润、球后阻滞麻醉、球周阻滞麻醉较常用。常用局麻药物为0.25%~0.5%的布比卡因、2%利多卡因。球后阻滞不应加肾上腺素,因视网膜中央动脉为终末动脉,一旦痉挛可引起视网膜缺血致视力损害。

(2)镇静术与麻醉监测管理:局部麻醉辅以镇静术,既可以减轻病人恐惧和焦虑,又使病人无痛苦。镇静术有以下三个特点:①可与病人保持语言交流;②遗忘,消除焦虑;③止痛。麻醉监测管理(MAC)是对镇静术强调安全的一种表述,是指由麻醉科医师参与的从术前评估、制定麻醉计划到指导给药,从而达到所需镇静程度或对局部麻醉病人监护,随时处理紧急情况的技术。目前MAC多采用如下操作:在局部麻醉下静脉辅以哌氟合剂(哌替啶100mg、氟哌利多5mg)1~3ml,咪达唑仑1~2mg,术中以丙泊酚6~9mg/(kg.h)维持,并根据病人对手术的配合情况间断静脉注射氯胺酮0.5mg/kg,或辅以芬太尼1~2μg/kg,一般均能取得满意效果。

(3)全身麻醉:眼外伤病人常采用以下麻醉方法。①气管插管静吸复合麻醉:入室开放静脉,麻醉诱导用芬太尼1~2μg/kg、咪达唑仑0.02~0.04mg/kg、依托咪酯0.3mg/kg、维库溴铵0.08~0.12mg/kg或罗库溴铵0.6mg/kg(避免使用琥珀胆碱,以防眼压升高)静脉注射,气管插管时需压迫环状软骨以防止胃内容物返流和误吸,气管插管后接呼吸机控制呼吸。吸入1%~2%异氟烷或静脉输注丙泊酚6~10mg/(kg.h)维持麻醉,术中间断静脉注射芬太尼和维库溴铵。②喉罩静吸复合麻醉:静脉依次注入哌氟合剂1~3ml、咪达唑仑0.02~0.04mg/kg、依托咪酯0.3mg/kg,待病人下颌松弛后置入喉罩,连接麻醉机,保留自主呼吸。术中以丙泊酚-芬太尼混合液(丙泊酚200mg+芬太尼0.1mg)维持麻醉,丙泊酚静脉输注速度为6~10mg/(kg·h)。或吸入1%~2%异氟烷维持麻醉,间断静脉注射氯胺酮0.5~1mg/kg。喉罩麻醉对饱胃病人并不能有效防止呕吐误吸,因此对饱胃病人多不推荐采用此方法。

(4)麻醉后管理:麻醉后管理非常重要,术后拔管时最好维持一定的麻醉深度,以减轻拔管时的反应,否则有导致眼内压升高的危险。阿片类药物不作为术后常规镇痛药,必要时可给予一定剂量非甾体抗炎药,如双氯芬酸钠等。

(杨永明 马 媛)

第十七章　老年眼科手术麻醉

在发达国家多将65岁以上(含65岁)年龄组划为老年人,而亚太地区的老年人为60岁以上(含60岁)。老年机体老化涉及所有组织器官,并常伴有与衰老有关的慢性疾病,如动脉粥样硬化随年龄增加而加重,故老年人心脑血管疾病非常多见。眼亦随年龄增长而有明显变化,这主要是生理性的,但由疾病造成的眼的变化也为数不少。此外,自身免疫抗体增多、抗氧化酶活性降低和自由基升高等,均涉及麻醉方法和麻醉药物选择、麻醉中对患者病情变化的处理和对麻醉并发症的预防。

第一节　老年生理功能变化

一、神经系统功能改变

老年神经系统变化包括解剖和功能两方面,中枢神经系统的解剖变化表现为脑体积缩小和重量减轻。80岁的平均脑重量比30岁时减少18%,脑重量减轻取而代之是脑脊液容量增多。

老年脑组织减少主要是神经元减少,而非神经胶质细胞萎缩,减少最多的是具有合成神经递质功能的细胞,例如大脑和小脑皮质、丘脑、脑干蓝斑核和基底神经节的神经元可减少大约30%～50%。并伴有多巴胺、去甲肾上腺素、酪氨酸、5－羟色胺等神经递质的减少,以及神经递质降解酶活性的增加,如单胺氧化酶和儿茶酚－氧位甲基转移酶。而且多巴胺受体与神经递质的亲和力也降低。但是,智力方面如语言技能、审美能力和个性特征并不随年龄增长而降低,即使年逾80岁的健康老人,仍能很好保持其信息储备能力、理解能力和远期记忆。而近期记忆、视觉和听觉反应以及对信息的快速处理能力可适当地降低。

老年人脑血流自动调节能力仍然正常,脑组织仍保持对过度通气的脑血管收缩反应。但在脑动脉粥样硬化的老年人,其脑血管的反应性舒缩能力降低,特别是对缺 O_2 的反应。从临床麻醉来讲,尽管麻醉中经常出现明显血压波动,但麻醉中发生脑卒中者很罕见。

老年人脊髓和周围神经的兴奋传入速率减低,运动神经的传导速率也降低,脊髓的传导减退使自主运动反应延迟。80岁老年人的四肢肌力、稳定控制能力大约降低20%～50%。但骨骼肌并未发现有特别变化,其酶学特性也相对完整。对去极化肌松药的敏感性无明显降低,部分老年人对琥珀胆碱的敏感性增加是由于血浆胆碱酯酶浓度降低的结果,并非是运动终板本身的变化所致。

交感－肾上腺系统的神经元亦随年老而衰减和纤维化,肾上腺体积缩小,应激状态下血浆去甲肾上腺素水平较年轻人增高2～4倍,肾上腺素水平亦升高,老年人的高儿茶酚胺水平并无明显临床表现,因为其作用靶器官的反应性明显降低。研究证实,β受体激动药对老年人心率和心肌收缩力的作用明显减弱,老年人对异丙肾上腺素变时作用的反应降低。

老年人不仅保持心血管功能稳定的自主神经反射功能降低,而且压力反射、对冷刺激的心血管收缩反应、体位变化后的心率反应以及自主神经系统的自动调节能力均较年轻人差。所以,当麻醉药物使神经系统靶器官的功能受到抑制或血浆儿茶酚胺水平降低,均易导致老年人发生低血压。

二、心血管系统功能改变

老年人心血管疾病患病率高达50%～65%,而且相当部分老年冠心病患者没有任何临床症状。流行病学调查结果表明，心血管疾病占老年人死亡原因的50%以上。老年人术前检查发现，血流动力学正常者不足15%，这将明显增加围术期死亡率。

老年心脏的解剖改变是心室壁增厚、心肌纤维化和瓣膜钙化。由于心血管顺应性降低，血容量的轻微变化均会影响循环功能稳定。动脉粥样硬化使心脏射血阻力、收缩压与舒张压均增加。

在静息状态或中等强度的运动状态时，老年人由于心率减慢，前负荷便代偿性增加，而使左心室舒张末期容积增大，这样当机体需氧量增加时，根据Frank－Starling原理，心脏每搏排出量和心排出量均可以适当增加。但是，由于老年人多并存心室肥厚和顺应性降低，心室舒张期充盈减慢，而且更依赖于心房收缩，所以，老年人非窦性心率和房性心律失常对心排出量的影响较明显，心脏舒张功能受损是血流动力学功能不全的常见原因。老年人的血浆容量基本能维持正常。

三、肝肾功能改变

随着衰老内脏器官萎缩非常明显，器官的血流量也相应减少，80岁老年人肝脏体积可减少40%，肝血流量亦减低，这对肝脏功能影响很大。

与肝脏衰老相似，衰老对肾脏的影响主要是肾组织萎缩，80岁时可减少30%，肾单位的减少与之相一致。此外，衰老还通过肾血管改变而累及肾功能，80岁时肾小球的数量可减少50%，肾血流量(RBF)的减少相对于肾组织的减少更明显。但在正常生理情况下，老年人的肾脏足以能避免氮质血症和尿毒症发生，但其承受严重水、电解质失衡的储备能力却十分有限。老年人肾脏对抗利尿激素(ADH)的反应性降低，对糖的最大吸收率降低，保钠或尿浓缩能力减弱，并表现为功能性醛固酮减少症。肾血管改变和肾血流量减少，使肾脏对缺血的敏感性增加。围术期老年人死亡20%为急性肾衰竭。

四、呼吸系统功能改变

衰老对肺脏最明显影响是肺弹性逐渐变小，使肺变得松软，即棉子肺，从而降低了保持小气道形态和维持吸入气在肺内均匀分布的能力。另外，肺泡隔的破损亦减少了气体交换的肺泡总表面积，致使老年人肺生理无效腔逐渐增加。

胸壁纤维化和肋骨钙化降低了胸廓顺应性，并在一定程度上限制了肺的机械运动，患者表现为用力呼气1秒率(FEV_1)和最大呼气流速降低，并增加呼吸做功和限制最大呼气容量。老年人对低氧血症和高CO_2血症的通气反应明显降低，而且睡眠呼吸间歇或暂停增多，使其在麻醉恢复期更易出现呼吸暂停和呼吸道梗阻。

五、药代动力学改变

随着年龄老化，机体含水量减少，主要表现在细胞内液与组织间隙液方面，血管内液基本正常。脂肪组织增加，这就使大多数药物的分布容积发生改变，并因此改变靶器官药物浓度，从而直接改变药物反应。药物与血浆蛋白的结合影响血浆游离药物浓度，当血浆蛋白减低时则使药物结合减少，药物作用增强。有很多因素特别是疾病可以明显改变药物与血浆蛋白的结合。

老年人肝实质缩小使其对药物的清除能力降低，导致药物作用时间延长和药物毒性作用增大。肝脏血流量也是影响药物清除率的重要因素，特别是依赖肝脏血流量进行代谢的药物。依赖肝脏血流量进行代谢的药物一般具有较高的清除率，如吗啡、哌替啶、芬太尼、舒芬太尼、巴比妥、氯胺酮、依托咪酯、丙泊酚、咪达唑仑、利多卡因和普萘洛尔等。

另外，许多麻醉药物在体内经生物转化后方能排出体外，如巴比妥类、苯二氮䓬类、麻醉性镇痛药等。静脉麻醉药包括氯胺酮、依托咪酯和丙泊酚等仅有少量以原型从体内排出。参与药物代谢的酶系统存在于很多组织中，其中肝脏对于麻醉药物的代谢最为重要，特别是肝脏微粒体混合功能氧化酶系统，能够催化第Ⅰ相反应(如脱氢作用和环羟基化作用)和第Ⅱ相反应(结合作用)。研究表明，与衰老相关经过第Ⅰ相反应代谢的药物清除率降低，而第Ⅱ相反应随年龄老化则不明显。

第二节　老年常见眼科病

老年人由于眼本身疾患或因并存全身其他系统疾病累及眼致盲者极为多见，如老年性白内障、老年性黄斑变性、眼部恶性肿瘤等。老年人常并存全身疾病，如糖尿病、高血压等，均能引起眼部较严重改变，甚至致盲。

一、老年视功能变化

1.视力　老年人视力常逐渐减弱。

2.视野　老年人视野与健康青壮年无明显差异。老年人常因晶状体或玻璃体混浊，而感觉眼前出现云雾或黑色斑点。脉络膜老年性变化侵及视网膜时可出现中心暗点和变视症。黄斑部有星状体形成时，可出现中心暗点与闪光感。

3.色觉　辨色能力也随年龄增加而减低。

4.屈光状态　老年期也可发生近视，称为老年性近视。原因是当发生了老年性白内障之后，在白内障初期，晶状体肿胀，同时晶状体核的屈光率增加，因而出现老年性核性近视。

5.老视　随年龄增长，眼的调节机能逐渐减弱，终致看近物时发生障碍，成为老视。老视眼在静止状态时屈光情况仍正常，仅在近距离视物时，调解力减退，所以被认为是一种生理现象。

6.暗适应能力　由于老年性瞳孔缩小，视网膜黄斑部老年性变化，细胞感光物质的感光性减退，使老年人暗适应能力低下，随着年龄增加，光感也减退。

7.调节机能　晶状体具有弹性。老年人由于晶状体核硬化，晶状体弹力减小，尽管有时晶状体悬韧带松弛，但晶状体的膨胀仍不完全，因此产生调节机能减退现象，使眼呈现老视。调节机能减退，除因晶状体硬化外，还与睫状肌收缩力减退有关。

二、眼形态改变及常见眼科疾病

1.眼睑　老年人眼睑皮肤多呈褐色，并渐次迟缓，失去弹性而显干燥，下睑失去弹性，常向下方呈囊状下垂。上眼睑皮肤松弛严重者出现上睑下垂，往往遮住部分角膜，而下眼睑皮肤松弛严重者，使眼睑皮肤下坠，引起一定程度的老年性睑外翻和伴随流泪现象。眼睑黄色素瘤多位于上眼睑内眦部，好发于老年妇女。睑部恶性肿瘤中以上皮癌较多，肉瘤及恶性黑色素瘤少见，眼睑基底细胞瘤发生率最高，常发生于下睑内眦部，开始为无症状的小结节，数周或数月后中央部出现溃疡，逐渐扩大，形成蚕食性溃疡，边缘隆起有小结节，基底坚硬，粗糙不平，逐渐广泛蚕食周围组织，破坏睑、眶及颜面组织，但不累及淋巴结，也无远处转移。睑板腺癌是原发于睑板腺的恶性肿瘤，多见于老年妇女，临床表现像复发的睑板腺囊肿(霰粒肿)，早期即可转移，故应早期广泛手术切除。

2.角膜　老年人的角膜透明度与光泽均较青年人为差，老年人角膜环是老龄化中最明显的变化。

3.泪器　年轻人泪腺结缔组织很少，随着年龄增加结缔组织逐渐增多。老年人泪腺组织呈岛屿状，分布于丰富的结缔组织之间，致使泪液随之减少。由于老年人眼睑皮肤松弛，因此容易有溢泪现象。慢性泪囊炎是常见的泪道疾病。

4.结膜　老年人球结膜由半透明变成暗淡的浅褐色，以睑裂部位显著。翼状胬肉是睑裂部球结膜处向角膜内生长的三角形膜样组织，其尖端在角膜缘内，可逐渐向瞳孔区发展，如侵及瞳孔区应做手术切除。

5.虹膜、睫状体　虹膜、睫状体到老年时期均发生萎缩或变性，可出现老年性缩瞳，色素层外翻，睫状突增厚变长，使后房变浅，推虹膜根部向前，影响房水引流，容易发生青光眼。

6.巩膜　老年期结缔组织纤维可出现脂肪变性，巩膜常呈淡黄色。

7.前房角　前房角的滤帘组织在老年期发生显著硬化，胶原物质显著沉积，使房角纤维的网状组织致密，色素沉着增加，眼内液体引流不畅，可视为原发性青光眼的主要原因之一。急性闭角型青光眼是老年人常见的眼病之一。

8.晶状体　随着年龄增长，晶状体中心部失去水分,收缩硬化变为致密,形成质地较硬的晶状体核,晶状体中央部出现混浊,最后呈深棕色影响视力,为核性白内障。

随着皮质的水化作用和晶状体的膨胀,晶状体皮质出现空泡与水裂,最后蛋白质凝固发生混浊,为皮质性白内障。晶状体皮质膨胀的结果,使虹膜被推向前,致前房变浅,眼压升高发生青光眼。

9.玻璃体　老年人常发生玻璃体液化和后脱离,如牵引视网膜则引起视网膜脱离。据观察,45~60岁人群中65%的人有玻璃体后脱离,仅少数人发生视网膜脱离,国外文献报告一般在10%左右。

10.视网膜　随着年龄增长,视网膜也发生明显的老年性变化,包括色素上皮老化和视网膜血管老年性硬化,通常发生在60岁以上的老年人,发病率高,约占40%~80%,色素上皮细胞增殖、变性,在锯齿缘处尤为明显。眼底镜检查时可见视网膜光泽减少,黄斑中心凹反光常不明显或消失,视网膜的红色调减弱,黄色调增强并呈现污秽状。在赤道部可见有线状、带状或不规则圆形色素斑,在周边部可见花纹或带状萎缩灶。

高血压患者中有眼底改变者约占64.7%~73.3%。糖尿病性视网膜病变是致盲的重要眼病之一,欧美糖尿病发病率约占人口的1.5%~2%,国内约1%的人群患糖尿病,其中10%在起病后5~9年左右发生视网膜病变,25年后则有80%~90%的人出现视网膜病变,其中25%患增殖性糖尿病视网膜病变,约2%~7%因视网膜病变失明。

视网膜病变早期表现为微血管细点状、火焰状出血,后期可有渗出、新生血管形成和玻璃体出血,最终大部分视网膜瘢痕形成,新生血管长入玻璃体,形成增殖性视网膜病变,由于瘢痕收缩和牵引而造成继发性视网膜脱离。

由于老年性血管硬化,常导致视网膜相对缺血缺氧。因此,老年性青光眼病人对高眼压的耐受力明显低于年轻的青光眼患者。

11.眼眶　眼眶肿瘤可原发于眶,或由临近组织包括眼睑、眼球、鼻窦、鼻咽部和颅腔内肿瘤扩展而来,或为全身病的眶部表现,也可有远处恶性肿瘤转移至眼眶。老年人多发生眶假瘤,起病急,眼神经分布区有阵痛,眼球向前方中度突出,视力变化大,常伴睑肿胀,对眼部组织破坏较大,少数可向颅内蔓延。

第三节　老年眼科手术麻醉

老年眼科手术麻醉可根据手术种类、部位、范围和患者的全身情况、耐受力,选择合适的麻醉方法。

一、术前访视

老年患者常并存动脉硬化性心脏病、高血压、糖尿病和慢性阻塞性肺疾病。术前访视应根据眼部疾病和全身疾病的用药情况,充分估计这些药的药理特性和可能发生的药物间的相互作用。麻醉医师应在充分了解眼科疾病的病理生理、解剖和药理等特点的基础上,结合病人全身情况,制定麻醉方案。

二、术前用药

术前用药的主要目的是消除病人焦虑,减少恶心呕吐和维持稳定的眼内压。眼科手术常用的麻醉前用药有抗胆碱药、麻醉性镇痛药、镇静药和神经安定药。

1.阿托品、东莨菪碱　均可减少上呼吸道分泌,适用于呼吸道分泌增多的病人,阿托品的抗胆碱作用可用于预防和治疗眼心反射的心动过缓。吩噻嗪类药和氟哌利多等神经安定药有良好的镇静镇吐作用。麻醉性镇痛药如哌替啶、吗啡等有良好的镇痛镇静作用,但易发生恶心呕吐,因此仅用于有剧痛的病人,且应与镇吐药合用。

2.对眼内压升高病人　术前常用乙酰唑胺或双氯磺胺抑制房水形成,或静脉输注20%甘露醇。

3.对并存冠心病病人　要给适当的麻醉前用药，消除病人紧张、焦虑。为防止心绞痛发作，可给硝酸甘油等扩张冠状血管药。对合并心律紊乱者可根据具体情况选用不同种类抗心律失常药物，如心痛定、心律平、慢心律等。心率过快者，可用洋地黄类药物或β－受体阻滞药。心脏病病人术前常需用多种药物治疗，应注意这些药物对病人的影响以及这些药物之间和它们与麻醉药之间的相互作用，必要时在术前进行适当调整。心肌梗死发生后1～2个月内原则上禁忌手术，手术应安排在6个月之后施行，但对危及生命的眼科急症手术，术前应评估心脏储备能力，并在严密监测心电和充分治疗的前提下安排手术治疗。

4.对并存高血压病人的麻醉前准备

(1)对病人病情应作详细了解，对病人的病期、目前高血压程度、有无脏器(靶器官)受累及其严重程度以及治疗情况等做出评估，以便估计麻醉风险，制定麻醉方案。

(2)严重高血压病人如术前未经降压治疗，则术后高血压危象发病率和死亡率均较高，术中血压亦可剧烈波动。对于需用药物治疗的高血压病人，术前应将血压控制在适当水平。WHO的降压目标为：老年人血压＜18.7/12kPa(140/90mmHg)。糖尿病合并高血压时，应降至17.3/10.7kPa(130/80mmHg)。高血压合并肾功能不全者应将血压控制在17.3/11.3kPa(130/85-mmHg)甚至＜16.7/10kPa(125/75mmHg)。对于并存心力衰竭者应尽力纠正心衰并改善心功能，对有肾功能不全者要注意纠正水、电解质和酸碱失衡。术前不应停用降压药。

(3)高血压病人易于激动，术前应充分镇静。在麻醉选择方面，应根据病情和手术要求选择对循环影响最小的麻醉药物和麻醉方法。

(4)对血压过高的急症病人或急需手术而血压难以控制者，可舌下含服硝酸甘油0.6mg，如无效，可静脉输注硝酸甘油(5mg加入5%葡萄糖液500ml)，根据血压水平调节输注速度。

5.老年人慢性支气管炎或哮喘　术前应积极治疗，手术当日应继续服用治疗哮喘的药物，氟羟强的松龙术前肌肉注射对预防哮喘发作有良好效果，麻醉过程中应加强供氧。

6.老年糖尿病患者　术前应控制血糖在8.3mmol/L(150mg/dl)以下，最高不超过11.1mmol/L(200mg/dl)使尿糖阴性或弱阳性，避免发生低血糖，并应根据血糖值使用胰岛素治疗。

三、麻醉选择

麻醉选择不仅取决于病人情况及手术方式，还涉及麻醉医师的经验及技术水平。既要考虑麻醉方案应尽量减轻对病人的侵袭，还要考虑麻醉方案能否有效抑制手术刺激引起的过度应激反应，要维持病人于麻醉和手术中处于生理状态，包括细胞供氧/需氧平衡、液体平衡及血流动力学的稳定等。眼科手术一般选用局部麻醉或全身麻醉，或麻醉监测管理(MAC)。外眼手术和简单的内眼手术如眼睑成形术、活检、浅层肿瘤等可选择局部浸润麻醉。较深或较广泛的手术可采用眶上裂眼神经、额神经和泪腺神经阻滞，除眶下部小范围外，几乎可麻醉全眶。局部麻醉对全身生理干扰轻及对眼内压影响小，术后发生恶心呕吐少，且能控制眼球运动，术后也有一定镇痛作用，对老年病人尤为安全，精神极度紧张者采用MAC。眼科显微手术及复杂的内眼手术，如巨大的多个视网膜裂孔和复杂的眼外伤等，手术难度大，时间长，操作精细，要求病人和眼球保持绝对平静不动，因此常需选用全身麻醉。

(一)局部麻醉

局部麻醉包括表面麻醉、结膜下浸润麻醉、眼睑阻滞麻醉和球后阻滞麻醉。对高龄病人短时间小手术采用局部麻醉有很大优点。至少术后不致有中枢神经功能障碍，早期离床可有助于防止深静脉血栓及肺部并发症。但对复杂手术，因局部麻醉止痛不全，手术操作引起的剧烈应激反应使高龄病人常不能维持内环境稳定，甚至诱发冠心病病人心肌梗死等意外，应引起注意。单位时间内注射局麻药过多，极易发生中毒反应，所以局部麻醉时也应妥善监测，并根据情况给镇静、镇痛药。

1.表面麻醉

(1)适应证:眼的检查、诊断和治疗,如角膜异物剔除和结膜、巩膜伤口的探查等。

(2)常用表面麻醉药物:表面麻醉药对黏膜组织具有快速的麻醉效果。它们的毒性相对大,不宜做注射用。大量应用此类药物可引起眼表面的副作用和可能危及生命的全身性中毒反应。目前常用的表面麻醉药有丁卡因、盐酸奥布卡因。

1)丁卡因:为0.5%~2%溶液,可直接行结膜囊点滴。由于重复和较长时间应用可引起角膜上皮损害及抑制角膜上皮修复,因此不能让患者带回家自己应用,以消除角膜擦伤引起的疼痛。虽然对青光眼患者测眼压偶尔引起水肿性、红斑性、瘙痒性眼睑炎及结膜炎,但真正过敏者少见。

2)盐酸奥布卡因:为0.4%溶液,起效快、表面麻醉强度大(约为可卡因的20倍,为普鲁卡因的10倍)、角膜损伤较可卡因、丁卡因弱,对瞳孔直径、调节功能、光感、眼压均无影响。通常在测眼压及剔除角膜异物时,用0.4%溶液1~2滴即可。对安息香酸酯类(可卡因除外)局麻药有过敏史者禁用。

2.结膜下注射

(1)适应证:结膜下注射用于探查结膜伤口、去除穿孔性异物和结膜伤口缝合。

(2)药物:此类药物必须起效快、对结膜组织毒性小、维持时间长。常用的药物有普鲁卡因、利多卡因和布比卡因。利多卡因和布比卡因最常用。

1)普鲁卡因:常用浓度是1%~2%,穿透力及扩散作用好,作用时间短。

2)利多卡因:常用浓度是1%~2%。1%利多卡因可用于各种眼科手术,起效快、手术麻醉效果好。肾上腺素不能加强结膜下麻醉效果,但可明显延长麻醉作用时间。每小时每公斤体重用量不能超过6~7mg。

3)布比卡因:常用0.5%或0.75%溶液,它可引起注射部位损伤,单独应用起效慢。因此通常用0.75%布比卡因和1%利多卡因(有时2%)等量混合液。布比卡因最大的优点是持续时间长,因此和利多卡因混合后起效快、并能延长麻醉作用时间。布比卡因的最大剂量是3mg/kg。

局部麻醉需注意注射技术及药量,应有必要的复苏设备妥备身旁,并需经验丰富的麻醉师随时给予帮助。如怀疑有眼球破裂,尽可能不用结膜下注射,以防眼内药物达到中毒剂量。

3.球后和面神经阻滞

(1)球后阻滞:适用于眼球深部和较广泛的眼部手术,特别适用于对全身麻醉有禁忌证的患者。球后阻滞可引起或加重眼球破裂伤患者的眼内容脱出,如怀疑有眼球破裂伤,最好不用球后阻滞。球后阻滞麻醉是将局麻药注入眼外肌圆锥内,阻滞睫状神经节及睫状神经,使虹膜、睫状体、脉络膜、巩膜、角膜,乃至整个眼球麻醉,而且可麻醉眼外肌,从而降低眼压和减少眼球运动。方法:使患者眼球向鼻上方转动,用5号长5cm的细穿刺针由眶下缘中外1/3交界处稍上方皮肤刺入或由颞下穹隆部进针,先向后进针1cm,再转向内上方向球后徐徐推进,直达球后,进针深度最好不超过3.5cm。这时针尖恰好在肌圆锥内的睫状神经节和球后壁之间。回抽注射器确定针尖不在血管内后,注射局麻药液。注射完毕后闭合眼睑,用纱布轻轻按摩和压迫眼球。

(2)面神经阻滞麻醉(facial nerve anesthesia):是阻断支配眼轮匝肌的面神经分支或其主干,从而使眼轮匝肌麻痹,眼睑不能闭合。

球后阻滞麻醉和面神经阻滞麻醉易发生的并发症有如下几种。①眼内容脱出:眼球有伤口时,球后阻滞和Van Lint面神经阻滞麻醉可使眼压增高而发生眼内容脱出。②眼心反射,球后阻滞麻醉引起眼心反射是压迫眼球引起,是一种三叉神经-迷走神经反射,表现为心动过缓、期前收缩、二联律、交替性心律、房室传导阻滞,甚至引起心脏停搏。③球后出血:根据出血来源分动脉及静脉出血,是由于球后阻滞时穿刺针刺伤血管引起。若为动脉出血表现为眶内压迅速上升,眼球突出,眼球固定,眼睑及结膜下淤血。预防球后出血的措施为：不要用尖锐的穿刺针、进针勿过深、注射过程中应回抽注射器、注射药液后压迫眼球。如果发现明显的球后出血，应停止手术，加压包扎。④眼球穿孔伤：是球后阻滞穿刺针误伤眼球壁所致，常合并有视网膜脱离及玻璃体积血。处理：激光治疗、玻璃体切除、玻璃体硅油替代术及其他手术。眼球穿孔伤的预防是：熟练的操作技术、不用很锐的穿刺针、术前了解是否有后巩膜葡萄膜肿及眼球的轴长，进针过程中有明显阻力时可稍改变方向再继续进针，不能强行进针。⑤误入眼内：产生原因为眼球穿孔时未被发现、原巩膜有伤口、注射针或药液由原伤口进入眼内，可引起麻药对视网膜的毒性作用、眼球裂伤、眼压增高。⑥视网膜血管阻塞：多数患者有血液及心血管疾病，诱因是麻药的压迫和缩血管药物的作用，直接损伤血管也可引起。⑦中枢神经系统症状：球后阻滞麻醉和面神经阻滞麻醉可导致局麻药进入血管内，首先引起中枢神经系统兴奋，紧接着产生中枢抑制和心血管虚脱。虽然这种情况多见于将局麻药注入静脉，但是动脉内注入局麻药更易在低于常规剂量下产生中枢神经系统毒性反应。仅1.8mL 2%利多卡因注入头部及颈部区域的动脉内，即可产生明显的毒性反应。这些毒性反应包括将局麻药注入眼动脉引起的急性癫痫样发作。⑧其他并发症：包括眼外肌损伤、视神经穿孔伤、硬膜下血肿和意外的脑干麻醉等。

(二)麻醉监测管理(MAC)

局部麻醉中为保持病人安静，需应用适当的镇静药及镇痛药，并行一定监测。麻醉性镇痛药虽有呼吸抑制和发生恶心呕吐的危险，如果采取小剂量分次注药，不仅可使病人有较好的镇静镇痛作用，也可避免上述缺点。如静脉注射咪达唑仑(0.05～0.1mg/kg)和哌替啶(最大量15mg)，但要注意病人呼吸情况，严防发生气道阻塞。

由于眼科手术覆盖头面部，麻醉医师不易观察呼吸道情况，因此要加强心电图、血氧饱和度、血压及$P_{ET}CO_2$等监测。手术期间要确保呼吸道通畅，并用面罩供氧，以避免缺氧和二氧化碳蓄积。如果镇静镇痛药使用过量，可适当给拮抗药，如纳洛铜拮抗麻醉性镇痛药引起的中枢性呼吸抑制，氟马西尼拮抗咪达唑仑的中枢抑制。

(三)全身麻醉

1.适应证　对于术中需要眼肌松弛、眼球固定的手术，和需切断眶骨、暴露球后间隙等手术野范围较广泛者。

2.麻醉方法

(1)全凭静脉麻醉：为全麻药经静脉进入体内产生全身麻醉作用。

(2)吸入麻醉：是通过呼吸道给药，常用恩氟烷、异氟烷等，对呼吸道刺激小，对手术刺激的抑制作用也较完善，还可缓解支气管痉挛。这些吸入麻醉药较少代谢分解，且大部分以原形自肺排出，苏醒快，更适于高龄病人麻醉。

3.注意事项　眼科手术选用全麻，应考虑全麻药种类和对眼压的影响。不同的全麻药对眼压的影响各异。凡作用于间脑的全麻药均可能降低眼压，如硫喷妥钠及其他巴比妥类药物，均作用于间脑，松弛眼外肌，改善房水排出使眼压降低。中枢神经抑制药中的酚噻嗪类药、神经安定药、镇静药，均有降低眼压的作用。氯胺酮可增高眼外肌张力，使眼压升高，还可以引起眼球震颤和增加交感神经张力。吸入麻醉药恩氟烷和氧化亚氮降低眼压的幅度与中枢抑制深度、血压下降幅度、眼外肌松弛等多种因素有关。肌松药琥珀胆碱可使眼压升高0.93kPa(7mmHg)，持续约5min。在注射琥珀胆碱前，如先注射非去极化肌松药，可减弱或消除肌纤维成束收缩，从而减轻和防止眼压升高。在保持通气良好情况下，阿曲库铵、维库溴铵一般均可使眼压降低。

高龄病人采用气管插管全身麻醉，既可有效地抑制手术的强烈刺激，又便于呼吸道管理，保证供氧。多数静脉麻醉药入血后须经肝脏代谢及肾脏排泄，由于高龄病人清除率降低，使麻醉时间延长，苏醒延迟。因此高龄病人应用静脉麻醉药时应尽量选用短效麻醉药如丙泊酚等。全麻中使用肌松药时，术毕应监测通气情况，必须恢复足够通气量及适当高的血氧饱和度后才能拔管。拔管及吸净咽喉部分泌物时，动作应轻柔，防止呛咳或呕吐致眼压急剧升高。拔管后，头应转向健侧使口角低垂位，以保证一旦呕吐时呼吸道通畅。

总之，老年眼科手术病人无论选择全身麻醉还是局部麻醉，都要重视镇痛完善，更要重视术中监测，除了密切观察血压、脉搏及呼吸外，心电图、脉搏血氧饱和度及 $P_{ET}CO_2$ 监测可及时提示有否心肌缺血与是否发生缺氧及 CO_2 蓄积。

四、术后并发症

高龄病人术后并发症的发生率明显升高，如术前已有心脏病、高血压、心律失常和慢性阻塞性肺疾病等并存病时，并发症的发生率更高，因此术后并发症的防治十分重要，高龄病人眼科手术后常见以下并发症。

1.*心血管并发症* 老年眼科手术后常见循环抑制、心肌梗死、高血压危象及心律紊乱等。循环抑制表现为心率缓慢、心排出量减低和血压下降。老年人心血管功能低下是易产生循环抑制的原因，加之术前禁食、血容量不足及麻醉药物的抑制作用，更易使循环功能受抑制。麻醉浅、镇痛不全、精神紧张及术中缺氧等情况引起的机体应激反应，使体内儿茶酚胺水平升高，导致患者心率加快、血压升高，对原有缺血性心脏疾患病人，由于心肌耗氧量增加，致发生心肌缺血，是术后发生心肌梗死的重要因素。另外，术中血压剧烈波动、心律失常等也可引起心肌缺血。麻醉和手术的心肌梗死发病率为 0.9%～4.4%。高龄病人多并存高血压或冠心病，术后更应维持心血管系统功能稳定，使心肌供氧/需氧平衡。特别要防止由于术后伤口疼痛导致的高血压及心动过速等诱发心肌缺血或脑血管意外。

2.*呼吸系统并发症* 老年眼科手术后常见呼吸抑制、呼吸道梗阻、呼吸衰竭等。局部麻醉手术如应用麻醉辅助药过多可发生呼吸抑制、舌后坠，或因口腔内分泌物过多而引起呼吸道梗阻。术后呼吸功能改变主要是因肺活量减少，对原有慢性阻塞性肺疾患的老年人如处理不当，有可能发展为呼吸衰竭，这是造成术后死亡的原因之一。

3.*脑血管意外*（cerebrovascular accident，CVA） 脑血管意外是急性脑血管病的统称，主要是脑血栓形成、脑栓塞和脑出血。脑血管疾患的病因为高血压和脑动脉硬化，脑血栓形成多继发于脑动脉硬化血管腔狭窄。术后如出现中枢神经系统症状，应考虑 CVA 的可能，首先应鉴别是出血性疾患或缺血性疾患，因二者治疗措施各异。CVA 治疗主要是针对脑水肿，调整凝血功能。

4.*其他并发症* 糖尿病患者由于手术侵袭，儿茶酚胺和糖皮质激素分泌增加，使血糖明显增加，有可能发展为酮症酸中毒昏迷和高渗性酮症昏迷，因此应充分利尿及给胰岛素治疗。

老年人肾功能常有一定程度下降，加上疾病、手术和药物等因素影响，围术期肾功能障碍时有发生，应根据情况及时进行治疗。

5.*术后并发症的防治* 减少眼科老年手术病人术后并发症和死亡率的根本措施除术前对病情评估外，围手术期处理非常重要，如对重要器官的功能支持、营养支持、水电解质与酸碱平衡的维护。根据老年病人对创伤反应的特点，维持术后恢复期平稳，可明显降低术后危险性。常用的安全措施有：①病情符合手术准入条件，进行充分的术前准备；②良好的麻醉，术后使病人迅速清醒；③注意预防感染；④对心脏病病人做好充分的术前准备；⑤对有慢性阻塞性肺疾患病人，手术前应经过一段时间的呼吸道准备，如戒烟、使用抗生素及行雾化吸入等；⑥慎用对肾脏有损害的药物。

（周　芳　朱永萍）

第十八章 小儿眼科手术麻醉

小儿眼科手术术野小，操作精细，术中患儿制动十分重要。Gild 等人报道，眼科手术失败病例 30%是因术中体动造成。此外，麻醉医师术中远离患儿头部，给呼吸管理带来困难。现就小儿眼科手术麻醉有关问题分述如下。

第一节 小儿眼科麻醉相关解剖与生理知识

一、相关解剖知识

1.呼吸系统 小儿麻醉关键是呼吸管理，由于小儿呼吸系统与成人存在一定差异（表 18－1），给呼吸管理带来一定困难，了解这些差异对做好小儿麻醉至关重要。

表 18－1 婴幼儿呼吸系统解剖特点和意义

解剖特点	意义
头部、舌相对较大，颌小，颈短	易阻塞咽部，妨碍喉镜置入窥视声门
鼻腔狭窄，鼻咽部淋巴组织丰富，腺样体增殖	婴幼儿主要经鼻呼吸，易被分泌物或黏膜水肿阻塞产生呼吸困难
喉头位置高，相当于颈$_{3\sim4}$椎体平面（成人颈$_{5\sim6}$）	气管插管困难，需将喉部向后压迫以利于暴露声门
喉部呈漏斗型（成人呈圆桶状），最狭窄部位在环状软骨平面	当气道压＜3.99kPa（30mmHg）时，气管导管周围应有轻度漏气，以防止气压伤和声门下水肿
气管短，直径小，分叉高，气管支气管分叉处所成角度基本相同	气管导管插入过深，导管误入左支气管的机会与误入右侧相同
肺泡数目少（相当成人 1/10），表面积小（相当成人 1/3），代谢率约为成人两倍	肺内氧储备低
胸廓小，膈肌位置高，肋骨呈水平位，腹式呼吸为主	易引起呼吸抑制

2.循环系统 小儿心脏体积相对比成人大，出生后由于体循环阻力增加，肺循环阻力下降，导致左心室及主动脉壁增厚。小儿虽然心肌间质的结缔组织细薄、松脆、弹力纤维发育差，但毛细血管网丰富，心肌供血充足，所以小儿心脏停搏较成人易复苏。

二、相关生理知识

1.呼吸系统 新生儿、婴儿呼吸道阻力均大于成人，但连续肺容量测定气流阻力，新生儿与成人相似，因此机械通气时吸气峰压达到 1.47～2.45kPa（15～25cmH$_2$O）才能保障足够的通气。按体重计，新生儿潮气量（6～8ml/kg）、V_D/V_T（死腔量与潮气量比值）与成人接近，但新生儿呼吸道容量小，故麻醉呼吸装置无效腔要小。各年龄呼吸功能比较见表 18－2。

18－2　各年龄呼吸功能比较(x±s)

参数	新生儿	6个月	12个月	3岁	5岁	12岁	成人
呼吸频率(次/分)	35±5	30±5	24±6	24±6	23±5	18±5	12±5
潮气量(ml)	21	45	74	102	240	345	500
(ml/kg)	6~8						6~7
分钟通气量(L/min)	0.66	1.35	1.78	2.46	5.5	6.2	6.4
ml/(kg·min)	230						90
肺泡通气量(L/min)	0.39		1.25	1.76	1.8	3.0	4.2
ml(kg·min)	130						60
无效腔通气量							
ml/(kg·min)	82						30
V_D/V_T	0.3						0.3
氧耗量 ml/(kg·min)	6~8						3~4
肺活量(ml)	120			870	1160	3100	4000
功能余气量(ml)	90			490	680	1970	2100
(ml/kg)	30						30
肺总容量(ml)	190			1100	1500	4000	5740
(ml/kg)	63						70~80
pH(血液)	7.35~7.45		7.35~7.45				7.35~7.45
PaO_2(mmHg)	60~90		80~100				80~100
$PaCO_2$(mmHg)	30~35		37~42				37~42

* 1mmHg＝0.133kPa

2.循环系统　婴幼儿代谢快，氧耗量高，为满足需要，就要增加心排出量，而婴幼儿每搏量相对固定，增加心排出量的唯一有效途径是增加心率，所以婴幼儿心率较快。在麻醉期间婴幼儿心动过缓比心动过速更危险，如发现心动过缓，应注意有无缺氧、迷走神经反应或麻醉过深，应及时调整麻醉深度，纠正缺氧和给予阿托品治疗，必要时暂停手术。正常小儿心血管指标见表18－3。

18－3　正常小儿心血管指标($\bar{x}$±s)

年龄	心率(次/min)	心排出指数[L/(min.m²)]	氧耗量[ml/(kg.min)]	血压(mmHg) 收缩压	血压(mmHg) 舒张压
新生儿	133±20	2.5±0.6	6±1.1	67±3	42±4
6个月	120±18	2.0±0.5	5±0.9	89±29	60±10
12个月	120±20	2.0±0.6	5±1	96±30	66±25
3岁	101±15		6±1.1	100±25	67±23
5岁	90±10	3.7±0.9	6±1.1	94±14	55±9
12岁	70±17	4.3±1.1	3±0.6	109±16	58±9

3.其他

(1)体液平衡与代谢：小儿细胞外液占体重的比例较成人大，体液交换率比成人快3～4倍。小儿新陈代谢率高，氧耗量也高。故小儿在水摄入不足或体液丢失过多时，更易引起水、电解质失衡。

(2)体温调节：婴幼儿体温调节机制尚未发育完善，体温调节能力差，容易受环境温度影响而使体温发生变化。体温下降时麻醉易变深，引起呼吸循环抑制，且苏醒延迟。麻醉期间体温过高，新陈代谢及氧耗量相应增高，易发生缺氧。

(3)眼心反射：在小儿眼手术中，以斜视手术最为常见，手术操作易诱发眼心反射引起心动过缓，严重时出现循环虚脱和心脏停搏。一旦发生眼心反射应立刻停止手术操作，静脉注射阿托品。Mirakhur等研究发现，术前肌肉注射阿托品可使术中眼心反射发生率下降50%～90%，静脉注射效果更佳，所以小儿术前静脉注射阿托品是防止眼心反射安全有效的方法。

(4)眼内压：正常小儿眼内压为2.0～3.33kPa(15～25mmHg)。影响眼内压的主要因素包括：①眼脉络膜血容量；②中心静脉压；③周围眼肌的张力。大多数麻醉药物可降低眼内压，但也有些药物可使眼内压升高，如抗胆碱药、氯胺酮和琥珀胆碱。麻醉期间放置喉镜、气管插管和术后拔管引起的呛咳、屏气或躁动均可使眼内压显著升高，术中血压急剧波动、缺氧和二氧化碳蓄积也可影响眼内压。

第二节　小儿常见眼科手术麻醉处理

一、先天性青光眼

先天性青光眼与其他类型青光眼一样，都具有病理性高眼压的共同特点。先天性青光眼多为散发，10%～12%病例有家族史，表现为常染色体隐性遗传。75%患儿为双眼发病。先天性青光眼分为两种类型，一种称为婴幼儿型青光眼，3岁之前发病，是由于先天性遗传性小梁网和前房角发育异常造成，表现为畏光、流泪、眼睑痉挛，同时伴有眼积水和角膜水肿。另一种称为青少年型青光眼，3岁以后至30岁的原发性青光眼。先天性青光眼应早诊断早手术治疗预后才良好，手术一般包括房角切开术和小梁切除术，手术时间约30min。

先天性青光眼手术麻醉的关键是控制眼内压，麻醉时应注意不使用增高眼压的麻醉药物和避免增高眼内压的刺激。麻醉前评估患儿是否并存有其他天性疾病，术前患儿使用抗青光眼药物是否有全身性副反应。一般不给术前药，年长儿可给予地西泮。麻醉处理包括：①基础麻醉：肌注7mg/kg氯胺酮可提供约10min时间测量眼压和检查眼压增高后引起的其他眼征，这项检查一定在麻醉诱导插管之前进行，因为放置喉镜或气管插管时均可引起眼内压增高，同时开通静脉和行常规监测；②麻醉诱导：采用丙泊酚2～3mg/kg和非去极化肌松药如维库溴铵0.07～0.1mg/kg。插管要选择适宜型号，保证气管插管顺利进行，从而对眼内压影响最小，术中控制呼吸；③麻醉维持：以低浓度吸入麻醉药为主，如恩氟烷或异氟烷。同时还可复合小剂量阿片类药物如阿芬太尼0.01mg/kg。术后可口服1～2mg/kg双氯芬酸钠镇痛。

二、斜视矫正术

斜视矫正术是小儿常见眼科手术，其目的不仅是为了改善外观，更重要的是矫正眼位，使双眼视轴平行，有利于获得良好双眼视觉。小儿斜视发病率大约占人口的5%。婴幼儿斜视在出生后6个月就可能出现，一般需要手术治疗，2岁之前就应该及时矫正，否则会发展成筒状视野。手术就是减弱较强肌肉的作用，增强较弱肌肉的作用。

麻醉中可能遇到的问题：①小儿斜视矫正术通常在全身麻醉下施行，但会失去患儿合作，如术中麻醉过深也势必引起眼外肌的一时性麻痹，给术中观察眼位和确定手术方案带来困难。如采用局部麻醉又因患儿难以耐受及对手术恐惧，不仅手术难以完成，且对患儿造成严重的心理创伤。麻醉中唤醒十分重要，它既可保证手术顺利进行，又可及时观察眼位，使手术取得良好的效果。有报道采用小剂量氯胺酮行镇静镇痛术，配合局部麻醉用于小儿眼肌手术取得满意效果。其麻醉操作为先静脉注射氯胺酮 0.4～0.5mg /kg，然后根据患儿是否疼痛、意识状况及回答问题是否准确确定镇静程度和是否追加药物，每次追加药量为首次的 1/3～1/2 以维持镇静程度，手术结束前 3～5min 停止追加药物。②因术中牵拉眼肌或对眼球压迫，易引起眼心反射，应注意预防和监测，一旦发生应及时处理。③术后恶心呕吐发生率较高，据报道 2 岁以上小儿术后恶心呕吐发生率为 40%～88%。据观察婴幼儿发生率比较低：在 4～30 个月年龄组发生率为 28%，而 3～18 岁年龄组发生率为 57%。为防止恶心呕吐应选择好麻醉方法，同时预防性给予止吐药如氟哌利多在诱导前或手术结束前 30min 按 0.075mg/kg 静脉注射或恩丹西酮0.1mg/kg。④斜视手术病人发生恶性高热者较其他病人为多，因此，术中避免使用琥珀胆碱，同时注意体温监测。

三、眼外伤

小儿眼外伤是常见的小儿眼病之一。眼外伤易造成视力低下、失明以及面容损害，对小儿精神上造成极大创伤。通常眼外伤的病情很不稳定且发展迅速，小儿又易哭闹会进一步加重病情，应尽早手术。

麻醉处理包括：①术前应评估患儿全身状况，是否并存其他部位的损伤，病情紧急程度，末次进食水时间以及实验室检查结果；②避免小儿哭闹、不合作者术前药可口服地西泮，同时给予氟哌利多或恩丹西酮，用以减少麻醉期间呕吐；③麻醉诱导力求平稳，气管插管操作应轻柔、敏捷，防止麻醉期间眼内压突然升高，否则可能造成眼内容物脱出，导致永久失明。诱导采用静脉注射阿芬太尼 0.02mg/kg、维库溴铵 0.15mg/kg，待肌肉完全松弛后再静脉注射丙泊酚 3mg/kg 行气管插管，插管时需压迫环状软骨以利于防止胃内容物返流和误吸，用面罩加压给氧去氮时一定要避免压迫眼球；⑤麻醉维持一般采用吸入麻醉药，麻醉期间控制呼吸。

四、先天性白内障

先天性白内障是胎儿发育过程中晶状体发育障碍形成晶状体混浊。婴儿期是视力发展关键期，一旦发现应尽早手术治疗，否则会影响视力发育。如患儿单眼发病，在出生后 2 个月内尽早手术。双眼发病者在出生后 1～2 周内手术，最迟不超过 6 个月。多种遗传病或系统性疾病也伴发先天性白内障，所以一定注意患儿是否并存其他系统疾病。

先天性白内障手术麻醉的关键是保持眼球不动和控制好眼内压。术前用药可肌肉注射阿托品 0.01mg/kg。采用静脉或吸入麻醉诱导，插管时避免呛咳。虽然手术刺激很小，但术中必须保证患儿完全没有体动，因为手术一般都在显微镜下行前房晶状体吸引，所以术中麻醉维持要保持一定深度，通过吸入麻醉药控制麻醉深度。术后拔管时要注意麻醉深度，避免呛咳和躁动，防止眼压升高。

五、鼻泪管手术

小儿可由于感染导致鼻泪管堵塞，出现持续性水样眼，需要行鼻泪管刺探及注射冲洗。此类手术较为简单，勿需麻醉或在浅吸入麻醉下进行，关键是当用导管进行鼻泪管注射冲洗时，预防液体流入咽部产生刺激和误吸，可采用头低足高侧卧位，使冲洗液依靠重力自然流出，也可经冲洗侧鼻孔内置入一根吸引管进行吸引。

泪囊摘除或泪囊鼻腔吻合术，术中常伴有较多出血。麻醉应注意以下几点：①采用气管插管全身麻醉更为适宜，气管导管最好带套囊，防止术中出血导致误吸；②为减少术中出血，可使患儿采用头高足低位，防止手术位置的静脉充血和渗血；③在手术部位局部使用血管收缩药，如肾上腺素，以减少术中出血；④还可采用控制性降压减少出血，同时使术野清晰达到满意手术效果；⑤术后将咽喉部分泌物和软腭后血块充分吸引干净后再拔除气管导管。

（杨永明　马　媛）

第十九章　眼科美容手术麻醉

眼科美容手术对手术效果要求高，而且必须保证美容者生命安全，不允许发生任何差错。为使手术成功，对麻醉要求也必须安全、有效，并尽可能避免发生并发症。

第一节　眼科美容手术病人特点

1. *年龄、性别特点*　眼科美容手术病人年龄分布范围广，从小儿到老年人，但以中青年(尤以女性)居多。近年来小儿病人呈增多趋势。

2. *体质特点*　眼科美容手术病人因中青年健康者居多，并存病相对少，对麻醉药耐受较好，麻醉药用量相对较大。

3. *心理特点*　眼科美容手术病人多数对手术和麻醉有不同程度的恐惧和紧张心理，主要担心手术是否成功，麻醉后是否疼痛等。因此，麻醉前必须向病人讲清楚麻醉过程中可能遇到的问题，消除病人顾虑和恐惧感，增强自信心，以取得病人最佳配合，争取手术成功。

第二节　眼科美容手术特点

(1)眼科美容手术多为择期手术，需要急诊手术者不超过5%，故手术和麻醉准备时间较为充分，手术医师可根据手术复杂程度和病人身体条件，与麻醉医师共同商讨制定合理手术方案。

(2)眼科美容手术多为门诊手术，但对小儿、特异质、精神高度紧张以及手术较为复杂的病人，应以住院治疗为佳。

(3)眼科美容手术有时需要分期进行，手术需要二次、三次或多次，所以麻醉医师要选择合适的麻醉方法，并在术中与患者进行沟通。

(4)眼科美容手术常不止一个手术部位，如植皮术、皮瓣转移术以及近年来开展的一些复杂手术，手术时间较长。为减少病人痛苦，手术者和麻醉医师应全力配合，尽量缩短手术时间。

(5)小儿眼科美容手术如上睑下垂、斜视、颜面血管瘤、先天性眼睑缺损等，应在学龄前尽早手术。

(6)老年眼科美容手术病人常并存高血压、心脏病、糖尿病等疾病，术前应针对上述疾病进行必要治疗。

(7)眼科美容手术属头面部手术，手术时整个头面部被手术巾遮盖，直接影响麻醉医师术中管理病人，导致与术者争夺手术空间。故手术医师必须与麻醉医师密切配合，才能顺利完成手术。

(8)由于病人个体差异以及其他各种条件制约，手术效果难以预测，术者必须把术后可能发生的情况向患者陈述清楚，以免发生医疗纠纷。

第三节　眼科美容手术麻醉处理

1. *术前访视*　要充分了解病人全身情况及有无药物过敏史，对小儿、老年病人了解有无其他合并症,术前应进行必要处理。

2.*术前用药* 应根据不同情况选择用药。行局部麻醉者可在术前晚服用镇静催眠药,采用全身麻醉者术前给予抗胆碱药。涉及眼外肌手术,术前还应选用止吐药,以避免术中和术后发生恶心呕吐。

3.*麻醉选择* 眼科美容手术的麻醉选择应以保证病人麻醉安全、有效和有利于手术顺利进行为原则。青壮年和身体健康的老年人多选用局部麻醉,小儿和不能合作者可选用基础麻醉联合局部麻醉,精神过度紧张的病人可选用强化麻醉联合局部麻醉,对手术复杂、难度大、时间较长的手术可选用全身麻醉。

4.*麻醉监测和管理*

(1)眼部手术应注意预防迷走神经反射,如眼心反射、眼胃反射,术中尽量避免压迫眼球和牵拉眼肌等操作。

(2)注意预防和治疗局麻药引起的不良反应,如中毒反应、过敏反应和肾上腺素过量引发的反应。

(3)注意呼吸道管理,尤其对小儿更为重要。采用全身麻醉时,最好行气管插管或放置喉罩气道。

(4)术中应常规监测脉搏、血压、呼吸、体温、心电图和血氧饱和度,全身麻醉病人应监测呼气末二氧化碳分压和麻醉深度。

(5)麻醉恢复期管理:手术和麻醉结束,病人处于生理功能恢复期,呼吸、循环状态仍不稳定,尤其全身麻醉患者在麻醉恢复期极易发生呼吸、循环功能异常,术后应进入 PACU 加强监测管理,以策安全。

(马 媛)

第二十章 眼科日间(门诊)手术麻醉

第一节 眼科门诊手术概况

一、开展日间手术的原因

日间手术可以给患者、医保提供者及医院带来诸多益处(表20-1)。许多患者,特别是年龄过大或过小患者,更愿意在门诊接受手术,因为这能避免患者离开自己熟悉的家庭环境。在门诊接受小手术的老龄患者术后认知功能障碍的发生率较低,因此,应尽可能避免让他们住院。一项对患者满意度的调查表明,97%的患者愿意选择日间手术方式。与住院手术不同的是,门诊手术无需预约床位,因此患者在计划手术日期上具有更大灵活性。门诊手术可以安全实施,轻度和严重并发症的发病率明显降低。

调查表明,日间手术后需要住院的患者不到1%,主要是由于手术后的并发症。眼科门诊手术感染发生率也较低,这对小儿、老年及免疫缺陷患者尤其有利。有证据表明眼科门诊手术呼吸系统并发症(即肺栓塞和肺炎)的发生率也较低。

表20-1 眼科门诊手术的优点

1.患者可优先就医,特别是儿童和老人
2.不必依赖于医院内的住院床位
3.手术时间安排弹性大
4.病死率和病残率低
5.感染率低
6.扩大患者就医(更高效)
7.手术等待期限短
8.整体花费低
9.术前检查和术后治疗少

眼科门诊手术节省费用之处在于门诊手术的高效,提高了手术室的利用率,缩短了周转时间,能为更多患者提供医疗,使等待手术的患者减少。与住院手术相比,对于同样的手术,日间手术所需的术前实验室检查少,患者术后用药也少,这些因素使门诊手术花费下降25%~75%。对需要输血或静脉应用抗生素和需术后镇痛的患者与住院患者一样可得到同样处理。家庭护理和门诊治疗的进步,使护理可以在患者家中进行,因而日间手术的开展将会使卫生保健的资金投入获得更高的回报。

二、门诊手术室设计与安全保证

日间手术室应当精心设计,以确保在尽可能低的费用下进行有效手术服务。典型的日间手术单元有四种设计方案。

(1)日间手术与住院手术可在同一手术室内进行,门诊的术前准备和术后恢复区单独建立。

(2)医院内设立独立的日间手术室,仅对门诊患者开放。

(3)手术和诊疗设施位于不同地点,术前评估、手术和恢复都在特定地点进行。

(4)以诊室为基础,手术或诊断房间与医师诊室相近,以方便患者和医务人员。

为了方便患者,所有的门诊服务都应在同一区域内组织进行。把等待室、术前评估区、麻醉准备室、手术室和恢复区紧密相接有很多好处。手术医师和麻醉医师可以在手术前后访视患者和其家属,而无需辗转浪费时间。患者的转运时间减至最短,也无需额外人员,因为巡回护士(或麻醉医师)可以将患者送至或自手术室送回。在许多以诊室为基础的日间手术室,患者可自行走入或走出手术间。

质量保证和整体质量改进有助于保持高标准的门诊治疗,并确保患者安全。质量标准可由卫生行政部门制定。随着患者及医师对门诊手术安全和质量越来越关注,要求所有实施手术的设施及实施者都应通过卫生行政部门认证,以保证患者安全。

美国麻醉医师学会(ASA)为日间手术设施

制定了规范，对意外急诊或“二进宫”患者，应随时有人员和设备保证。此外，需对所有人员进行定期在职技术培训，包括高级心脏生命支持、气道并发症处理、紧急气管切开以及恶性高热(malignant hyperthermia，MH)的治疗。根据手术规模和范围，成立心脏停搏急救小组。常规实验室检查、心电图(ECG)机及输血器都应具备。

随着门诊手术日益增多，门诊手术设施也在日益发展，麻醉医师应当参与到这些设施的设计和组织中去，以确保患者安全、有效和经济实惠。

三、门诊手术患者选择标准

1.手术适应证　适合日间手术的眼科手术应当对术后生理影响尽可能小，并发症尽可能少。日间手术后留院时间延长及急诊入院的主要指标与手术操作有关(如失血、疼痛、术后恶心及呕吐)。随着眼科技术的进步，现在更多种类的手术都可在门诊实施，如白内障摘除术、睑板腺囊肿切除、鼻泪管再通、斜视矫正、测眼压等。

大多数眼科日间手术患者为ASA Ⅰ或Ⅱ级。然而，随着麻醉和手术技术的进步，越来越多的ASA Ⅲ级(甚至一些Ⅳ级)患者也可以接受日间手术。Warner等进行的一项大型前瞻性研究表明，24%的日间手术患者是ASA Ⅲ级，这些患者的并发症发病率并不比ASA Ⅰ或Ⅱ级者更高(表20-2)。其他一些研究也表明，术前已有合并症并不会使患者围术期并发症和急诊入院的发生率升高。这要归功于谨慎选择患者、细致术前评估及手术医师与麻醉医师间的密切沟通。

表20-2　ASA分级与术后病死率和病残率间的关系

ASA分级	患者(n)(%)	严重疾病(n)
Ⅰ级(健康)	14609(32)	6
Ⅱ级(轻度系统疾病)	19614(43)	17
Ⅲ级(严重系统疾病，合并功能受限)	10867(24)	8
Ⅳ级(严重系统疾病，持续威胁生命)	0	–
Ⅴ级(垂死，存活不可能超过24h)	0	–

若已有的并存病在术前得到了良好控制达3个月之久，并发症风险会减小。此外，手术类型、麻醉技术以及许多社会因素也会影响到患者是否适合手术，因此并不能单纯考虑ASA分级，甚至也不再认为病态肥胖(体重指数 > $35kg/m^2$)是日间手术的排除指征，可用面罩等行气道管理使病态肥胖门诊患者进行一些简短的手术操作。然而对已有心血管疾病(如高血压、充血性心衰、心绞痛)和呼吸疾病(如哮喘、慢性阻塞性肺疾患)的患者以及病态肥胖患者，与接受同样日间手术的健康患者相比，其围术期并发症的发生率呈明显增高。吸烟可增加日间手术患者呼吸系统并发症和术后伤口感染的风险。有趣的是，阻塞性呼吸暂停综合征患者急诊入院的风险并不增高。

2.手术禁忌证　随着麻醉和手术技术的发展，接受眼科日间手术的患者也日益增多。日间手术患者的健康状况越来越复杂，所接受的手术也是时间越来越长，操作越来越复杂。然而，有下列情况的患者术后并发症的发生率可能增高，应当入院过夜。

(1)可能威胁生命的严重疾病，并且未得到最适当的处理(如一过性糖尿病，不稳定性心绞痛，症状性哮喘)。

(2)合并症状性心血管(如心绞痛)或呼吸(如哮喘)疾病的病态肥胖。

(3)多种慢性中枢兴奋性药物治疗(如单胺氧化酶抑制剂帕吉林、反苯环丙胺)和可卡因滥用，可增加术中心血管并发症的风险，甚至死亡。

(4)术后当晚家中缺乏可负责任的成人来护

理的患者。

四、眼科门诊手术病人术前评估与准备

随着就诊患者的健康状况越来越复杂,并可能正接受多种长期药物治疗,因此门诊患者的术前评估也越来越重要。建立麻醉门诊对这些患者进行术前筛查以避免费时费钱或临时取消手术就显得至关重要。这一筛查可由患者就诊时于术前评估时来完成。麻醉医师在术前评估时使用计算机调查问卷也是个省时而有效的好办法。计算机调查问卷在列出阳性和阴性病史信息上,比医师访谈更精确,可用来预测是否需要术前实验室检查。临床研究表明,这些计算机化调查问卷可使术前进行的实验室检查更精确、更经济。

1.术前评估　术前评估的主要目的是识别出术前需要进一步诊断评估或积极治疗的患者。应能识别出有特殊麻醉顾虑(如困难气道、恶性高热易感)或围术期麻醉和手术并发症风险高的患者。可能并发不良事件的,如高血压、肥胖症、哮喘、吸烟及胃肠反流性疾病。在术前评估的三个主要组成部分中(即病史、体格检查、实验室检查),病史无疑是最有价值的。对门诊医疗咨询的研究表明,86%的诊断完全依靠患者的病史信息,另有6%的诊断依据详细的体检发现,仅有8%的诊断是由实验室检查或放射线检查确定的。对门诊手术病人进行常规术前实验室检查并不合理,而且浪费医疗资源。

研究发现,如果检查仅仅是为了判别适应证的话,超过60%的常规预约的术前筛选检查可以不做,而且只有0.2%的异常报告可能会影响到围术期管理。不当的检查甚至会对患者有害,可能因其假阳性结果而导致进一步检查或因其阴性结果而导致缺乏应有的进一步检查。所选检查项目应根据患者病史和体检结果确定。最近的一项分析性研究发现,术前筛选性检查并不能预测术后并发症。而且有趣的是,只有57%的常规实验室结果在患者的手术记录中被提及。

对接受眼科门诊手术而全身其他方面健康的患者,取消常规术前检查(甚至在老年患者)将会节省费用,也不会有损患者的医疗质量和安全性。但对全身麻醉病人,还需行血、尿常规检查与肝、肾功能化验,以策安全。

2.术前准备　对患者进行最佳的术前准备可使门诊手术更安全,也更易被患者和医务人员接受。准备过程是为了降低门诊手术潜在的风险,改善患者预后,使得手术的经历对患者及其家属而言更愉快。简单的操作如静脉置管前,一侧肢体局部保温可以减少静脉穿刺操作时间和尝试次数。应用药物和非药物方法将患者的焦虑减至最低,并通过适当的术前用药减少可能的术后问题。应鼓励患者继续服用其长期用药,直至到达手术室时为止。口服用药可在术前30min以少量水送服。

(1)非药物准备:即将接受麻醉可能给患者带来心理压力,一部分病人表现为焦虑。患者术前焦虑最常见的是担心术中知晓、术后不苏醒、术后疼痛和恶心呕吐等。

非药物准备是指麻醉医师的访视要比术前给予镇静药更能有效地缓解患者的焦虑。术前访视的时间也很重要,一般术前在手术室外进行的访视更能显著减轻病人焦虑。

使用书籍、小册子及录像对小儿患者尤其有利。这些可消除1~4岁儿童的焦虑和术后行为改变。在术前准备中还要告知患者到达手术室的时间和地点、进食要求、术后恢复过程以及术后可能需要家人来照顾等。

(2)药物准备:门诊手术术前用药包括抗焦虑、镇静、镇痛、遗忘、抗迷走神经以及预防术后呕吐和吸入性肺炎的药物。门诊麻醉需要考虑的一个重要问题就是迅速恢复,因此,许多麻醉医师避免术前使用抑制中枢兴奋性的药物,以免恢复延迟。术前用咪达唑仑不仅可减轻术前焦虑,还可减轻术后疼痛。合理术前用药还可减少术后的副作用,加快患者出院。术前用药可根据临床需要选用下述药物:

1)苯二氮䓬类:咪达唑仑的消除半衰期短且无明显副作用,有利于门诊术后恢复,因此已成为门诊术前用药的较好选择。为获得术前应用咪达唑仑的最大效益,应在进入手术室前给药。尽管口服咪达唑仑因首过效应而需加大剂量,但

它对成人和儿童都是高效的口服镇静抗焦虑药。口服咪达唑仑 0.5mg/kg,服下 15min 后儿童就可以离开父母,并且即使是简短的手术也不会影响恢复。大剂量(1mg/kg)咪达唑仑可以延迟早期恢复,但不会影响术后的离院时间。对于老年患者,术前静脉注射咪达唑仑 0.5~1mg,对智力和精神运动恢复无不良影响。

2)阿片类镇痛药:除非患者有急性疼痛,否则不推荐常规使用麻醉性镇痛药(阿片类)作为术前用药。术前联合使用阿片类药物会增加术后恶心呕吐(PONV)发生率,导致门诊术后出院延迟。诱导前静脉给予强效阿片类镇痛药有益,因其可迅速控制术前焦虑,减少麻醉诱导所需药量,将气道刺激所致血流动力学反应减至最小,并有利于缓解术后疼痛。

3)抗恶心呕吐药:PONV 是全身麻醉后的常见问题,也是患者对门诊手术不满意的原因之一。70%以上的患者认为防止 PONV 非常重要。事实上,患者也愿意支付相当大的费用来避免 PONV。PONV 会导致出院延迟。大量研究表明,小剂量氟哌利多可高效抗呕吐。较大量的氟哌利多(>20μg/kg)可增强术后镇静,但会延迟门诊手术患者的恢复和离院。较小剂量氟哌利多(<10μg/kg)与大剂量同样有效,但不会延迟恢复或出现不必要的副作用。有研究表明,小剂量氟哌利多联合甲氧氯普胺比昂丹司琼更能有效地预防眼科病人术后 PONV。

4)抗胆碱药:由于阿托品和东莨菪碱有抑制涎液和抗迷走神经作用,可降低严重 PONV 的发生率,但为了在术后早期达到治疗浓度,应于术前数小时给药。其副作用包括口干、嗜睡、瞳孔散大和眩晕。

5)其他药物:地塞米松 4~8mg 静脉注射可高效预防 PONV,单独或联用其他药物均有效。

(3)术前禁食:延长禁食时间并不能保证诱导时胃已排空。因此,一些研究者对择期手术前平均禁食 4~5h 提出了质疑。因为清液体在胃内的停留半衰期为 10~20min,所以饮用少量清液体的患者要比禁食者 2h 后的残留胃容量少。禁食过夜后,主诉有中到重度饥饿和口渴的门诊患者分别占 50%和 44%。更为重要的是,14%的年轻女患者禁食过夜后,清晨到达手术室时的血糖低于 2.5mmol/L。有趣的是,禁食患者术前 2h 饮用 150ml 咖啡或橙汁不影响成人的残余胃容量或 pH。同样,术前饮 3ml/kg 苹果汁可减少儿童的胃容量、口渴以及饥饿,且对胃内容物无不良影响。

对择期手术患者术前强制限制饮食,如午夜后不得服用任何东西是欠妥的。目前认为可以允许儿童术前饮少量清亮液体,除非门诊患者有延迟胃排空或术前用了阿片类药物,否则不宜禁食 10~16h。

第二节 眼科门诊手术麻醉处理原则

安全、有效、术后很少并发症以及尽量减少药物和设备费用是门诊手术麻醉技术选择需要考虑的因素。理想的门诊麻醉用药应起效快而平稳,可产生顺行性遗忘和镇痛,可提供好的手术条件而恢复迅速,且无不良反应。门诊手术需要有与住院手术同样的基本设备,以利于给药、监测和复苏。门诊手术的术中监测设备应包括 ECG、血压、脉搏血氧仪及呼气末 CO_2 监测仪。若使用非去极化肌松剂,还应当有肌松监测仪。麻醉深度监测仪的应用也越来越多,目的是促进麻醉药的定量和加速恢复。

麻醉药的选择应考虑手术和患者两方面因素。对许多门诊手术来说,全身麻醉仍是患者和手术医师最爱用的技术。神经阻滞可使术后阿片类镇痛药的用量减至最低,从而促进恢复。因此,越来越多的眼科门诊病例愿意接受局部神经阻滞联合静脉镇静,即所谓“麻醉监测管理”(monitored anesthesia care, MAC)。尽管尚无用于眼科门诊患者的理想麻醉药或技术,但目前常用的麻醉药只要合理联合,并选择合适剂量,完全可以满足手术的麻醉要求,且恢复满意,花费也合理。

一、全身麻醉

对门诊手术来说,尽管全身麻醉副作用较多,但其应用范围仍较广泛。对维持气道通畅来讲,与气管插管相比,置入喉罩气道(laryngeal mask airway, LMA)引发的心血管反应较小,在较浅麻醉时也易于耐受。用喉罩替代气管插管可降低咽喉疼痛的发生率。经消毒处理的喉罩设备在门诊麻醉中可重复利用高达200次,因此与其他气道设备相比,喉罩的花费低。但是,喉罩不能保护气道不受异物侵犯,因此不能用于反流、误吸或上消化道出血风险较高的患者。若需用正压通气,胃扩张的风险增加。

1.全身麻醉用药　全身麻醉诱导通常选用短效静脉麻醉药,以利于恢复,眼科门诊全麻常用丙泊酚行麻醉诱导。麻醉维持常将吸入性麻醉药与N_2O联用。N_2O和七氟烷及地氟烷的可溶性均较低,起效和恢复更迅速,花费也低。

(1)静脉全身麻醉药

1)苯二氮䓬类:尽管眼科门诊常用咪达唑仑0.2~0.4mg/kg静脉注射行麻醉诱导,但与丙泊酚相比,它起效较慢,恢复也较迟。若联合N_2O和强效阿片类镇痛药,则可以小剂量咪达唑仑(0.1~0.15mg/kg)行全身麻醉诱导。用咪达唑仑诱导时,手术结束用氟马西尼拮抗(特异性苯二氮䓬类拮抗药),可使眼科门诊术后病人及时苏醒。与丙泊酚相比,用氟马西尼拮抗咪达唑仑的麻醉后恢复,并无明显临床优势。

2)依托咪酯:依托咪酯(0.2~0.3mg/kg)也常被用于眼科短小门诊手术的全身麻醉诱导。其恢复较快,缺点是注射部位疼痛、PONV发生率高、肌阵挛以及短暂性肾上腺皮质功能抑制。由于其副作用较多,依托咪酯的应用应限于临床上需血流动力学稳定的患者(如有明显临床症状的冠状动脉或脑血管疾病老年患者)。

3)氯胺酮:氯胺酮是一独特的静脉麻醉药,既可用于麻醉诱导,也可用于麻醉维持。但是氯胺酮麻醉后精神症状明显,术后早期PONV发生率高,与丙泊酚相比,不宜用于眼科门诊小手术。术前使用苯二氮卓类(如咪达唑仑0.05mg/kg静脉注射)可在丙泊酚诱导麻醉中用以替代强效阿片类药物。

4)丙泊酚:丙泊酚的代谢清除率高,麻醉后恢复快,副作用较少,有利于眼科门诊病人术后较早离院。有证据表明,丙泊酚本身即有抗呕吐作用,已用于治疗门诊术后难治性恶心呕吐。给予亚催眠剂量(10~20mg静脉注射)的丙泊酚治疗PONV,81%的患者症状有改善(对照组仅为35%),但遗憾的是,其中28%的患者在30min内症状会再现。亚催眠剂量的丙泊酚还有其他中枢作用,包括围术期情绪改变。丙泊酚麻醉后苏醒的患者可能出现知觉定位趋向(如爱冒险、大胆、精力充沛),也可能产生愉悦甚至欣快感。静脉注射丙泊酚后静脉疼痛和不适的发生率高。注射前给予利多卡因(40mg静脉注射)或与丙泊酚混合给予可减少静脉注射后疼痛的发生,或减轻疼痛程度。几种常用静脉麻醉剂的比较见表20-3。

(2)吸入性全身麻醉药:在眼科门诊手术麻醉维持中,吸入性麻醉药最常用,它们摄取和消除迅速,麻醉深度容易调节。消除迅速可使患者恢复快、出院早。在七氟烷和地氟烷问世前,异氟烷是最常用的眼科门诊手术麻醉维持药。

表20-3　用于眼科门诊手术的静脉麻醉药的比较

	剂量(mg/kg)	起效时间	恢复情况	副作用
依托咪酯	0.15~0.3	迅速	中等	疼痛、肌阵挛、呕吐
氯胺酮	0.75~1.5	即刻	中等	有精神病症状、心血管兴奋
咪达唑仑	0.1~0.2	缓慢	缓慢	嗜睡、记忆缺失
丙泊酚	1.5~2.5	迅速	迅速	注射部位疼痛、心血管抑制

新型吸入性麻醉药七氟烷无刺激性气味，恢复也好。地氟烷可即刻恢复(苏醒)，比七氟烷或丙泊酚快。几种吸入性麻醉剂比较见表 20－4。

表 20－4 用于眼科门诊手术的吸入麻醉药的比较

	浓度(%)	起效时间	恢复情况	副作用
异氟烷	0.5～1	中等	中等	咳嗽
地氟烷	3～6	极迅速	极迅速	咳嗽、心动过速
七氟烷	1～2	迅速	迅速	易燃
N_2O	50～70	极迅速	极迅速	偶有恶心/呕吐

2.*阿片类镇痛药* 通常在麻醉诱导前即刻给予阿片类药物是为抑制气管插管的不良反应，在麻醉维持中给药是为减轻疼痛刺激所致的自主神经反应。阿片类药还可降低对镇静、催眠药和吸入性麻醉药的需要量，从而缩短恢复时间。此外，阿片类药物可降低注射痛及注射依托咪酯、丙泊酚所致不自主活动发生率。芬太尼还可减少七氟烷诱导时的副作用，减弱七氟烷或地氟烷麻醉后苏醒躁动。

小剂量强效阿片类药物(如芬太尼 1～2μg/kg，阿芬太尼 15～30μg/kg，舒芬太尼 0.15～0.3μg/kg，瑞芬太尼 0.5～1μg/kg)可有效减轻喉镜、插管和切皮所致的心脏应激反应。在复合应用 N_2O 用于维持麻醉时，输注舒芬太尼比芬太尼引起的恶心和术后疼痛少。因阿芬太尼起效更快，作用时间也短于芬太尼，因此其苏醒和神经系统功能恢复也更快。对眼科门诊手术患者，阿芬太尼比同等剂量的芬太尼或舒芬太尼引起的 PONV 少。

瑞芬太尼是超短效的阿片类镇痛药，作用强度与芬太尼相同，半衰期 8～10min。而且不管输注时间如何，时量相关半衰期(输注停止后效应部位浓度下降 50%的时间)为 4min。相反，阿芬太尼的时量相关半衰期是 58min。作为全凭静脉麻醉用药的一部分，与阿芬太尼相比，瑞芬太尼抑制术中反应更有效，但术后疼痛增加，因而在恢复室停留时间较长。小剂量输注瑞芬太尼[0.05～0.2μg/(kg·min)]可产生显著的吸入麻醉药节省效应，从而使麻醉苏醒加快。此外，0.5～1μg/kg 单次剂量的瑞芬太尼比正常剂量的芬太尼更能有效地抑制眼科门诊手术患者行气管插管时的血流动力学反应。较小剂量瑞芬太尼(0.25μg/kg)可使喉罩更易于放置。

此外，将地佐辛、反胺苯环醇(盐酸曲马多)用于全身麻醉辅助用药比强效阿片类化合物更有优势，因为它们引发通气抑制的可能性较低，但镇痛效果存在“封顶效应”。尽管使用地佐辛比芬太尼能产生更长时间的术后镇痛，但它也增加门诊麻醉术后恶心和使出院延迟。

3.*肌松药* 许多眼科门诊手术不需使用神经肌肉松弛药，若丙泊酚合用瑞芬太尼行麻醉诱导，可不用肌松药就能完成气管插管。但为方便气管插管，优化手术状态，减少麻醉药和镇痛药用量，仍常采用肌松药。

琥珀胆碱因其起效快，作用时间短，不需使用逆转药，仍是门诊麻醉插管最常用的肌松药。

使用短效和立即起效的非去极化肌松药(如顺阿曲库铵)，即使是短小手术，术后神经肌肉阻断也能逆转。

4.*拮抗药* 药理拮抗药(即与激动剂竞争结合的特异性受体的药物)可以促进眼科门诊麻醉后的恢复过程。但拮抗药也可产生一定副作用(如眩晕、头痛、PONV)，因此在使用这些药物前应加以考虑。此外，因为拮抗药(如纳洛酮、氟马西尼)作用时程常短于激动药，因此可能发生激动药效应“反跳”。该效应是门诊应用拮抗药的顾虑之一，因为患者多在术后 2h 左右出院回家。

阿片类药物引发的肌肉僵直和呼吸抑制可用小剂量纳洛酮来处理，逐渐增加纳洛酮的单次注射剂量。由于纳洛酮本身固有的副作用(如恶心呕吐、低血压、肺水肿和心律失常)，因此当术中使用阿片类药物时应慎重考虑用量。为治疗阿片类药物引发的肌肉僵直,可静脉注射琥珀胆碱5～10mg,它不对阿片类药物的镇痛作用有负面影响。

苯二氮䓬类的中枢作用(如残余镇静和催眠)可通过静脉注射氟马西尼0.2～0.5mg快速逆转。因氟马西尼的半衰期短于苯二氮䓬类药物,有可能于逆转后1～2h可再次产生镇静。

神经肌肉阻断药作用可在手术结束时用新斯的明加以逆转,接受新斯的明的患者术后早期PONV发生率增加。

二、局部麻醉

局部麻醉可为眼科门诊手术病人提供许多有利之处,除了把麻醉范围局限于手术区,还可避免常见的副作用(如恶心呕吐、眩晕、乏力)。若术后早期能实施有效镇痛,麻醉后对医护的需求也减少。眼科门诊手术常用局部麻醉方法如下:

1.*表面麻醉*　是将局麻药直接滴到结膜囊内,使所属范围内的感觉神经末梢产生麻醉,完成某些治疗或手术操作,如结膜下注射、角膜异物排除等。表面麻醉还可配合其他麻醉方法完成某些手术,如翼状胬肉切除、结膜囊成形、美容性角膜移植等。常用的表面麻醉药有穿透力强的地卡因和利多卡因等,一般常用地卡因,浓度以0.5%～1%为宜。如对地卡因过敏,可选用4%利多卡因。

2.*结膜及筋膜下浸润麻醉*　其中包括球结膜下,上、下穹隆部浸润麻醉及后部筋膜下注射麻醉。此种麻醉方法适于眼睑、结膜、眼肌等部位手术。常用的局麻药有1%～2%普鲁卡因,1%～2%利多卡因,0.25%～0.5%布比卡因,注药后10～15min开始发挥最大的麻醉效果。普鲁卡因可维持50～90min,利多卡因1～2h,布比卡因3～6h。为了避免局麻药物中毒,应以最低有效浓度、最少有效剂量为原则。结膜下浸润麻醉方法有以下三种:

(1)球结膜下浸润麻醉:在角膜缘和直肌附着点之间,将局麻药注入结膜下,每点注药0.25～0.5ml。

(2)上、下穹隆部结膜囊浸润麻醉:于上睑板上缘、下睑板下缘穹隆部位注入麻药使之形成球状隆起,此方法适于眼睑小手术。

(3)筋膜囊下后部浸润麻醉:在眼球任一象限,距角膜缘8～10mm处进针,刺入筋膜囊下,针尖朝向赤道部,将局麻药注射到筋膜囊与巩膜之间和直肌肌膜下,可麻醉睫状神经和眼直肌神经。

3.*眼睑区域麻醉*　眼睑的感觉神经相互交错重叠、而且易变,因此,即使是较简单手术也会牵涉到很大面积,所以,行眼睑区域麻醉比单一神经阻滞更简单。

眼睑区域麻醉是用3.5cm长的注射针头在上睑或下睑眶缘中央进针,但不穿过眶隔,将局麻药沿眶缘缓慢注入,以使眶缘周围的神经完全被麻醉。先浸润鼻侧1/2,然后以同样方式浸润颞侧1/2。另外还可在眶上切迹附近注入麻药0.5ml,起到辅助麻醉作用。

此种麻醉方法的优点是:①可避免手术区因注射麻药使组织肿胀,造成体表标志与界线不清;②切口距注射部位较远,药液不致从切口流出,可使麻醉作用延长;③对炎症病灶、上睑下垂手术、美容性重睑术、眦部修复术等均可采用。

4.*神经阻滞麻醉*　眼部神经阻滞是将局麻药注射到神经节、神经干或神经丛周围,使该神经所支配的范围产生麻醉作用。常用药物有1%～2%普鲁卡因、1%～2%利多卡因及0.5%布比卡因。做好神经阻滞麻醉并非易事,术者必须熟识眼部神经解剖,并具有一定的临床实践经验,方能获得满意的麻醉效果。

(1)面神经阻滞麻醉(眼轮匝肌麻醉):面神经阻滞麻醉的主要目的是使眼轮匝肌松弛,降低肌张力及眼睑运动时对眼球的压力,以减少白内障摘除人工晶体植入、角膜移植等手术中的并发症。沿面神经通路的各个不同部位注射局麻药均可产生对眼轮匝肌暂时性的麻醉作用,常用的方法有以下几种:

1)近端阻滞,欧勃恩(O'Brien)法:在下颌骨髁状突处麻醉面神经上支,以达到麻醉眼轮匝肌的目的。方法是用手指按在耳屏前,嘱患者做张口闭口动作,可触及下颌骨髁状突的移动。将针头在髁状突处垂直刺入达骨膜后，试抽无回血后注射麻药约 2ml。继之将针退回皮下，再向下沿下颌角骨支进针 2.5cm，同时注入麻药 2ml。最后再沿颧弓进针 2.5cm，边退针边注入麻药 2ml。注药后局部加压按摩数分钟。

该麻醉方法的缺点是在注射时或注射后数天，下颌活动时会感到疼痛。如果将唇与颊下支阻滞，可引起暂时性面瘫。此外，对面神经分支有个体差异者，麻醉效果可能不佳。

2)远端阻滞，范林特(Van lint)法：利用对面神经终支区的浸润麻醉，可获得对眼轮匝肌的麻醉作用。

首先在外眦部颞侧用皮内注射针头，在皮内注入少量(约 1ml)局麻药使皮肤呈丘状隆起，然后用长 4cm 的针头，经皮丘进针到骨膜面，首先沿眶下缘骨面进针约 4cm 至眶下缘中间 1/3 处，抽吸无回血后注入麻药 2ml，注射后使眶下缘组织肿胀。然后将针退回到原进针位置再将针转向眶上缘，沿眶上缘骨膜面进针约 3cm 到眶上缘中间 1/3 处，缓慢注药 2ml，边进针边注射。由于注药后局部产生的组织肿胀压力，可获得对眼轮匝肌的迅速麻醉作用。此时，眼睑即不能随意闭合。

要想得到理想的麻醉效果，局麻药必须深达骨膜，特别是在外眦及眶下缘，因此处眶骨不如眶上缘隆起。如注入过浅，不仅达不到麻醉眼轮匝肌的作用，而且还会因麻药弥散到眼睑引起眼睑肿胀，影响手术操作。

3)中段阻滞，艾肯森(Atkinson)法：此法较范林肯法接近神经干，而不发生眼睑水肿。与欧勃恩法相比，部位又更靠周边，不会影响支配唇及颜面部的面神经。

该方法是从眶外侧外 1cm 处向下做一垂直线与颧骨弓下侧边缘相交处为进针点，用 27 号、长 3.5cm 的圆尖针，当针进到接近骨面时注入约 1ml 麻药。用另一手食指放在颧弓(耳屏前)颞浅血管的上面，一方面保护血管不被刺伤。另一方面可指示进针方向，边进针边注入麻药 3ml 左右。到达颞浅血管之前停止注射。

由于注入药液的压力可迅速获得对支配眼轮匝肌面神经干的阻滞麻醉作用。此种麻醉方法的优点是解剖标志清楚，不发生眼睑肿胀和水肿，不影响口唇和下部面肌运动。

(2)泪腺神经和额神经阻滞麻醉：对于上睑外、中部位、外眦部、头皮前部，以及上睑结膜部位的眼部整形美容术，可采用此种麻醉法。即于外眦韧带上方进针，保持水平方向，贴近眶外侧壁向后推进，边进针边注入少量麻药。切勿穿破骨膜，直到进针约 4.5cm 时可达眶上裂，回抽无血后，确保针未进入血管时，注入麻药约 1～1.5ml。为保证进针过程中不损伤组织和血管，针的斜面应朝向骨膜。

(3)滑车上、下神经阻滞麻醉：为泪器手术所采用的一种麻醉方法。对于此种麻醉，滑车定位特别重要，在眶内的眶上缘后约 1cm，恰是滑车所在位置。在此处进针至骨性眶壁，在滑车以上为滑车上神经，滑车以下为滑车下神经。在滑车处注入局麻药约 2ml，可起到对上、下睑鼻侧、内眦及泪囊部的麻醉作用。

(4)眶上神经阻滞麻醉：在眶上缘内侧的内、中 1/3 交界处，用手指可触到眶上切迹或眶上孔。由此处皮肤进针，沿骨膜向眶上切迹或眶上孔进针约 2cm，切勿穿过眶隔，在眶隔前、眶缘前表面注入局麻药 1.5ml，可起到对前额、上睑内侧及相应结膜麻醉作用。

(5)眶下神经阻滞麻醉：其麻醉方法可经眶下孔或眶下裂处注入局麻药进行麻醉。

1)经眶下孔法：在鼻翼中央旁 1cm 处进针，当针接触骨骼后向外上转 20°角，有沟槽感时，继续进针至眶下孔内约 1cm，然后注入局麻药约 1ml。

2)经眶下裂法：适用于眶下管不易寻找的病例，可用 3.5cm 长的 23 号针头，在外眦韧带处进针，穿过眶隔后，沿眶底向眶下裂方向进针，当针进入眶下裂时，回抽注射器芯，以免刺入血管内，然后注入局麻药 1～1.5ml。可同时麻醉下睑、眶下鼻侧及上唇等部位。

(6)颧面神经阻滞麻醉：在触摸到眶外壁与眶底连接处进针，碰到骨面时注入局麻药 1～2ml，可起到对下睑外侧部及颊部的麻醉作用。

(7)筛前神经阻滞麻醉:在眶上壁和眶内壁交界处,距眶缘2cm左右深,为筛前孔所在部位。用3.5cm长的针头,从眶上内角进针2cm,紧靠骨壁注入局麻药2ml。此法操作基本同滑车下神经麻醉,只是位置稍深些,将局麻药注射到筛前孔附近,可同时达到阻滞筛前神经和滑车下神经的作用。用于麻醉鼻侧上下睑、内眦部皮肤及泪囊等部位。

(8)球后阻滞麻醉:是将局麻药注入球后肌圆锥内,以阻滞睫状肌神经节和睫状神经,使结膜、角膜、色素膜产生麻醉。适用于广泛的眼球手术以及某些需要术中降低眼压的内眼手术,如在局麻药中加入适量透明质酸酶,则更有助于使眼压降低。球后注射常见的意外有球后出血、眼外肌暂时瘫痪和中央视网膜动脉暂时或较长时间痉挛,引起暂时或永久性黑蒙。故在行球后注射时,一定要严格按操作规程进行。具体方法如下。

1)经皮肤球后注射:皮肤消毒后,在眶下、颞边缘用小针头在皮内注射局麻药形成皮内球形隆起,让病人向鼻上方注视,用35mm长的25号针刺入注射的皮丘内,针尖向上偏内,在下、外直肌之间朝眶锥顶推进,边进针边注入局麻药,穿入25~30mm时抽吸注射器管芯以防局麻药注入血管内,当针缓慢推进时,注入局麻药2ml使药液接近睫状神经节。

2)经结膜球后注射:结膜囊内滴入表面麻醉药后,使外眦部向下颞展开,同样用35mm的25号针头由结膜面进针,穿过睑结膜后进入肌锥内缓慢注局麻药。

球后阻滞麻醉应在注入局麻药后,将纱布覆盖在闭合的眼睑上压迫眼球约5min,以促使局麻药弥散,产生良好的麻醉效果。

5.*局部麻醉意外与处理*　在麻醉过程中,无论是麻醉前用药或局麻中用药,其基本原则是保证病人在手术过程中无疼痛、肌肉松弛,手术顺利完成。另外是确保病人术中、术后生命安全。故对麻醉过程中可能发生的意外要有所准备。一旦发生意外情况,必须及时进行处理,确保病人生命安全。

(1)低血压反应:术前如应用哌替啶、氯丙嗪一类药物时,可由于血管扩张而导致体位性低血压和晕厥。发生此类情况时应让病人及时平卧休息,必要时用麻黄碱15mg或去甲肾上腺素1~2mg加入生理盐水或5%~10%葡萄糖溶液500ml中静脉输注,以纠正低血压。在纠正低血压时切勿使用肾上腺素,因肾上腺素对α及β两种受体均有兴奋作用,而氯丙嗪只能阻断使血管收缩的α-受体,而不能阻断其扩张血管的β-受体作用。故给予肾上腺素后,其β-受体作用则更突出的表现出来,引起骨骼肌血管扩张,使血压进一步下降。皮下注射苯甲酸钠咖啡因0.25~0.5mg可对抗由氯丙嗪引起的中枢抑制作用。

(2)局麻药物引起的不良反应:见第七章第一节。

三、麻醉监测管理

麻醉监测管理(monitored anesthesia care, MAC)是指由麻醉医师通过给药与监测为手术病人提供安全、舒适、无痛的手术条件。眼科门诊手术多以局部麻醉复合静脉给镇静或镇痛药完成。也即50%以上的门诊手术是在麻醉监测管理下实施,与全身麻醉相比,MAC的围术期医疗费用可降低80%。MAC的主要目标是保证患者术中舒适、安全、满意。MAC这一术语最早是用于描述牙科医师操作中需用镇静或镇痛药物患者的管理,指的是“清醒镇静”。清醒镇静是使意识抑制程度“最小化”,即患者仍保持着能维持气道通畅、进行自主呼吸的能力,对语言指令有定向性反应。但当非麻醉医师实施镇静镇痛术时,则不能使用此术语,因为这不符合实际。

MAC患者的监护指标应与全身麻醉病人相同,包括术前评估、术中监测和术后恢复管理。

MAC期间给麻醉药的目的是提供镇痛、镇静、抗焦虑,给全身性镇痛药是为减少局部麻醉药注射和体位长时间固定不动给病人带来的不适感。给镇静催眠药是用于减轻焦虑,提供一定程度的术中催眠,让患者能在术中休息,从而使患者对手术耐受性更强。若在单纯局部麻醉下强制患者在手术中长时间保持不动,患者可能不安、烦躁或不适。因此可用苯二氮䓬类药减轻患者的焦虑。

目前许多不同的镇静催眠药都已用于MAC中(包括巴比妥类、苯二氮䓬类、氯胺酮和丙泊酚),给药方式也多种多样(如间断追加、变速输注、靶控输注、患者自控镇静)。最常用的镇静术是给予小剂量咪达唑仑(1~2mg)或丙泊酚(0.5~1mg/kg)或二者兼用,继之以25~100μg/(kg.min)的速度输注丙泊酚。

Avramov和White描述了阿芬太尼0.3~0.4μg/(kg.min)和丙泊酚25~75μg/(kg.min)复合输注在MAC中的应用。丙泊酚可剂量依赖性地减少阿片类药物需求量25%~50%,且与单独使用阿芬太尼相比,能降低PONV发生率0%~17%。氯胺酮输注可用于替代阿片类镇痛药。输注瑞芬太尼0.05~0.15μg/(kg.min),可为局部麻醉下接受眼科小手术的患者提供充分的镇静、镇痛。加用咪达唑仑2~4mg静脉注射可改善镇静和抗焦虑质量。

第三节 眼科门诊手术麻醉快通道

一、快通道的内涵

眼科门诊手术麻醉的目标是快速、安全地为实施手术治疗或诊断性操作建立满意的条件,同时确保快速、可预计的恢复,并将术后后遗症减至最少。若对使用短效药物能做到细致定量,则能使患者直接从手术室安全地转送至不需严密监护的恢复区,有的患者于术后1h内就可以出院回家,从而降低了医疗成本。门诊手术后绕过PACU即被称为"快通道"。另外,快通道亦可在已有的PACU内建立特定区域,此区域内的恢复方案按快通道程序去组织,直接在PACU内完成(PACU快通道)。

确定快通道的出院指征(表20-5)要比PACU出院指征更严格。使用苏醒较快的麻醉技术可减少术后早期对"加强"监护的需求。因此,一个构架良好的快通道程序可使术后恢复区所需护士减少,从而明显降低医疗成本。快通道概念在当今世界范围内已得到了广泛接受。

表20-5 眼科门诊手术麻醉后适合快通道出院的指征

指征	
意识水平	
清醒、定向力恢复	2
轻微刺激可唤醒	1
只对触觉刺激有反应	0
身体活动	
可按要求移动所有肢体	2
肢体移动时有些弱	1
无法自主移动肢体	0
血流动力学稳定	
血压低于MAP基础值的15%	2
血压在MAP基础值的15%~30%之间	1
血压低于MAP基础值的30%以下	0
呼吸稳定性	
可深呼吸	2
呼吸急促、咳嗽良好	1
呼吸困难、咳嗽微弱	0
血氧饱和度状况	2

（续表）

吸空气时饱和度 > 90%	2
需要吸氧(鼻导管)	1
吸氧时饱和度 < 90%	0
术后镇痛评估	
无或轻微不适	2
中重度疼痛，给Ⅳ镇痛药可控	1
持续严重疼痛	0
术后呕吐情况	
无或轻微恶心，无主动呕吐	2
短暂恶心或呕吐	1
持续中度到重度恶心呕吐	0
总分数	14

二、眼科门诊手术麻醉快通道的构架

麻醉快通道的构架包括两方面内容：①采用苏醒迅速的麻醉术；②有效防治术后副作用。后者是麻醉快通道的核心。

1.抗呕吐　小剂量氟哌利多(0.5～1mg)合用地塞米松(4～8mg)具有明显抗 PONV 作用，能促进早出院。加用 5－HT_3 拮抗剂(如昂丹司琼、多拉司琼和格拉司琼)或针灸治疗对高 PONV 风险的门诊患者有利。氟哌利多仍是性价比最高的抗呕吐药，已安全有效地用于抗呕吐治疗达 30 多年之久。

2.术后镇痛　提供术后镇痛也很关键，疼痛是延迟门诊麻醉术后出院的主要因素，在镇痛药配方中加入小剂量氯胺酮(75～150μg/kg)可改善眼科术后镇痛。

眼科门诊手术后，必须在患者出院前能口服镇痛药控制疼痛(如对乙酰氨基酚、布洛芬、对乙酰氨基酚加可待因)。尽管强效速效阿片类镇痛药(如芬太尼、舒芬太尼)常用于治疗恢复早期的中重度疼痛，但它们可增加 PONV 发生率，导致门诊手术后出院延迟，强效 NSAIDs(如双氯酚酸、酮咯酸)可有效减少眼科门诊手术后病人对阿片类口服镇痛药的需求，使其更早出院。

第四节　眼科门诊手术麻醉后出院指征

一、全身麻醉和麻醉监测管理术后出院指征

门诊手术后的三个恢复期为早期、中期和晚期，早期和中期恢复发生在门诊手术机构内，晚期恢复是指正常的日常活动的恢复，它发生在出院回家后。

早期恢复，指患者自麻醉苏醒恢复到对保护性反射的控制和恢复早期运动活动的那段时间，这一恢复期，患者在 PACU 接受治疗，他们的生命体征和氧饱和度受到严密监测，并已做好吸氧、给镇痛药和给抗呕吐药的准备。改良的 Aldrete 评分(表 20－6)常用于评估患者是否适合转至中期日间手术恢复区。理想状态下，大多数门诊患者在手术室可满足早期恢复标准。

在恢复中期，患者常在躺椅上接受治疗，逐渐开始能行走、喝水、排便，并准备出院。大多数门诊手术区设有一个单独区域来让患者进行中期恢复，直至做好回家准备。麻醉方法选择、术后镇痛药和抗呕吐药的应用常影响中期恢复。早期和中期恢复的延长将明显增加患者手术整体费用。预示在门诊手术室停留时间较长的因素有女性、高龄、手术时间较长、大量液体或血液丢失、使用阿片类药物和非去极化肌松剂、术后疼痛和PONV。

恢复晚期，开始于患者出院回家，至患者能进行日常活动。麻醉药、镇痛药和抗呕吐药对患

表 20－6 改良的麻醉后出院评分(PADS)系统

生命体征	
2	在术前值的 20%以内
1	在术前值的 20%～40%
0	术前值的 40%
行走	
2	步态稳定/无眩晕
1	需搀扶
0	不能行走/眩晕
恶心呕吐	
2	轻度
1	中度
0	重度
疼重	
2	轻度
1	中度
0	重度
手术出血	
2	轻度
1	中度
0	重度

者整体功能恢复的影响最大。安全离开门诊手术区域的指征包括：生命体征稳定、定向力恢复正常、行走时无眩晕、疼痛和PONV减至最小、手术切口出血最少。美国和加拿大的主要认证机构要求所有门诊手术患者有人陪同其回家，且他们必须得到书面的术后指导，包括当发生问题时与谁联系等。

眼科门诊手术麻醉后出院评分(postanesthetic discharge scoring，PADS)系统是评价患者能否出院的一个简单评分标准，它基于五个主要指征：①生命体征，包括血压、心率、呼吸频率及体温；②行走和精神状态；③疼痛和PONV；④手术出血；⑤液体摄入/排气。达到9分或更高、并有成人陪同的患者适于出院(或作好回家准备)。出院前不再强行要求患者能够喝水和排便。现已发展成一套改良的麻醉后出院评分系统，该系统已把摄入和排出从出院指征中去除，使得将近20%的患者能更早出院(表20－6)。

出院延迟通常与术后疼痛、PONV、低血压、眩晕、步态不稳或无人陪伴等有关。术后严重疼痛是眼科门诊术后出院延迟的常见原因，也是急诊入院的原因之一。

二、局部麻醉后出院指征

局部麻醉后患者的恢复必须达到与全身麻醉恢复相同的出院指征，以确保其能安全活动。使用短效局部麻醉药(如利多卡因、普鲁卡因)加芬太尼可提供足够镇痛，利于早期出院。

(周　芳)

第二十一章 眼科手术术后疼痛治疗

眼科手术后病人都有不同程度疼痛，术后疼痛对疾病恢复与病人心理均会造成一定不良影响。因此，术后镇痛便成为术后治疗的重要组成部分。

第一节 眼科手术后疼痛治疗的必要性

尽管眼科手术范围比较局限，但某些眼科疾病病人如青光眼、角膜炎、眼眶肿瘤、眼外伤等术前已经历了不同程度疼痛，有的病人曾接受过手术治疗，病人身心已造成一定伤害。为减轻病人痛苦，促进术后康复，眼科手术术后均应行疼痛治疗。

一、眼眶病手术

1.眶内肿物切除术　眶内肿物病病人面容已有改变，也可能影响视力，手术波及整个眼眶，位置较深，创伤较大。

2.眶壁骨折修复术　病人经历过外伤，年龄较轻，对疼痛敏感，手术触及骨膜，创面较大。

3.眼球摘除或眼内容剜除术　如视网膜母细胞瘤及绝对期青光眼等已无视力和眼球保留价值。行眼球摘除手术，对于一个受眼病长期折磨而且已经丧失视力的病人来讲非常痛苦，不得不做出摘除眼球选择，对病人身心都有很大的影响。

二、整形手术

1.先天性小睑裂整形术(上睑下垂眦矫正、内眦赘皮整形等)　手术在眼睑及周边皮肤进行操作，这些部位痛觉敏感，且手术多见于儿童。

2.较大睑皮肤裂伤修复或植皮术。

三、二极管激光睫状体光凝术

见于绝对期青光眼或新生血管性青光眼病人，用特殊激光仪器在角膜缘睫状体上方进行光凝，手术刺激大，术后反应重，而且病人受青光眼病长期折磨，多年奔走于多家医院接受各种治疗，导致对疼痛的感知提高。

四、视网膜脱离手术

视网膜脱离手术属眼科后节部手术，在眼球外进行手术牵拉、压迫眼球操作较多，巩膜冷冻疼痛明显，术后病人反应大。

五、角膜移植术(包括角膜全层和板层移植)

常用于角膜溃疡穿孔的病人，特别是角膜板层移植，层层剥脱，疼痛刺激较强。

六、羊膜移植术

角膜、结膜被强酸或碱烧伤后，往往形成粘连，为保护创面预防或治疗粘连，进行羊膜移植术。

七、斜视矫正术

由于病因不同，手术创伤程度不同，手术操作是眼肌后退还是缩短疼痛反应不同，一般情况下肌肉缩短比后退痛。

第二节 眼科手术后疼痛治疗的实施

眼科术后疼痛治疗应根据手术部位、创伤大小及病人对痛觉敏感程度进行。

一、术后疼痛治疗常用药物

1.非甾体类抗炎药(NSAIDs)　NSAIDs可用于轻度和中度疼痛治疗，还可以辅助阿片类药物镇痛。NSAIDs主要作用于外周，而不是中枢神经系统，所以可以作为其他镇痛药的辅助用药。NSAIDs的镇痛作用仅次于它的抗炎作用，后者导致前列腺素抑制，NSAIDs的主要副作用为胃炎、血小板功能异常及肾损伤。因此，NSAIDs禁用于有消化性溃疡、胃炎、NSAIDs耐受、肾功能不全或有出血倾向的病人。

NSAIDs中仅有酮洛酸可以静脉给药，它的药效很强（与吗啡相同），已成为术后病人吗啡镇痛的替代品。但它由药效强带来的副作用也比较明显，使用时不能超过5d。新研制出的选择性前列腺素拮抗药如环氧化酶-2（COX-2）抑制剂的副作用较少（明显减少了胃肠道症状），但多数只能口服给药。

2.阿片类药物　阿片类药物是治疗中度及重度疼痛的主要方法，也是衡量其他镇痛方法疗效的标准。

阿片类药物通过对中枢神经系统阿片受体的激动机制，产生镇痛作用。阿片类药物的给药途径包括口服、直肠用药、经皮或舌下黏膜用药、皮下或肌肉注射、静脉或连续输注。对术后病人镇痛主要采取肌肉注射给药方法。如采用小剂量单次静脉注射给药，既安全，也易于被病人接受。

静脉给药也可以通过PCA的方式来实现。可以采取持续静脉输注的方法。当术后病人能接受口服给药时，应转为口服。短期使用长效阿片类药物行术后镇痛也有效。

多年来，哌替啶一直是治疗急性疼痛的常用药物。但目前已不建议将派替啶作为一线药物使用，因为它的代谢产物去甲哌替啶仍具活性，仍会激动中枢神经系统，易出现毒性反应，特别是在肾功能不全的病人更应加以注意。氢吗啡酮也是常用的镇痛药物，如果病人对吗啡耐受，或使用吗啡后出现眩晕、恶心、轻微头痛，可以先用氢吗啡酮。

呼吸抑制是阿片类药物最严重的副作用，因此，接受阿片类药物治疗的病人需严密监测意识状态、呼吸频率、呼吸幅度及模式、皮肤及黏膜颜色。术后早期应进行脉搏血氧饱和度监测。

一旦出现呼吸严重抑制可静脉注射纳洛酮治疗。建议将0.4mg纳洛酮与生理盐水稀释成10ml，每分钟2～3ml。纳洛酮逆转呼吸抑制之后，仍需严密监测病人，因为纳洛酮的作用时间约20min，而阿片类药物的作用可能还会持续存在。此外，因为纳洛酮起效十分迅速，因此病人使用后如无明显效果，说明呼吸抑制可能是由其他原因引起。

与阿片类药物相关的其他副作用包括：恶心呕吐、皮肤瘙痒及便秘等，可分别使用止吐药、抗组胺药及缓泻药对症治疗。减小阿片类药物剂量、改变阿片类药物种类或停止使用阿片类药物都可以减少副作用。治疗急性疼痛常用药物和剂量见表21-1。

表21-1　镇痛药用药剂量

药品名	商品名	口服剂量(mg)	全身剂量(mg)
1.NSAIDs			
对乙酰氨基酚	扑热息痛	500～1000/3～4h	
布洛芬	Motri，Advil	200～800/6h	
酮洛酸	Toradol	10mg/4～6h	负荷剂量30+15～30/6h
萘普生	Naprosyn	250～500/12h	
2.阿片类药物			
布托啡诺	Stadol		2～4/3～4h
可待因	—	15～60/46～h	30～60/4～6h
氢吗啡酮	Dilaudid	2～4/4～6h	2～4/4～6h
哌替啶	Demerol	50～150/3～4h	100～150/2～3h
美沙酮	Dolophine	2.5～10/6～8h	2.5～10/6～8h
吗啡	—	10～20/2～3h	5～10/3～4h
吗啡缓释制剂	美施康定	15～30/6～8h	

二、疼痛治疗常用方法

1.*局部用药*　采用球后神经阻滞或眼神经阻滞方法治疗眼球及其周围组织术后疼痛是最直接而有效的方法。该方法对病人生理干扰小，比较安全，适合于老年病人。球后神经阻滞，阻滞睫状神经节之后，角膜和巩膜麻木、角膜松软，降低眼压对青光眼病人有利。

2.*全身用药*　全身用药包括口服、肌肉注射、静脉注射及病人自控镇痛(PCA)等方法。

(1)口服给药：适用于轻度、中度疼痛，眼科手术病人术后一旦清醒即可服用。常用治疗药物及剂量见表21－1。

(2)肌肉注射给药：属传统的给药方法，当病人出现疼痛即可肌肉注射给药。眼科手术术后基本上不输液，病人一旦出现疼痛，只有肌肉注射镇痛药，它虽不如静脉注射给药作用快，但比口服用药出现作用快、效果好。

(3)静脉给药：是手术后比较方便的常用给药方法之一，全身麻醉病人都行输液，术毕即可开始用药。小剂量单次静脉给药安全，病人易于接受。

(4)病人自控镇痛(PCA)：由于其使用灵活、镇痛及时，且有病人参与等优点，目前已成为术后镇痛的主要方法。

1)病人自控镇痛是使用一种特制的镇痛装置，病人可以自己操作的一种自控镇痛方法。眼科病人可采用静脉PCA或皮下PCA。术前经过评估，制定出应用剂量，病人可灵活掌握，镇痛效果肯定。

2)在镇痛治疗中首先要确定MEAC，即最低有效浓度(能产生临床镇痛作用最小的镇痛药浓度)。根据MEAC确定用药剂量，也就是说药物浓度＜MEAC时病人有疼痛感，反之，药物浓度＞MEAC时就可有效镇痛。当阿片类药物的血药浓度＜MEAC时，病人可根据需要，小量、多次泵入药物。病人自控镇痛可有效调整不同个体之间药代动力学和药效动力学的差异，防止药物过量，而且治疗效果可靠安全。

3)使用PCA时要选择合适的病人，病人年龄过大或太小、精神异常不能控制按钮或不愿接受PCA的病人均不宜使用PCA。术前病人应学会使用PCA，并了解使用中的注意事项。由医师设定PCA药物种类、给药浓度、间隔时间，病人根据自身感受启动PCA，病人术后尚未清醒时可由护士控制给药。在24h内经常评估镇痛情况，是提供适宜个体镇痛剂量的依据。

4)使用PCA掌握以下内容：①负荷剂量，是使病人体内血药浓度迅速达到镇痛所需药物剂量；②单次给药剂量：每次按下PCA键的给药剂量，如病人多次按压PCA后仍觉疼痛时，可将剂量增加25%～50%，反之病人过度镇静则应减少剂量25%～50%；③锁定时间：每次给药的间隔时间，在锁定时间内按压PCA键不起反应，目的是避免超量用药导致不良后果；④最大给药剂量：限定单位时间内给药剂量，防止过量用药。有1h和4h限量；⑤连续背景输注：可减少给药次数，使镇痛药物的血药浓度稳定。

三、小儿术后疼痛治疗

小儿术后疼痛治疗的主要问题是疼痛不易评估，因为影响儿童疼痛的因素很多，其中最主要的与发育水平有关，各个发育阶段，其心理特征对小儿疼痛体验产生重要影响，小儿易变性很强，个体差异较大。小儿特别是3岁以内幼儿不能用语言准确表达自身疼痛的性质和程度，哭闹是其最常见的行为表达方式，然而小儿哭闹原因很多如饥、渴、憋尿、发烧等不适或因见不到父母，或双眼被敷料遮盖什么也看不到的恐惧感等都会哭闹不合作，这就要求医护人员和家属共同承担起观察小儿疼痛征象的工作，为疼痛治疗提供较为可靠的依据。

1.*各年龄段使用的疼痛评估方法*

(1)新生儿、婴儿和小儿(0～4岁)：新生儿和婴儿不会说话，因而不会表述疼痛，1岁半以后可表达疼痛，3岁以后可简单表述疼痛的程度，但都不确切。所以应通过他们的哭闹声、面部表情、体动、肌肉放松程度以及血压、心率、呼吸频率、幅度等情况判断疼痛程度。

(2)4～7岁儿童：该年龄段的儿童可以用语言清楚准确地表达疼痛感受，也可用面部疼痛表情尺评分。

(3)7～8岁以上儿童:为学龄期儿童,可用口述或视觉模拟评分法。

视觉模拟评分法是通过为儿童设计的视觉模拟尺(VAS)评分,该标尺从0～10,表示不痛至剧痛、颜色由浅到深,标尺刻度上方相应位置画易被小儿理解的不同程度的笑～愁眉苦脸～哭泣的脸谱示意图。应用VAS前要教会小儿不同刻度色彩或面部图像的意义,让他们指出自己疼痛的位置,以判断疼痛程度。

2.小儿术后疼痛治疗常用药物

(1)乙酰氨基酚和非甾体类抗炎药(NSAIDs):对乙酰氨基酚和NSAIDs是环氧化酶和前列腺素抑制剂,适用于治疗轻度至中度疼痛,或作为阿片类药物或区域镇痛的辅助治疗。这两类药物因为不会引起呼吸抑制,所以在治疗小儿疼痛方面具有优势。对乙酰氨基酚的副作用较少,而NSAIDs潜在副作用较多。对乙酰氨基酚(扑热息痛)或非甾体抗炎药(NSAIDs)可用于口服或直肠给药(表21－2)。

表21－2　小儿NSAIDs和对乙酰氨基酚的常用剂量

药　物	剂　量	特　点
对乙酰氨基酚(口服和直肠)	10～15mg/kg,每4h1次	无外周抗炎作用,30～40mg/kg口服或直肠给药可以用于治疗重度疼痛,每天最大剂量不超过100mg/kg
阿司匹林	10～15mg/kg,每4h1次	可能引起Reye综合征,所以不建议在小儿使用
布洛芬	4～10mg/kg,每6～8h1次	有口服液
萘普生	5mg/kg,每12h次	有口服液
酮洛酸(静脉)	0.5mg/kg,每4h1次	效果好,可静脉注射,但副作用较多,使用时不能超过5d

注:没做特殊注明的都是口服剂量

1)对乙酰氨基酚:对乙酰氨基酚是最常使用的镇痛、解热药之一,也是治疗小儿轻度疼痛时最常用的药物,既可以辅助其他药物,也可以单独用于镇痛。它主要作用于中枢,所以抗炎作用较弱,很少出现肾脏、消化道及血小板功能方面的副作用。对乙酰氨基酚的剂型很多,包括:片剂、胶囊、糖浆、针剂和栓剂。治疗轻度疼痛时剂量为10～15mg/kg,1次/4h,每天最大用量不超过100mg/kg。治疗急性术后疼痛时可以单次口服或直肠给药,剂量为30～40mg/kg。在小儿,直肠给药是常用方法,与肌肉注射相比,小儿更喜欢直肠给药方法。直肠给药后,由于不经过肝脏的首过效应,所以吸收迅速,适宜于3岁以内小儿术后镇痛。偶可出现药物被吸收前就被排出的情况。

2)阿司匹林(对乙酰水杨酸):是近百年来最常使用的NSAIDs类药物,但是它可能引起Reye综合征,所以不用于小儿镇痛。

3)布洛芬:它有很多剂型(如口服液和咀嚼片),特别适于小儿使用。使用剂量为5～10mg/kg,每隔1次/4h,每天剂量不超过40mg/kg,既可以按需使用,也可以48～72h连续使用。治疗顽固性疼痛时,布洛芬和对乙酰氨基酚可以每隔3h使用1次,以维持体内前列腺素合成的抑制状态。

4)其他用于小儿镇痛的NSAIDs:包括萘普生、托美丁和酮洛酸。其中只有酮洛酸在治疗疼痛时既可以全身给药又可以口服给药,最大剂量不超0.5mg/kg。如果患儿术后不能口服药物、不能耐受阿片类药物或需要辅助镇痛时,酮洛酸是较好的选择。

(2)阿片类药物:阿片类药物是治疗中度及重要疼痛的常用药,其镇痛作用没有封顶效应,同时也是唯一一类对重度疼痛有效的镇痛药。对于较严重的术后疼痛,应先用麻醉性镇痛药如吗啡静脉注射或连续输注(0.5mg/kg吗啡加入

50ml 生理盐水中,1ml 溶液含吗啡 10μg/kg)。各年龄组小儿吗啡用法见表 21-3 及 21-4。在适当的监测、剂量及给药方法下,阿片类药物可以安全用于小儿。临床上在小儿阿片类药物使用不积极的原因包括对小儿疼痛情况不了解、对用药剂量不熟悉以及对药物副作用的担心。

表 21-3　小儿使用阿片类药物的推荐剂量(体重<50kg)

药　物	口　服	全身用药
吗啡	0.3mg/kg,每 3~4h1 次	0.05~0.1mg/kg
可待因	1mg/kg,每 3~4h1 次	不用于全身给药
氢吗啡酮 (盐酸二氢吗啡酮)	0.06mg/kg,每 3~4h1 次	0.015mg/kg,每 3~4h1 次
羟可酮	0.2mg/kg,每 3~4h1 次	无

表 21-4　新生儿或婴儿吗啡持续输注的方法

年　龄	输注速率
新生儿	0.5~0.7ml/h,最大量 1.0ml/h
1~3 个月婴儿	1.0ml/h,最大量 2.0ml/h
>3 个月婴儿	2.0ml/h,最大量 4.0ml/h

1)药物动力学:不同年龄小儿的阿片类药物的药物动力学不同。新生儿和婴儿应适当减少每公斤体重的药物用量。但是,由于阿片类药物的分布容积较大,负荷剂量应加大。

新生儿和未成熟儿对阿片类药物引起的呼吸抑制特别敏感,往往在用药后未达到镇痛效果时就可能出现呼吸抑制。婴儿在快速输注吗啡时也易出现呼吸暂停,与快速输注时脑内药物浓度达到峰值有关。新生儿的吗啡半衰期为 6~8h,未成熟儿为 10h(成人为 2h),所以在新生儿和未成熟儿使用吗啡时应明显减慢输注速度。然而,在这种患儿要达到相同的镇痛效果所需的血浆吗啡浓度却高于成人,可能由于吗啡的活性代谢产物吗啡-6-葡萄糖醛酸产生较少有关。随着年龄增长,吗啡的清除率逐渐接近成人,在青少年甚至高于成人。小儿使用吗啡较少引起呕吐。

2)阿片类药物的选择:静脉使用阿片类药物时应选择吗啡。吗啡可以引起体内组胺释放,所以对患有哮喘的患儿应禁用。但研究发现,大多数哮喘患儿实际上可以很好耐受吗啡。氢吗啡酮或芬太尼也可以代替吗啡。可待因、羟可酮及吗啡是小儿常用的口服阿片类药物。

3)辅助性用药:小儿术后镇痛的辅助性用药旨在处理疼痛治疗过程中可能出现的副作用,常用的药物和剂量见表 21-5。

表 21-5　小儿急性疼痛治疗时的辅助用药

药　物	指　征	剂　量
纳洛酮	呼吸抑制	2μg/kg
纳洛酮	瘙痒	0.5~1μg/kg
苯海拉明	瘙痒	0.5mg/kg
昂丹司琼	恶心	0.1mg/kg
氟哌利多	恶心	0.01~0.025mg/kg

3.小儿疼痛治疗常用方法

小儿眼科常见疾病如白内障、青光眼等基本上都在出生 3 个月以后实施,斜视矫正术最小年龄也在 1 岁以上。由于病儿年龄小,术后疼痛较轻,给予小量镇痛药和催眠药即可止痛。较大儿童术后的疼痛治疗可采用口服、静脉或直肠用药。

(1)全身给药:轻度、中度疼痛时可以采取口服给药。口服给药可以选择纯阿片类药物或复合阿片类药物,如可卡因、羟可酮、吗啡、扑热息痛等。

吗啡和氢吗啡酮都有栓剂，在无法口服及静脉给药时可以采取直肠给药。直肠给药的剂量与口服相同。小儿应避免肌肉注射或皮下注射给药。静脉用药是全身用药的常规方法，可以间断给药，对不能使用 PCA 的患儿常采取持续输注给药方法。如果疼痛加剧，可以间断静脉给药进行补救。一旦小儿或其家长可以配合使用 PCA，仍以PCA为主。

为了使小儿静脉阿片类药物镇痛安全有效，需要选择合适的小儿阿片类药物用量。如上所述，患儿无法清楚表达他们的疼痛，疼痛只能从哭叫声中判断，而这些征象又缺乏特异性。如果患儿在吃饱后或疲惫时出现上述征象，则可能说疼痛存在。患儿疼痛时，医师或护士应该守护在患儿身旁，每 5min 给予一次静脉注射（吗啡 0.025～0.1mg/kg），并严密监测，直至疼痛缓解。采取持续输注方法镇痛时，如果疼痛未被控制，则应轻微增加输注速度，而不应该反复增加或快速增加输注速度。因为，当疼痛得到控制后，增加的输注速度会导致药物过量及呼吸抑制，并且经常发生在医护人员离开患儿之后，因此必须加以重视。

(2)持续静脉输注：伴有中度、重度疼痛的小儿（5～7岁以下）使用持续静脉输注方法可以维持稳定的血药浓度和满意的镇痛效果。在输注之前，应先给予一次负荷剂量。为防止过度镇静及呼吸抑制，应对生命体征进行严密监测，有时还需一些特殊监测，特别是在新生儿及所有自主呼吸的患儿。吗啡常用于持续静脉输注，负荷剂量为 25～100μg/kg，起始输注速度为 2～5μg/(kg·h)。

(3)病人自控镇痛（PCA）：PCA是病人以固定的间隔时间自行注射小剂量的镇痛药物。保持血药浓度在有效的镇痛范围内，因此减少了无效镇痛和副作用。能够理解并具备使用PCA泵的儿童均可使用，多用于 5～7 岁以上患儿。当疼痛加剧时给予额外补救用药。由于小儿的特点，PCA往往由护士或小儿的父母亲来实施，因此 PCA 技术演变为护士控制的镇痛（Nurse－controlled analgesia，NCA）和父母亲控制的镇痛（Parent－controlled analgesia，PCA）。但前提是家长和护士必须十分清楚PCA的使用方法，并且只有在患儿清醒、要求镇痛或明显表示出疼痛时才按按钮。表 21－6 列举了吗啡和氢吗啡酮的PCA剂量。小儿术后NCA或PCA镇痛的常用药物配方如下：将 0.5mg/kg 吗啡用生理盐水稀释至 50ml（1ml 溶液含有吗啡 10μg/kg），PCA单次剂量 1ml，锁定时间 5min，背景输注速率 1ml/h，4h 限量 13ml。

表 21－6 小儿 PCA 的推荐剂量

药物	单次剂量（μg/kg）	锁定时间（min）	基础速度［μg/(kg.h)］	每小时最大量（mg/kg）
吗啡	10～30	6～10	10～30	0.1～0.15
氢吗啡酮	3～5	6～10	3～5	0.015～0.02

四、疼痛治疗的注意事项

1.术后疼痛治疗宜早不宜迟 不应等到病人已出现"中枢敏化"现象后再镇痛，因为此时疼痛刺激引起脊髓和脑内的疼痛传递增强，对疼痛的感知提高，导致术后疼痛加剧。所以提出了"超前镇痛"，超前镇痛就是在脊髓发生传导之前，也就是说术后病人尚未感到疼痛即给以良好的镇痛，往往取得较好的镇痛效果。

2.术后疼痛治疗用阿片类药物镇痛的注意事项 医务人员应严密观察生命体征变化。吗啡作为疼痛治疗首选药有其优点，但也要重视其副作用，特别是以下三种情况：

(1)不能用语言表达疼痛性质的小儿，疼痛评估较为困难，经综合评估后应用阿片类药物有可能镇痛作用尚未达到，呼吸抑制已呈现出来。

(2)老年人对阿片类药比较敏感，但药物作用出现缓慢，不能急于求成，导致药物蓄积作用。

(3)对神志不清的病人，术后疼痛治疗应加强监测，以免发生意外。

3.对病人术后疼痛的评估方法因人而异

治疗方案也要不断修正和完善。随创伤组织修复，疼痛程度逐渐减轻，疼痛治疗应做相应调整。给药方式先用静脉给药，当能口服时改用口服给药。

4.术后疼痛既有躯体创伤后疼痛感受也有心理因素　医务工作者除做好术中、术后良好的镇痛外，也应重视心理治疗。术前病人往往存在恐惧、焦虑、烦恼等情绪，对术后疼痛治疗及机体恢复极为不利，所以麻醉前访视病人与之沟通，解除病人的思想顾虑，取得病人信任与合作，提高病人对疼痛治疗的认识和理解，分散病人对疼痛的注意力，可使疼痛治疗取得更好效果。

5.术后疼痛治疗常用阿片类药物　其副作用是可引起恶心、呕吐，部分眼科手术术后除麻醉药、抗生素作用外，由于受肠胃反射的影响，恶心呕吐的发生率增加，所以眼科手术在镇痛治疗同时应适量应用止吐药如昂丹司琼等，以减轻或避免恶心呕吐的发生。

（诸葛万银　张葆玲　赵铁樑）

第二十二章　眼科麻醉后监护治疗室

建立麻醉后监护治疗室(PACU)的设想始于20世纪50年代,由于监护治疗室卓有成效的工作,使术后早期并发症及死亡率明显减少。眼科麻醉后监护治疗室(OPACU)工作的开展,解除了对危重疑难病人施行复杂手术的顾虑。眼科手术麻醉中全麻所占比例近年来呈逐渐增加趋势,手术结束后的数小时内,容易发生呼吸道梗阻、通气不足、呕吐误吸及循环功能不稳定等各种危及病人生命安全的情况。因此,麻醉后实施严密监测,对确保病人安全和手术成功极为重要。

第一节　OPACU设置条件与工作条例

一、OPACU设置条件

(一)人员

1.OPACU由专职医师和护士负责日常工作　护士的编制与病床的比例为0.5:1(每张PACU床位0.5人)。高危病人、既往有重大疾病史及术后出现重要并发症的病人,护士与床位的比例为3:1(每张PACU床位3人)。

2.配有护工1~2名,负责清洁卫生工作。

(二)OPACU设计

OPACU应设在邻近手术间或手术室内,其规模按手术间数量和所施手术的种类而定。手术间与OPACU床位比例为1.5~2:1,中小型医院约设2~6个床位。每张床使用面积20~30m²。结构上应为敞开式房间,以便麻醉医师了解病情,处理病人,或病人出现紧急情况时能及时送回手术间进行进一步治疗,若能靠近ICU病房更好,室内应有多个电源插头。

(三)OPACU设备

1.治疗用具　每张床应具备吸氧装置及负压吸引装置,床旁应具备灭菌的吸痰管、导尿管、吸氧导管或面罩、口咽及鼻咽通气道、尿引流瓶(袋)等。病室内应备有随时可取用的灭菌手套、注射器、气管导管及喉镜、气管切开包、医用消耗品等。

2.监测设备　每张床位应有无创血压监测仪、脉搏血氧饱和度(SpO_2)监测仪、心电图(ECG)监测仪,OPACU应配备呼吸机、除颤器及$P_{ET}CO_2$监测仪等,并时刻处于备用状态。

3.药品配备

(1)升压药:肾上腺素、麻黄碱、多巴胺、甲氧胺、异丙肾上腺素等。

(2)降压药:硝酸甘油、硝普钠、压宁定。

(3)抗心律失常药:利多卡因、普罗帕酮(心律平)、氯化钾、维拉帕米(异搏定)、溴苄胺等。

(4)强心药:地高辛、毛花甙C、多巴酚丁胺、米力农等。

(5)抗胆碱药:阿托品、东莨菪碱、654-2等。

(6)抗胆碱酯酶药:毒扁豆碱、新斯的明等。

(7)利尿脱水药:呋塞米、甘露醇等。

(8)中枢神经兴奋药及平喘药:尼可刹米(可拉明)、氨茶碱。

(9)镇静、镇痛药及拮抗药:咪达唑仑、丙泊酚、氟哌利多、哌替啶、芬太尼、曲马多、纳洛酮、氟马西尼等。

(10)肌肉松弛药:琥珀胆碱、罗库溴铵、阿曲库铵、哌库溴铵等。

(11)凝血药及抗凝药:维生素K、立止血、纤维蛋白原、肝素等。

(12)激素:氢化可的松、地塞米松、甲基泼尼松龙等。

(13)抗组胺药:苯海拉明、异丙嗪等。

(14)其他：10%的葡萄糖酸钙、5%的碳酸氢钠及各种人工胶体液等。

二、OPACU 工作条例

1.规则　OPACU在麻醉科主任领导下，由分管的主治医师与护士长共同管理。根据择期手术与急症手术量，OPACU可24h开放，由专职医师和护士负责日常工作。

2.程序　病人应在麻醉医师的直接监视下从手术室送到OPACU，将病人置于侧卧位以保证气道通畅。必要时与手术医师共同护送。搬运与护送过程中应密切观察病情，防止躁动，防止各种导管脱出，注意保持呼吸道通畅和保暖等。

3.需知情况　OPACU医师和护士应向麻醉医师详细了解病人情况，包括：

(1)患者姓名、年龄、术前情况、麻醉方式及麻醉过程、手术方式及术中基本情况等。

(2)所用麻醉药物、肌肉松弛药、镇痛药的种类、剂量和应用方法等。

(3)手术中生命体征及麻醉过程是否平稳，有无特殊情况发生等。

(4)经过何种治疗及药物处理，效果如何。

(5)手术中失血量、输血及输液情况、尿量等。

(6)动、静脉穿刺导管及导尿管等。

4.值班护士立即接受患者　测量血压、脉搏、呼吸、脉搏氧饱和度等。并向麻醉医师了解有关病情。将患者妥善固定，以免摔伤或擅自拔除各种导管。

5.病人到达OPACU后　应作好麻醉恢复期间的记录，记录内容包括：病人的姓名、性别、年龄、手术方法、生命体征的变化和治疗等。

6.病人出OPACU　应由护士护送，特殊病人应与麻醉医师及手术医师共同护送。

第二节　OPACU 收治对象

(1)麻醉后患者未清醒，自主呼吸未完全恢复或肌肉张力差或因某些原因气管导管未拔除者。

(2)各种神经阻滞发生意外情况，手术后需要继续监测治疗者。

(3)手术后全身情况较差，不宜马上送回病房者。

第三节　出 OPACU 指征

患者苏醒后无异常，则可送回病房。如病情危重需要进一步加强监测和治疗，则进入ICU或 AICU 继续监护治疗。出 OPACU 的指征如下。

(1)神志清楚，定向能力恢复，平卧时抬头 > 5s。能辨认时间、地点，能完成指令性动作。肌肉张力恢复正常，无急性麻醉或手术并发症，如呼吸道水肿、神经损伤、恶心呕吐等。

(2)血压、心率改变不超过术前静息值20%，且维持稳定 30min 以上。心电图正常，无明显的心律失常和 ST－T 改变。

(3)呼吸道通畅，保护性吞咽、咳嗽反射恢复，不需要口咽或鼻咽通气道，通气功能正常，呼吸频率在 12～30 次/min，能自行咳嗽，排除呼吸道分泌物。面罩吸氧 PaO_2 不低于 70mmHg，SpO_2 不低于 95%。

(4)凡术后在OPACU用过镇静、镇痛药的病人，用药后至少观察 30min 以上方可转出恢复室。病人出OPACU以前，应由麻醉医师对病人苏醒程度作一总的评价，苏醒程度可根据改良的

Aldrete麻醉后恢复评分（Modified Aldrete Score）及 Steward 苏醒评分评定（表 22－1 及表 22－2）。Aldrete麻醉后恢复评分＞9 分或Steward苏醒评分达 4 分者可出OPACU。

表 22－1　改良的 Aldrete 麻醉后恢复评分（Modified Aldrete Score）

指标	标准	评分
活动力	四肢活动自如，或听从指令活动	2
	两个肢体能动	1
	四肢不能活动	0
呼吸	能深呼吸或咳嗽	2
	呼吸困难、表浅或受限	1
循环	血压与麻醉前相比±2.67kPa（20mmHg）	2
	血压与麻醉前相比±＞2.67～6.67kPa（20～50mmHg）	1
	血压与麻醉前相比±＞6.67kPa（50mmHg）	0
意识	清醒	2
	能唤醒	1
	无反应	0
SpO_2	吸空气＞92％	2
	吸 O_2　＞92％	1
	吸 O_2　＜92％	0

表 22－2　Steward 苏醒评分

指标	标准	评分
清醒程度	完全清醒	2
	对刺激有反应	1
	对刺激无反应	0
呼吸道通畅程度	可按吩咐咳嗽	2
	可自行维持呼吸通畅	1
	需支持气道通畅	0
肢体活动程度	可做指令性活动	2
	活动无意识	1
	肢体不活动	0

第四节　OPACU 病人常见并发症与处理

一、呼吸系统并发症

1.*舌后坠*　常见原因为全麻和（或）神经肌肉阻滞恢复不完全，最简单有效的处理方法是使病人头部尽量后仰，托起下颌，如此法无效，需行经鼻或经口放置通气道，必要时行气管插管。对已经苏醒的患者首先行经鼻气管内插管，以免病人躁动不安，诱发呕吐、误吸或喉痉挛。对即将苏醒的小儿发生咳嗽，或痰的位置较深不易吸出，采取轻拍后背的办法使痰液排出。若情况紧急而气管插管失败时，可用12～14号套管针在患者环甲膜行紧急穿刺，以暂时缓解缺氧状态，也为气管切开赢得时间。在紧急时，置入喉罩可能比气管插管更快捷。

2.喉痉挛　多发生于术前有上呼吸道感染而未完全愈合者，这类病人气道应激性增高，咽喉部充血，在麻醉变浅时，分泌物过多刺激声门引起，有时在吸痰或放置口咽通气道时也可诱发。其次是长期大量吸烟患者，小儿手术也常常发生喉痉挛。处理是除去口咽部分泌物，利用麻醉机呼吸囊和面罩加压给予纯氧。对喉痉挛症状轻者，采用此法多能缓解，但如发生重度喉痉挛导致上呼吸道完全梗阻，可静脉注射琥珀胆碱1～2mg/kg，并建立人工气道。

3.喉头水肿　喉头水肿导致上呼吸道梗阻以小儿多见，术前有上呼吸道感染更容易发生。治疗是用麻醉机吸入纯氧，同时静脉注射地塞米松0.5～1mg/kg，若经处理梗阻症状不能缓解或喉头水肿严重者，通常需要行紧急气管切开。

4.声带麻痹　常发生于粗暴插管之后，如为勺状软骨脱位应手法复位，声带麻痹可能是一过性的，一般不需特殊治疗。如果为永久性，则需行气管造口术。

5.通气不足　常由于肌松药或麻醉药残余作用引起，轻度通气不足可通过面罩吸氧，随着麻醉剂作用的消失而消除，如为肌松药作用，应给新斯的明拮抗。严重通气不足必须进行人工辅助呼吸。

6.弥漫性缺氧　因 N_2O 快速排出引起，面罩吸入高浓度氧可防治此种低氧血症。

7.肺水肿　可能是由于心力衰竭或术中输液过多过快造成。治疗主要是强心、利尿及吸氧。

8.气胸　可能由于锁骨下穿刺或肺大泡破裂引起，一旦发生应行闭式引流。

9.肺栓塞　多见于心脏病、糖尿病、长骨与骨盆骨折及长期制动病人，表现为突发性低氧血症及低血压，应及时溶栓治疗。

二、循环系统

1.高血压　全身麻醉后高血压发生率较高，尤其是原来有高血压的患者，好发于手术结束后30min内。多因苏醒过程中麻醉作用逐渐消退引起伤口疼痛、气管插管或导尿管引起的不适、术中或术后输液输血过多、低氧血症、高 CO_2 血症、膀胱膨胀、颅内压增高等引起。血压过高如不及时纠正，易致心功能不全、心肌缺血、心律失常、脑血管意外及手术后出血等。当收缩压、舒张压高于术前血压的20%～30%时，术后高血压的诊断成立。

治疗原则是去除引起高血压的原因，如纠正缺氧和二氧化碳蓄积，躁动、伤口疼痛给予镇痛、镇静药物，经上述处理后血压仍持续升高者，可用抗高血压药或血管扩张如硝普钠或硝酸甘油(后者对心肌缺血更有利)治疗。

2.低血压　是手术后常见并发症之一，常因静脉回流减少和心排出量下降所致。前者多由于术前禁食、禁水时间较长而术中未及时补充和麻醉药物所致外周血管扩张致血容量相对不足。心排出量减少除心外因素(血容量不足)外，心功能抑制也是重要原因，多由于麻醉药和其他心肌抑制药影响，急性心肌缺血缺氧等也可导致心排出量下降。原有心脏疾病或心功能不全者，手术后更容易发生低血压。收缩压、舒张压较手术前水平下降20%～30%以上时，低血压诊断即成立。治疗措施主要是针对低血压的原因进行处理。

3.心律失常　OPACU病人发生心电图异常改变的原因较多，可能因交感神经兴奋、低氧血症、高 CO_2 血症、电解质或酸碱失衡、心肌缺血等。一般持续时间较短者可无需处理，若持续时间长，且有临床症状及血流动力学改变，应积极处理。常见心律失常有：

(1)心动过缓：常见于严重缺氧、低体温、阿片类药物使用颅内压增高和使用胆碱酯酶抑制药物时，眼压升高也可以引起。心电图可表现为窦性心动过缓、结性心律或室性心律。应针对原因进行治疗。

(2)窦性心动过速：躁动、发热、低氧血症、充血性心力衰竭、肺栓塞、疼痛、低血容量为常见原因,心脏本身有病变时也可以发生。应针对原因进行治疗。

(3)阵发性室上性心动过速:包括阵发性房性心动过速、结性心动过速、心房颤动、心房扑动,可导致明显的低血压。可用β-受体阻滞药、洋地黄类药及同步直流电复律治疗

(4)室性心律失常;如果是多源的、短阵发作,低氧血症、心肌缺血、电解质异常(低钾血症、低镁血症)和酸中毒,应首先用利多卡因0.5mg/kg静脉注射治疗,后以1~4mg/min速度静脉输注。

(5)心肌缺血和心肌梗死:表现为肢体导联或心前导联ST段与T波发生改变,或呈现大小不等的q波,以及ST段抬高与T波融合成一个单向曲线。遇此情况应查找原因并行有针对性治疗。低血压病人应提升血压,如主要为心肌供血不足、心肌缺血所致,应行扩冠治疗。洋地黄类药不宜应用。

三、麻醉苏醒延迟

手术结束时,如病人能对刺激用语言或行为做出有针对性的应答,是病人脱离麻醉状态的表现。如全麻后超过2h意识仍不恢复,即可认为麻醉苏醒延迟。应立即查明原因,及时进行处理。

1.苏醒延迟的原因

(1)麻醉药物过量:单位时间内用药过量或总剂量过大是苏醒延迟的常见原因,相对过量常见于肝、肾功能下降,对麻醉药物耐受性差,或患者对麻醉药物产生高敏反应。因此,麻醉医师应了解各种麻醉药物的作用时间,于手术结束前尽早停止给药。如为吸入麻醉,可在手术结束前加大通气量以加速麻醉药物的排出。静脉复合麻醉,则需根据药物作用时间、手术时间、药物间相互作用和病人情况等决定用药剂量,按病人对药物的反应加以调整,以促早醒。此外,抑制呼吸的药物和肌肉松弛剂的残余作用,也可导致苏醒延迟。

(2)麻醉期间缺氧:这是苏醒延迟的常见原因,尤其是老年人对缺氧耐受性差或有脑血管疾病史者。手术中缺氧原因有:低血压、吸入气体中氧浓度低下、严重贫血病人等。

(3)糖代谢紊乱:眼科病人糖尿病者较多,这是引起意识障碍常见原因之一。主要有以下三种情况:

1)应用过量胰岛素致低血糖昏迷,血糖值在小儿低于2.5mmol/L、成人低于2.0mmol/L可出现昏迷或意识不清。

2)重症糖尿病人胰岛素用量不足,致糖尿病酮症性昏迷。

3)高渗性非酮性昏迷(HNKC):引起意识障碍的原因是由于脑细胞脱水。

4)严重水、电解质紊乱:当血清钠高于160mmol/L或低于120mmol/L时,均可以引起意识不清。

2.苏醒延迟的处理措施

(1)麻醉药物引起者:如为麻醉性镇痛药可用丙烯吗啡或纳洛酮拮抗。如为巴比妥类药物则可用美解眠或哌甲酯(利他林)拮抗。如为苯二氮草类药物可用氟马西尼拮抗。

(2)对水、电解质紊乱者:应根据化验结果进行纠正。

(3)缺氧所致者:要去除引起缺氧的原因,支持呼吸,并对缺氧性脑损害进行有针对性治疗(如降温、脱水)。

四、出血性脑血管病

出血性脑卒中病人为游走性或局灶性,若脑动脉破裂出血可使颅内压急剧升高,意识消失,严重者可死于脑疝。出血性卒中的诊断主要依靠CT和MRI的检查,麻醉和手术期间维持血压和血流动力学稳定可降低高血压脑出血的危险。

对任何原因引起脑血管意外病人应保持呼吸道通畅,充分供氧,维持血流动力学稳定,必要时行药物支持治疗。对疑有颅内压明显增高的病人,可行过度通气和行渗透性利尿剂(如甘露醇)治疗。应用激素减轻脑水肿。病情危重者应请脑系科医师会诊,出血严重者应及时手术治疗。

五、术后烦躁与术后疼痛

(1)术后烦躁不安是术后疼痛常见表现。全身麻醉后使用拮抗药物、胃膨胀和尿潴留等亦可

导致病人烦躁。

(2)对术后烦躁与术后疼痛病人的处理应包括排除可能的尿潴留或胃胀气,给一定量镇静镇痛药治疗。如果躁动严重,通常用小剂量静脉麻醉药控制。

六、恶心、呕吐、反流和误吸

手术后恶心、呕吐和反流常由于麻醉药物引起,眼科手术的眼胃反射也是导致恶心呕吐的重要因素。遇此情况可用恩丹西酮、托烷司琼治疗。恩丹西酮或托烷司琼通常用量为 4mg 静脉注射。

七、寒战

通常发生在苏醒过程中,由于手术室环境温度低、手术时间长、大量输入未加温液体,另外患者年龄、麻醉方法也与体温下降有一定关系。寒战使眼内压和颅内压增加。长时间的麻醉可导致寒战发生率增加。寒战的处理重点在于预防,一旦进入 OPACU,低温病人应常规吸氧,静脉输液应加温。通过变温毯和提高室温来实现保暖。

(诸葛万银　任永霞　张葆玲)

第二十三章 心肺脑复苏术

大脑是产生意识的器官，人的大脑有神经元1000亿，每个神经元与其他神经元间能形成1000个以上突触联系，其中蒲肯野细胞(purkinje cell)能形成10万～20万个突触联系。大脑有近10万亿突触联系，构成形态各异的环路，能将进入的信息在脑的特定部位迅速进行整合，形成完整的知觉体验，在额叶可以形成时空概念。

大脑的活动过程由细胞内能量支持，脑细胞中以ATP形式储存的能量仅能满足数秒钟活动需要，一旦脑循环停止，意识便立即消失。心肺脑复苏的目的就是恢复病人意识状态，使其成为社会人。

心肺复苏术(cardiopulmonary resuscitation，CPR)是指对心脏停搏与呼吸停止病人行胸壁外心脏按压及人工呼吸，建立人工循环及人工呼吸，以期恢复自主循环及自主呼吸。

心肺脑复苏术(cardiopulmonary cerebral resuscitation，CPCR)是指对心脏停搏与呼吸停止病人，通过行胸壁外心脏按压及人工呼吸，使其恢复自主循环与自主呼吸，并结合低温与脱水等治疗，最终恢复意识。如果心肺脑复苏不能最终恢复病人意识，则将给家庭和社会带来沉重的精神与经济负担，因此，心肺脑复苏术一直是急救医学非常令人关注的研究课题。

第一节 心脏停搏的病因与诊断

1.病因　引起心脏停搏的原因可分为心源性和非心源性两大类。

(1)心源性：心肌缺血、心肌梗死、心瓣膜病、心脏压塞、阿-斯综合征、心血管造影并发症等。

(2)非心源性：窒息、缺氧、二氧化碳潴留、呼吸衰竭、电击、溺水、药物中毒、过敏反应、大量出血、电解质紊乱、酸碱失衡、麻醉意外、肺梗死等。

从病理生理角度可归纳为四个基本因素：①各种原因所致的心排出量降低；②心功能衰竭；③冠状动脉流量不足；④心律失常。这四个因素可互为因果关系，最终导致心脏停搏。

2.心脏停搏的类型　根据心脏状态和心电图表现，心脏停搏分三种类型：

(1)心搏停止(asystole)或心室停搏(ventricular standstill)：心脏大多数处于舒张状态，心肌张力低，无任何动作，ECG呈一直线。

(2)心室纤颤(ventricular fibrillation，VF)：心室肌肉呈不规则蠕动，心排出量几乎为零。张力低、蠕动幅度小者称为“细纤颤”，张力强、幅度大者为“粗纤颤”。

(3)电机械分离(electro-mechanical dissociation，EMD)：指心肌完全停止收缩活动而仍有生物电存在，心电图有低振幅的心室综合波，但缺乏有效的心肌收缩和射血。

此三种类型中，心室纤颤恢复自主心搏的可能性最大，反复发作的心脏停搏预后差。无论是哪一种类型的心脏停搏，都应迅速行心肺复苏术。

3.心脏停搏的诊断　对心脏停搏的诊断必须迅速、果断。

(1)原来清醒病人突然神志消失，呼之不应。

(2)大动脉(颈动脉、股动脉)触不到搏动，测不到血压，心音消失，结合可能引起心脏停搏的原因，在15～30s内，即可诊断。切勿等待测定血压或监测心电图。

(3)呼吸停止或呈叹息样呼吸，面色苍白或发绀。由于呼吸中枢神经元较大脑皮质耐受缺氧能力更强，故在心脏停搏后可短暂地保留微弱呼吸动作。

(4)瞳孔散大(30～40s后出现)，对光反射消失。对瞳孔的变化必须具体分析，用过缩瞳药或扩瞳药后，瞳孔征象不可靠。

(5)大、小便失禁(60s后出现)。

以上各项以意识突然丧失和颈动脉搏动消失最为重要，凭这两点加之其他循环征象即可考虑为心脏停搏。但如病人处于全身麻醉和肌松药作用下，以上(1)、(3)两项即失去意义。

4.安全时限　在常温下，心脏停搏10～20s发生晕厥，30～40s神志消失，40s左右发生抽搐，30～40s瞳孔散大，60s后呼吸停止，大、小便失禁，4～6min后脑细胞发生不可逆损害，心脏停搏10min后，脑组织基本死亡。大脑对缺氧比其他器官更敏感，心脏停搏后脑损害的常见原因是复苏延迟。复苏成功与抢救及时及抢救措施有效有关，据统计心脏停搏4min内复苏者可存活50%，4～6min开始复苏者存活10%，超过6min者仅存活4%，10min以上复苏者几无存活可能。

第二节　心肺脑复苏术

心肺脑复苏术包括基础生命支持(basic life support, BLS)、进一步生命支持(advanced life support, ALS)和延续生命支持(prolonged life support, PLS)三个阶段。

Safar 1981年出版的CPCR一书中将CPCR规范为三个阶段和9个步骤。为便于记忆和普及训练，将9个步骤按各步骤的英文字首依次排列为A、B、C、D、E、F、G、H、I，每个字代表此步骤的含义。此规范虽已时隔25年，仍有一定参考价值(表23－1)。

表23－1　传统规范的CPCR的阶段、步骤和措施

阶段	步骤	措施：无设备时	措施：有设备时
Ⅰ.BLS 紧急建立人工循环和呼吸	A.气道控制(airway)	(1)将头后仰＋张口＋托下颌 (2)试行吹张肺 (3)手法清除口、咽部 (4)如有异物，捶背或推压下胸部	(5)吸引清除咽部 (6)插入咽通气道或选用：①食管阻塞型气道 ②喉罩气道 (7)气管插管，吸引清除气道 (8)环甲膜切开，经喉喷射吹氧 (9)气管造口，支气管镜检查，支气管清除，胸腔引流
	B.呼吸支持(breathing)	口对口(鼻)人工呼吸	(1)口对人工气道或插管吹气(可加O_2) (2)简易人工呼吸器(可加O_2) (3)手控氧通气 (4)机械通气
	C.循环支持(circulation)	控制外出血 触摸动脉搏动 手法胸壁外心脏按压	(1)控制内出血(手术) (2)充气式抗休克裤 (3)机械胸壁外心脏按压
Ⅱ.ALS 恢复自主循环，稳定血压，争取恢复呼吸	D.用药或输液(drugs)		建立静脉通路，选用肾上腺素、$NaHCO_3$、血浆代用品等
	E.心电图监测(ECG)		ECG监测，处理心律失常
	F.处理心室纤颤(fibrillation treatment)		胸外电除颤，心肺转流，辅助循环，查明和治疗原发病因

（续表）

Ⅲ. PLS 脑复苏及心肺复苏后加强治疗	G.判断(gauge)	判断完全苏醒的可能性
	H.争取恢复神志(human mentation)	脑复苏
	I.加强医疗(intensive care)	多脏器支持

一、基础生命支持(BLS)

(一)BLS 适应证

1.呼吸停止　很多原因可造成呼吸停止,如溺水、脑卒中、气道异物阻塞、吸入烟雾、会厌炎、药物过量、电击伤、窒息、创伤、心肌梗死,以及各种原因引起的昏迷。原发性呼吸停止后,心脏与其他器官仍可在短时间内得到氧合的血液供应,此时,可不出现循环停止征象。当遇呼吸停止或自主呼吸通气不足时,进行人工呼吸可防止发生心脏停搏。在心脏停搏早期可出现无效的"叹息样"呼吸动作,切勿将其与有效的呼吸动作相混淆。

2.心脏停搏　心脏停搏后血液循环即停止,各重要脏器失去氧供。心脏停搏包括心室纤颤及电机械分离。

(二)复苏程序

1.确定诊断　在行基础生命支持前,必须及时正确诊断。

2.患者体位　使患者仰卧在坚固平面上,将双上肢放置在身体两侧。

3.开放气道　将下颏上抬,使舌根离开咽喉部,气道即通畅。如无颈部创伤,可采用仰头抬颏法开放气道,并清除患者口中的异物和呕吐物,用指套或指缠纱布清除口腔中的分泌物。清除固体异物时,一手按压下颌,另一手食指抠出异物。

(1)仰头提颏法:救护者的一手掌小鱼际置于病人前额,下压使其头后仰,另一手手指向上提下颏,使牙关紧闭。对疑有颈椎损伤者勿使颈部过度伸展,头后展的程度是下颌角和耳垂连线与地面垂直。

(2)托颌法:救护者以双手分别紧握病人左右两侧下颌角并将之上提,使下颌骨前移,同时头向后展,下唇下移。托颌法是颈部外伤患者通畅气道的首选方法。

在开放气道时,如见口内有异物或呕吐物,应立即将其清除,并应在 3～5s 内完成。

4.人工呼吸

(1)检查呼吸:开放气道后,耳朵贴近患者口鼻附近,检查有无呼吸,再观察胸部有无起伏动作,若无上述体征即可确定无呼吸,评价时间不得超过 10s。对因气道堵塞无呼吸者,开放气道后即可恢复有效呼吸。开放气道后确定无呼吸或呼吸浅表时,应立即实施人工通气。当不能确定通气是否正常时,也应行人工呼吸。

(2)口对口呼吸:口对口呼吸是一种快捷有效的通气方法,呼出气体的氧气足以满足患者需求。人工呼吸时,要确保气道通畅,捏住患者鼻孔,防止漏气,急救者用口唇把患者的口全部罩住,缓慢吹气,每次吹气应持续 2s 以上,确保呼吸时胸廓隆起,通气频率应为 10～12 次/分。为减少发生胃胀气,对大多数成人,应在 2s 以上给予 10ml/kg(700～1000ml)的潮气量,以提供足够氧合。在行口对口人工呼吸时,施术者呼出气的平均氧浓度为 16%～18%,CO_2 浓度为 2%～4%,以这种气体行人工呼吸,可使病人的 P_AO_2 达 9.98～11.31kPa(75～85mmHg),CO_2 仅为 3.99～5.32kPa(30～40mmHg)。实践证明,对所有呼吸停止的昏迷病人及时行口对口人工呼吸,较浪费时间去寻找机械通气设备和氧气的预后为佳。

(3)口对鼻呼吸:当对患者不能行经口人工呼吸时,如牙关紧闭、口唇创伤等,应采用口对鼻人工呼吸。

(4)口对面罩呼吸:用透明有单向阀门的面罩,可将急救者呼出气吹入患者肺内,有的面罩有氧气接口,可于行口对面罩人工呼吸时同时供给氧气。采用面罩通气时术者双手应将面罩紧贴于患者面部，封闭性好，则通气效果好。此法可避免与患者口唇直接接触。

(5)简易人工呼吸器：简易呼吸器由面罩、T型单向活瓣和自张型贮气囊三部分组成，除可完全替代口吹法人工呼吸外，其活瓣也可与大部分人工气道（包括气管插管、气管造口管和喉罩等）相接，且可与氧气相通，提高吸入气氧浓度。使用简易人工呼吸器可提供正压通气，一般球囊容量为1000ml，足以使肺充分膨胀。

(6)便携式心肺复苏机（CPR机）：由小型钢筒的压缩空气作动力，此种气动式CPR机由人工呼吸器、机械胸外按压器、底座和控制面板四部分组成。其人工呼吸及按胸频率和幅度可分别调控，可与人工气道相接，便于在事故现场和救护车运送途中应用。

5.循环支持

(1)检查脉搏：检查脉搏一直作为判定心脏是否搏动的金标准，检查颈动脉所需时间应在10s以内。但只有15%的急救人员能在10s内完成脉搏检查。如果把颈动脉检查作为一种诊断手段，其特异性只有90%，敏感性（有脉心脏未停搏的患者）只有55%，总准确率只有65%，误诊率35%。

(2)检查循环体征：检查循环体征时，一方面要检查颈动脉搏动，另一方面应观察呼吸运动情况，鉴别正常呼吸、濒死呼吸，评价时间不要超过10s。如果不能肯定是否有循环，应立即开始胸壁外按压。1岁以上的患者，颈动脉比股动脉易触及，方法是使患者头后仰，急救人员用手的食、中手指在气管与颈侧肌肉的间沟内即可触及颈动脉。

(3)胸壁外心脏按压：胸壁外心脏按压是在胸骨中下1/3交界处施加压力，这种压力通过增加胸内压或直挤压心脏产生血液流动，并辅以适当的人工呼吸，可为脑和其他重要器官提供有氧血供，有利于电除颤。按压频率为100次/分，胸骨下陷的幅度为4～5cm，按压、放松的时间比为1:1，在儿童可用单手按压。婴儿因心脏位置较高，胸廓小，可以双手抱胸，以两拇指尖按压胸骨中下部。按压幅度在儿童为2.5～4.0cm，婴儿为1～2cm，推荐频率为100～120次/分。单人复苏时，由于按压间隙要行人工通气，因此，按压的实际次数可能要略低于100次/分。单人CPR时按压/通气比为15:2，双人CPR时按压/通气比为5:1。

(三)体外自动除颤(Automated External Defibrillation，AED)

传统的BLS主要指徒手心肺复苏术，而现代的BLS概念中已将除颤包括在内。据统计，在发生心脏停搏的患者中，大约80%为室颤，其自行转复极少。室颤一旦发生，尽早除颤是首要抢救措施。传统的心肺复苏术确实有利于维持大脑及心脏功能，但不能使室颤转复，早期进行除颤是指从病人意识丧失到电击除颤的间隔时间要在3min之内，否则除颤每延迟1min，成功率将下降7%～10%。因此对于由室颤引起的心脏停搏病人，应尽早行除颤治疗。

1.除颤的波形和电击能量　单相波电除颤首次电击能量为200J，第二次为200～300J，第三次为360J。双相波电除颤波形为极性完全相反的两个方波的组合，这一技术大大降低了电击所需要的能量，150J的双相波形电除颤可以获得200J的单相波电除颤的电击效果。一般初始电击能量为115～120J，最大电击能量不超过200J。研究表明这种低电击能量双相波终止室颤效果与单相波电除颤相似或更有效，且安全性更高。即使一次除颤未能使心律转复，在原能量水平上重复一次的成功率也要高于加大能量的单相波电除颤。

无脉的室性心动过速转复的电击能量大小依赖于心室波形特征和心率快慢。单一形态的室性心动过速首次电击能量为100J单相波除颤治疗效果良好。多形性室速类似于室颤，首次应选择200J单相波行电转复，如果未成功，继之逐渐增加电击能量。对安装永久性起搏器或植入式心脏转复－除颤器（ICDs）的患者行电转复或除颤时，勿使电极靠近起搏器，以免使其功能障碍。

胸前叩击使室速转为窦性心律的有效性为11%～25%。由于胸前叩击只能终止极少数室颤，切勿因为行叩击延误采用电除颤治疗。对于室速尚有脉搏病人不应进行电击除颤治疗，因其能使室速转为室颤、心脏完全停止或心脏电机械分离。

2.除颤效果评定　电击后5s如心电监测显示无电活动可视为电除颤成功，因为除颤成功后心脏停止的时间一般为5s。因此第一次电除颤后，在给予药物或其他支持治疗前，监测5s心律，可对除颤效果进行最有价值的评定。监测电击后第1min的心律可提供其他信息，如是否已恢复规则心律，包括室上性节律和室性自主节律。如3次除颤后患者仍为室颤，应立即实施1min的CPR，再行1组3次电除颤，然后再行1min的CPR，直至恢复规则心律。

3."无除颤指征"　①无循环体征：AED仪提示"无除颤指征"信息，检查患者的循环体征，如循环仍未恢复，继续行CPR。当出现3个"无除颤指征"信息时提示成功除颤的可能性很小。因此，行1～2min的CPR后，需再次行心律分析。心律分析时，停止CPR。②循环体征恢复：如果循环体征恢复，检查患者呼吸，如无自主呼吸，即给予人工通气，频率10～12次/分。如有呼吸，应将患者置于恢复体位，除颤器仍连接在患者身体上，如再出现室颤，AED仪会发出提示并自动充电，再次行电除颤。

(四)BLS易发生的问题与合并症

如果CPR措施得当，可为患者提供生命支持，可是即使正确实施CPR也可能出现合并症，但不能因为害怕出现合并症，而不尽最大努力去进行CPR。

1.人工呼吸合并症　由于过度通气和通气流量过快，易发生胃扩张，尤其是儿童更易发生，通过维持通畅的气道，限制和调节通气容量(足以使胸廓起伏即可)，能最大限度降低胃扩张发生率。如果出现胃内容物反流，应将患者置于侧卧位，并立即清除口内反流物，然后再使患者平卧位，继续行CPR。

2.胸壁外心脏按压的合并症　正确的CPR技术可减少合并症，在成人患者即使胸外按压动作得当，也可造成肋骨骨折，但在婴儿和儿童却很少发生肋骨骨折。胸外按压的其他合并症包括：肋骨与胸骨分离、气胸、血胸、肺挫伤、肝脾撕裂伤和脂肪栓塞。

二、进一步生命支持(ALS)

对术中发生的心脏停搏，如不能迅速实施ALS的药物治疗是抢救失败的主要原因。因此，麻醉医师必须熟练掌握ALS的知识与技能。

(一)建立静脉通路

心脏停搏时药物治疗应放在其他措施之后，抢救者必须先进行基础生命支持，需要时行除颤治疗，待这些措施落实后便应尽早进行静脉输液，并依需要进行药物治疗。如果在心脏停搏前没有建立外周静脉通道，应迅速建立外周静脉通路，以利于药物治疗。行中心静脉插管需中断胸壁外心脏按压，影响复苏抢救。如果在行除颤和外周静脉给药治疗后自主循环未能迅速恢复，在操作者技术很熟练和没有禁忌证情况下可考虑放置中心静脉导管，但应权衡利弊。对行溶栓治疗的患者，可增加中心静脉置管的并发症，应视为相对禁忌证。

如心脏停搏为室颤，当时尚未行气管内插管，且除颤器就在身旁，应先行电击除颤治疗，三次除颤失败后，应迅速进行气管内插管并建立静脉通道，然后给血管加压药物肾上腺素或血管加压素，继之再次除颤常能成功。第四次除颤治疗一般在行气管插管和建立静脉通道后进行，但这并不是说在进行第四次除颤前必须选用某些药物治疗。对心脏停搏的研究表明，在三次除颤失败后，建立静脉通道平均耗时4.7 min，气管插管平均耗时5.2 min，而要使用胺碘酮注射则至少耗时13min。因此，不能等到使用胺碘酮治疗后再行第四次除颤，一般在第四次甚至第五次除颤治疗后再给胺碘酮，以免延误复律时机。

(二)复苏用药

1.胺碘酮　对血流动力学稳定的QRS波宽的心动过速，尤其对心功能已经受损患者的初始治疗，胺碘酮和普鲁卡因胺的疗效优于利多卡因和腺苷。

由于胺碘酮能改变旁路传导，常用于治疗室上性心律失常、旁路或房室结快速传导引起的房性心动过速和其他药物无效的心律失常。10min内可单次静脉注射150mg，继之以1mg/min速度维持6h，每日最大剂量可达2g。室上性心动过速（SVT）在腺苷治疗失败后，如有下列情况应选用胺碘酮，即患者心脏功能受损、射血分数小于40%或有充血性心力衰竭的体征。

胺碘酮对血流动力学稳定的室性心动过速（ventricular tachycardias，VT）的疗效并没有特别的研究，但对血流动力学不稳定的VT和室颤（VF）是有效的，对单一形态的VT伴心功能不全时，胺碘酮为首选。胺碘酮可延长所有心脏组织的动作电位时间和不应期，这可能是其治疗难治性室颤的机制。

2.利多卡因　利多卡因一直被作为治疗顽固性室颤和无脉性室速的主要药物，但能够证明其有效性的依据却很少，而且验证的方法也缺乏说服力。支持胺碘酮有效的依据则更为有力。急性心肌梗死时利多卡因不被推荐为预防室性心律失常的药物。

利多卡因经常被用作治疗宽大畸形心动过速一线药物。有一个被广泛接受但不正确的观念，那就是利多卡因与腺苷一样有鉴别诊断意义。事实上，利多卡因对SVT确实效果不好，故临床上不宜用利多卡因来鉴别QRS波宽大畸形的心动过速为室性或室上性。

利多卡因可有效终止急性心肌缺血或梗死并发的室性心律失常。但是预防性应用利多卡因可导致死亡率增加，因此已被弃用。研究表明，利多卡因对血流动力学稳定的持续性心动过速无效，其对VT的疗效要比普鲁卡因胺或索他洛尔差。

利多卡因可用于治疗稳定的单一形态或多形的VT，包括以下四种情况：①正常的心脏功能；②有心功能异常与多形性室速；③正常的Q－T间期；④Q－T间期延长。但要注意，在这四种情况下利多卡因都是二线用药，应优先选择其他药物。

3.腺苷　腺苷的作用机制是减慢窦房结和房室结传导、延长不应期，对终止阵发性室上性心动过速（paroxysmal supraventricular tachycardia，PSVT）很有效。但对于常见类型的室性心律失常和预激引起的房颤或房扑则不是有效的治疗药。虽然腺苷只有短暂的扩张血管作用，但有报道在血压勉强能够代偿的患者中，不恰当地应用腺苷治疗VT可导致严重低血压。腺苷在理论上还有诱发心绞痛、支气管痉挛、致心律失常和加快旁路传导等危险。主要用于治疗窄QRS波心动过速、稳定的窄QRS波SVT和已被证实起源于室上的宽大畸形心动过速。腺苷须在离心脏较近的静脉快速注入，首次剂量6mg，必要时1～2min内给予第二次剂量12mg。如果放置了中心静脉导管，剂量可分别减至3mg和6mg。氨茶碱是腺苷受体的拮抗药，可用于治疗腺苷引起的支气管痉挛。

4.普鲁卡因胺　普鲁卡因胺是一个广谱抗心律失常药物，包括对伴有或不伴有差异性传导的室上性心律失常和VT。普鲁卡因胺对终止SVT有效，是因为其能减慢旁路传导。普鲁卡因胺和胺碘酮都有扩张血管和负性肌力作用，其效应呈剂量相关性，并和给药速度有关，但静脉注射胺碘酮的血流动力学耐受性优于普鲁卡因胺。

5.镁　镁仅在治疗低镁血症和尖端扭转性室速时显示有效。尽管对存活者的神经系统的预后有改善的可能，但低血压发生率较高。

6.血管加压素（精氨酸加压素）　在促进心脏停搏患者恢复自主循环时比肾上腺素更有效。加压素半衰期为10～20min（肾上腺素为3～5min），单次40U静脉注射可以替代肾上腺素。副作用较少是选择使用的主要原因。

7.肾上腺素　肾上腺素能维持动脉张力，可强烈收缩其他血管床，阻止血液流失于非重要组织，优先增加脑、心脏的灌注压和冠状动脉灌注量，增加脑血流和心肌血流量。心脏停搏后给予肾上腺素可明显增加主动脉峰压和冠状动脉压，推荐剂量为1.0mg，如心脏仍不复搏，每隔3～5min重复注射一次，以确保心脑血供。如不能马上开通静脉，可将肾上腺素注入气管、支气管内，它可迅速被吸收起效。在心脏停搏患者中，起始给予大剂量的肾上腺素虽然可以增加冠脉灌注压，改善自主循环，但其同时也加重了复苏后的生命器官功能失调。由于潜在的危害性大，不推荐使用大剂量肾上腺素(0.1mg/kg)。

8.索他洛尔、普罗帕酮和氟卡尼　它们对SVT都有效，包括伴有或不伴有预激的房性心律失常，但氟卡尼和普罗帕酮对缺血性心脏病患者可增加死亡率，应避免使用。

9.碳酸氢钠　据文献报道，$NaHCO_3$液不良反应较多，包括严重高渗血症、脑脊液反常性酸中毒和产生CO_2。因此$NaHCO_3$液不应常规用于心脏停搏的治疗，经给药和电除颤治疗后，如先前存在代谢性酸中毒或在心脏停搏期间证实存在明显代谢性酸中毒，可给予$NaHCO_3$液治疗。在室颤持续15min后给予$NaHCO_3$液有利于恢复自主循环。初始剂量为1mmol/kg，10min后可再给予0.5 mmol/kg，如果血气分析提示碱缺失，应根据血气结果给药。

10.抗心律失常药复合应用　致心律失常是指抗心律失常药物引起的严重快速心律失常或缓慢心律失常。所有的抗心律失常药物都有一定的致心律失常作用，多数为快速心律失常，多为尖端扭转型VT。在大多数患者，如果在应用恰当剂量的一种抗心律失常药物后心律未转复，那么就应选择电转复，而不是加用或改用第二种抗心律失常药物。药物之间的作用很复杂，连续应用两种或两种以上抗心律失常药物可增加副作用，如心动过缓、低血压和尖端扭转型VT。除非绝对必要，不要应用一种以上抗心律失常药物。

在充血性心力衰竭和左室功能受损的患者，用抗心律失常药物治疗要特别谨慎。在此类患者中许多抗心律失常药物可损害左室功能，导致或加重充血性心力衰竭。胺碘酮和利多卡因对左室功能的损害最小。由于胺碘酮的抗心律失常谱广，负性肌力作用弱，在快速心律失常的治疗中占主要地位。如果胺碘酮治疗失败，那么应进行早期电复律。

缓慢性室上性心律失常首选阿托品0.5～1mg静脉注射，如无效可选择体外或静脉起搏。现已减少了异丙肾上腺素在心动过缓治疗中的应用，因其可使心肌耗氧量增加，有引起急性心肌缺血的危险。对阿托品无效而又不能实施经静脉或经皮安装起搏器的心动过缓，注射多巴胺5～20μg/(kg.min)或肾上腺素2～10μg/min较异丙肾上腺素更合适。

在药物治疗前、治疗中和转复为正常的心律后，应常规进行12导联心电图监测。如果不能确诊，在条件允许的情况下，食管心电图可能会有帮助。仔细分析12导联心电图、追踪监测或用食管导联可发现室房分离，P波和QRS波群缺乏1:1的关系是诊断VT的一个高特异性指标。

三、延续生命支持(PLS)

心脏停搏患者恢复自主循环后，可出现心血管及血流动力学障碍。包括低血容量性休克、心源性休克及与全身炎症反应综合征相关的血管扩张性休克。多种病原因子也导致复苏后综合征，如再灌注衰竭、再灌注损伤、缺血代谢物所引起的脑中毒和血管病变。

(一)复苏后综合征

(1)心脏停搏发生后的24h内，心脏功能失调已趋向正常化，但微循环障碍后释出的各种酶及自由基将进入脑脊液及血液，从而出现脑功能及微循环功能异常。

(2)复苏后1～3d，心脏功能及全身功能基本恢复，但肠道黏膜(肠屏障)通透性增加，可发生感染综合征，及多器官功能不全综合征(MODS)。

(3)心脏停搏发生数天后可出现全身脏器严重感染，病人可迅速发生多器官衰竭综合征(MOFS)。

(二)心肺复苏后治疗

应迅速将患者转入设备齐全的ICU，以利于进行心脏复苏后各项治疗。

1.维持良好的血流动力学状态　以促进脑功能恢复，为此应做到以下五个方面。

(1)解除血管痉挛：常用的血管扩张药有山莨菪碱及药理剂量皮质激素。

(2)稀释血液：常用低分子量代血浆制剂，如低分子右旋糖苷及明胶代血浆等。

(3)纠正代谢性酸中毒：可采用5% $NaHCO_3$

液及氨基丁三醇(THAM)。

(4)尽量不采用升高血压的药物治疗,以免组织缺血。

(5)将平均动脉压维持在 10.64kPa(80mmHg)以上(采用扩张血浆容量方法),以利微循环灌流。

2.呼吸功能支持治疗 心脏复搏后如呼吸尚未恢复,应继续行人工呼吸,使 SpO_2 维持在 98%以上,使 $P_{ET}CO_2$ 维持于 40mmHg 左右。一旦恢复呼吸,尽管 SpO_2 及 $P_{ET}CO_2$ 已达正常水平,如病人未清醒,应保留气管内插管,以利于清除呼吸道分泌物,直至病人清醒。在行呼吸支持治疗的全程,应经常检测氧合指数,以利于评估肺功能状况,如氧合指数(PaO_2/PiO_2)≤300,表示发生肺损伤,如氧合指数≤200,表示发生了肺功能衰竭(ARDS)。遇此情况应采取综合措施进行治疗。

3.低温治疗 对心脏停搏 3min 以上病人低温治疗应列为常规,以减少脑细胞耗氧。体温每下降 1℃,脑代谢降低 7%,颅内压下降 5.5%。低温治疗的主要作用目前认为是抑制启动细胞凋亡的级联反应。

(1)降温开始时间:从CPR开始时即应开始降温。

(2)降温温度:采用中度低温(28~32℃),在复苏后 6h 内达预期低温。

(3)降温持续时间:24h 内使体温降至 30℃左右,以后转为 32℃,一直持续到病人清醒,一般为 2~7d。

(4)低温并发症:①寒战:35℃为寒战阈,可给予麻醉药或安定类药治疗;②室颤:体温不低于 28℃不会发生。

总之,低温治疗要做到及时(在 CPR 期间即开始)、够深(第一天在 30℃左右)、够久(持续 1~7d),直至病人清醒。

4.脱水治疗 是减轻脑水肿、改善脑循环的重要治疗措施,应于心脏复搏、循环功能稳定后即刻开始实施,常用 20%甘露醇 0.5~1g/kg,快速静脉输注,2~4 次/d,持续 72h,维持轻度脱水状态,使血细胞比容升高不超过 4%,在行脱水治疗期间,每利尿 1L,补 KCl 1.5g,以免发生严重低血钾。

5.抗惊厥治疗 心脏停搏 3min 以上由于大脑缺氧,在心脏复搏后可很快出现惊厥,惊厥可使全身耗氧量呈数倍增高,不仅影响呼吸,也促进体温升高,并加重脑缺氧,必须用药物镇惊,常用安定类药、静脉麻醉药、甚或肌肉松弛药等。

6.营养支持治疗 ATP 静脉输注可直接提供脑细胞能量,可根据条件采用。另外营养支持治疗对脑功能恢复也十分重要,对心脏停搏复苏后病人,每日提供的热量应不低于 125kJ/(kg.d),氮量为 0.2g/(kg.d),非蛋白质热量:氮量=627kJ:1g。如复苏后发生全身严重感染,其能量消耗将增加 20%~50%。

(三)脑功能恢复指征

(1)心脏复搏后自主呼吸在 20min 内恢复。

(2)瞳孔对光反射、角膜、吞咽及咳嗽反射恢复,病理反射消失,EEG 呈现 α 节律,BIS 值>80。

(3)出现头动、肢体活动及痛觉反应。

(4)出现听觉反应,最后意识恢复。

(四)脑死亡的指征

(1)无自主呼吸。

(2)无任何可觉察的反射活动。

(3)大脑的自发电活动与诱发电位活动均消失。

此三联征如持续 6~8h,可宣布病人已经发生脑死亡,放弃对病人抢救。

(周 芳 李文硕)

第二十四章　眼科麻醉护理

卫生部[89]12号文件规定，麻醉科为一级临床科室，其业务范围包括临床麻醉、急救复苏及疼痛诊疗。落实卫生部规定是建设与发展麻醉科的必由之路。目前我国各级医院领导对卫生部文件规定尚缺乏了解，因此，对麻醉科作为一级临床科室的建制未能加以落实，因而出现了麻醉医师亦医、亦护、亦工的情况，造成了医院人力资源的极大浪费。

第一节　国外麻醉护理状况

一、国外的麻醉护理教育

美国于1931年成立麻醉护士协会，并正式发行麻醉护士杂志。目前在欧美国家麻醉护士协会(Association of Nurse Anesthetists，ANA)已经普及，在日本及东南亚国家也已相继成立麻醉护士协会。

目前国际上将麻醉专科护士培养模式列为毕业后教育，即护士毕业后经过2～3年的麻醉学专科培训，取得麻醉护士注册资格后，方可从事麻醉护士工作。

在美国麻醉医师与麻醉护士之比例为1:1，这表明在国际上麻醉专科护士的准入、工作任务与培训计划已经成熟与规范。

二、美国麻醉护理教育情况

1986年美国高等护理教育学会(American Association of Colleges of Nursing)制订了高等护理专业教育标准，1995年美国高等护理教育学会又对此进行了修订，修订后的标准认为：护士的职责是对患者提供照顾，护理教育包括普通教育及专业教育两部分。

美国于1991年统计有麻醉专科医师25000人，麻醉住院医师5600人，麻醉护士21000名。

三、美国麻醉护士培养模式

目前美国麻醉护士培训历时24～28个月，包括基础护理和专业护理课程培训，最后通过考试获得麻醉护士资格证书。

四、美国麻醉护士工作范围

美国麻醉护士工作范围包括以下几方面：术前访视病人与对病人进行病情评估，麻醉前准备，麻醉期间监测、用药及记录，PACU监测管理，护送病人回病室。

第二节　我国麻醉护士培养模式与麻醉护理建制

1993年徐州医学院开设了三年制的麻醉与急救护理专业(中专)，1997年闽北卫校开办了麻醉护理专业中专与大专班。目前，我国麻醉护理本科人才还不能通过毕业后教育培养，只能将其纳入学校教育的组成部分。其模式为在完成公共基础课及部分专业基础课之后，于第三学年加入麻醉护理学专业课程，第四学年的生产实习安排6个月在麻醉科、ICU及急救中心，其余6个月安排在与麻醉密切相关科室培训。

一、麻醉护理岗位定位

1.*归属*　麻醉护理是护理学专业分支，麻醉科护士属于专科护士。

2.*职责*　麻醉科护士应完成麻醉科业务工作范围内的护理工作，包括各种麻醉术、急救复苏、PACU、AICU、疼痛诊疗等项工作中的护理工作。

3.晋升　参加全国统一的护师资格证书晋升考试，按护理级别晋升职称。

二、麻醉护士编制与岗位责任

1.编制　按医院的等级不同，以及麻醉科开展的工作领域不同而有所差异。三甲医院麻醉科的麻醉护士与手术台数的比例应为0.6~0.8:1(即每个手术台0.6~0.8个人)，此编制护士只为临床麻醉服务；与PACU床位的比例应为0.5:1(每个PACU床位0.5人)；与AICU床位的比例应为3:1(每张AICU床位3人)；疼痛诊疗的麻醉护士编制可根据工作量确定。

2.岗位　主要从事临床麻醉、PACU、AICU、疼痛门诊等二级临床科室范围内的护理工作。

三、麻醉护士的工作职责

(1)麻醉护士是在麻醉科主任的行政领导下，医院护理部的技术指导下从事麻醉科各领域范围内的麻醉护理工作。

(2)认真执行各项麻醉护理工作的规章制度和技术操作规程。

(3)协助麻醉医师进行临床麻醉、疼痛诊疗、PACU、及AICU等领域内的医疗护理工作。

(4)承担麻醉准备室、仪器室、药品室、资料室的各种管理工作。

四、麻醉护士的工作细则

(1)术前协助麻醉医师了解病人病情、病人对手术麻醉的各种想法及进食情况，做好基础护理和心理护理工作。

(2)根据计划麻醉方案做好麻醉前器械(包括监测仪)、麻醉用药、急救用药的准备工作。

(3)病人入手术室后核对病人姓名、拟实施的手术及麻醉前用药执行情况，并认真观察病人精神状态。

(4)准备麻醉监测仪、各种气源及麻醉机，确保仪器设备运行正常。

(5)协助麻醉医师进行各种麻醉操作，负责摆放病人体位，核对药品及所需麻醉用具是否备妥。

(6)协助麻醉医师进行术中各种有创和无创监测操作，并做好各项记录。

(7)麻醉期间密切观察病情变化，发现问题及时向主管麻醉医师报告，认真做好各种监测，包括ECG、呼吸、SpO_2、$P_{ET}CO_2$及麻醉深度监测，仔细书写麻醉记录单，根据手术麻醉需要采集各种检验标本。

(8)在危及病人生命安全的紧急情况，如呼吸停止、心脏停搏，麻醉护士可不经请示立即实施人工通气和胸壁外心脏按压，按常规给予心肺脑复苏的首选用药，准确、及时、认真地做好危重症病人的各项抢救工作。

(9)术毕协助麻醉医师护送病人到PACU、普通病房或AICU，并与上述病室的护士认真做好病人的交接班工作。

(10)根据麻醉护理常规与医嘱，进行麻醉后随访和术后疼痛治疗。

(11)负责麻醉科各种药品(包括毒麻药品)、一次性消耗品及器械的请领、发放、维护与保管工作，负责麻醉器具的清洗、消毒工作。

(12)负责麻醉病历登记、统计及麻醉收费工作。

(13)负责护理专业教学工作，指导护理系在校学生的见习与实习工作。

(14)负责PACU、AICU病人的护理工作。

(李文硕　王国林)

第二十五章 常用临床检查参考值及麻醉准入条件

本章重点介绍临床常用实验室检查和器械检查参考值以及与麻醉密切相关检查的麻醉准入条件。本章中“麻醉准入条件”是专指手术病人术前实验室检查和器械检查结果符合实施麻醉或某一麻醉方法的条件。随着时间的推移，这些条件会发生改变。

第一节 实验室检查

一、血液学检查

(一)血液一般检查

1.红细胞(RBC)和血红蛋白(Hgb) 单位容积的血液中 RBC 与 Hgb 呈平行关系，故两者测定意义大致相同。

【参考值】①RBC：男性$(4.0 \sim 10.0) \times 10^{12}/L$，女性$(3.5 \sim 5.0) \times 10^{12}/L$；②Hgb：男性 120 ~ 160g/L，女性 110 ~ 150g/L。

成年男性 Hgb < 120g/L、女性 < 110g/L 称为贫血。根据 Hgb 降低程度可把贫血分为：①轻度：参考值低限 ~ 90g/L；②中度：90 ~ 60g/L；③重度：60 ~ 30g/L；④极重度：< 30g/L。

【准入条件】失血较少的择期手术病人，术前 Hgb 应≥70 ~ 80g/L；老年人、小儿、高血压、冠心病等病人，Hgb 应≥90 ~ 100g/L。

2.白细胞（WBC）

【参考值】成人$(4.0 \sim 5.5) \times 10^9/L$。中性粒细胞 50% ~ 70%，淋巴细胞 20% ~ 40%。

WBC < $4.0 \times 10^9/L$ 称为白细胞减少，其中主要是中性粒细胞减少。中性粒细胞 < $1.5 \times 10^9/L$ 称为粒细胞减少症，中性粒细胞 < $0.5 \times 10^9/L$ 称为粒细胞缺乏症，该类病人容易发生感染，应避免手术与麻醉。

【准入条件】择期手术病人术前应维持中性粒细胞在$(2.0 \sim 3.0) \times 10^9/L$ 或 WBC ≥ $4.0 \times 10^9/L$。

3.血细胞比容(Hct) 主要反映血中 RBC 数量、大小及血浆容量，其测定意义与 RBC 和 Hgb 大致相同。

【参考值】①微量法：男性 0.467 ± 0.039L/L，女性 0.421 ± 0.054L/L；②温氏法：男性 0.40 ~ 0.50L/L（平均 0.45L/L），女性 0.37 ~ 0.48L/L（平均 0.40L/L）。

【准入条件】失血较少的择期手术病人，术前 Hct 应≥20% ~ 25%。老年人、高血压、冠心病等病人，Hct 应≥25% ~ 30%。

(二)血栓和止血检查

1.血小板计数（PC）

【参考值】$(100 \sim 300) \times 10^9/L$。PC < $100 \times 10^9/L$ 称为血小板减少。PC < $50 \times 10^9/L$ 时术中、术后可能发生创面渗血过多，应视为手术禁忌。PC < $20 \times 10^9/L$ 时可发生自发性出血。

【准入条件】择期手术病人术前 24h、术中及术后 72h 应维持 PC ≥ $(70 \sim 80) \times 10^9/L$。

2.活化部分凝血酶时间(APTT) 反映内源性凝血系统各凝血因子总的凝血状态。

【参考值】32 ~ 43s。

【准入条件】超过对照值 10s 为延长，慎用球后和球周阻滞。

3.血浆凝血酶原时间(PT) 反映外源性凝血系统各凝血因子总的凝血状态。

【参考值】11 ~ 13s。

【准入条件】超过对照值 3s 为延长，慎用球后和球周阻滞。

4.纤维蛋白原(Fg)

【参考值】2 ~ 4g/L。

5.血浆D－二聚体(DD) DD是纤维蛋白原或纤维蛋白单体的水解生成物,在有栓塞的情况下增多,但无特异性诊断价值。当DD < 500μg/L时,具有91%阴性诊断价值,可作为深静脉血栓形成(DVE)和肺栓塞(PE)的阴性检验。

【参考值】①胶乳凝集法:阴性;②ELISA法:< 200μg/L。

6.血浆凝血酶时间(TT)

【参考值】16～18s。

【准入条件】超过对照值3s为延长,慎用球后和球周阻滞。

7.血浆纤维蛋白(原)降解产物(FDP)

【参考值】胶乳凝集法:< 5mg/L。

8.出血时间(BT) 主要反映PC数量和功能以及血管壁的通透性和脆性。

【参考值】①Ivy法:2～6min;②出血时间监测器法:6.9±2.1min。

【准入条件】Ivy法超过7min或出血时间监测器法超过9min为异常,慎用球后和球周阻滞。

二、生化检查

(一)糖代谢

1.血糖

【参考值】3.9～6.1mmol/L。

【准入条件】糖尿病病人择期手术术前空腹血糖应 < 8.3mmol/L(150mg/dl),最高不超过11.1mmol/L(200mg/dl),或餐后血糖 < 13.8mmol/L(250mg/dl)。

2.血清胰岛素

【参考值】10～20mU/L。

3.胰岛素(μU/ml)/血糖(mg/dl)比值

【参考值】< 0.3。

(二)血电解质

1.血钾

【参考值】3.5～5.0mmol/L。血[K^+] < 3.5mmol/L称为低钾血症,血[K^+] > 5.0mmol/L称为高钾血症。

【准入条件】择期手术病人术前应维持血[K^+]在3.0～5.5mmol/L。

2.血钠

【参考值】135～145mmol/L。血[Na^+] < 135mmol/L称为低钠血症,血[Na^+] > 150mmol/L称为高钠血症。

【准入条件】择期手术病人术前应维持血[Na^+]≥135mmol/L,急诊手术应维持血[Na^+]≥130mmol/L。

3.血钙

【参考值】①总钙(比色法):2.25～2.58mmol/L。②离子钙(离子选择电极法):1.10～1.34mmol/L。

4.血氯(以氯化钠计)

【参考值】95～105mmol/L。血[Cl^-] < 95mmol/L称为低氯血症,血[Cl^-] > 105mmol/L称为高氯血症。

(三)心肌酶及心肌蛋白

1.肌酸激酶(CK)

【参考值】①酶偶联法:37℃时男性38～174U/L,女性26～140U/L;30℃时男性15～105U/L,女性10～80U/L;②肌酸显色法:男性15～163U/L,女性10～80U/L;③连续监测法:男性38～174U/L,女性26～140U/L。

2.乳酸脱氢酶(LD)

【参考值】①连续监测法:104～245U/L;②速率法:95～200U/L。

3.血清肌钙蛋白T(TnT)

【参考值】ELISA法:抗心肌肌钙蛋白T(cTnT)为0.02～0.13μg/L, > 0.2μg/L为诊断临界值。

4.血清肌钙蛋白I(TnI)

【参考值】ELISA法:抗心肌肌钙蛋白I(cTnI) < 0.2μg/L, > 1.5μg/L为诊断临界值。

5.肌红蛋白(Mb)

【参考值】①ELISA法:50～80μg/L;②RIA法:6～85μg/L。> 75μg/L为诊断临界值。

(四)血脂

1.血清总胆固醇(CHO)

【参考值】比色法或酶法:成人≤5.17mmol/L为合适水平,5.20～5.66mmol/L为边缘水平,≥5.69mmol/L为升高。

2.甘油三脂(TG)

【参考值】荧光或酶法:0.56~1.7mmol/L。≤1.7mmol/L 为合适水平,>1.7mmol/L 为升高。

(五)其他

1.血酮体

【参考值】①定性:阴性;②定量(以丙酮酸计):0.34~0.68mmol/L。

2.动脉血乳酸盐

【参考值】0.33~1.67mmol/L。

3.血浆渗透浓度

【参考值】275~295mmol/L

三、甲状腺功能

1.三碘甲状腺原氨酸(T_3)

【参考值】RIA 法:1.6~3.0nmol/L。

2.甲状腺素(T_4)

【参考值】RIA 法:65~155nmol/L。

3.促甲状腺激素(TSH)

【参考值】RIA 法:2~10mU/L。

四、肾功能检查

1.肌酐清除率(Ccr) 是反映肾脏储备功能的最佳指标,可用下式推算:

Ccr =〔(140 - 年龄)×体重(kg)〕/ 72 × Cr(男性)

Ccr =〔(140 - 年龄)×体重(kg)〕/ 85 × Cr(女性)

【参考值】80~120ml/min。

根据 Ccr 可将肾功能分为:①轻度损害:Ccr 在 70~51ml/min;②中度损害:Ccr 在 50~31ml/min;③重度损害:Ccr<30ml/min。

2.肌酐(Cr)

【参考值】①全血:88.4~176μmol/L;②血清或血浆:男性 53~106μmol/L,女性 44~97μmol/L。

3.尿素氮(BUN)

【参考值】3.2~7.1 mmol/L。

根据 BUN 变化可将肾功能分为:①轻度损害:7.5~14.28mmol/L;②中度损害:14.64~25mmol/L;③重度损害:25.35~35.7mmol/L。

4.尿酸

【参考值】①磷钨酸盐法:男性 268~488μmol/L,女性 178~387μmol/L;②尿酸酶法:男性 208~428μmol/L,女性 155~357μmol/L。

五、肝功能检查

1.蛋白质

(1)血清总蛋白(STP)

【参考值】60~80g/L。STP<60g/L 称为低蛋白血症。

(2)血清白蛋白(A)

【参考值】40~55g/L。A<25g/L 称为低蛋白血症。

(3)血清球蛋白(G)

【参考值】20~30g/L。

(4)A / G 比值

【参考值】1.5~2.5:1。

2.胆红素

(1)总胆红素(STB)

【参考值】3.4~17.1μmol/L。

(2)结合胆红素(CB)

【参考值】0~6.8μmol/L。

(3)非结合胆红素(UCB)

【参考值】1.7~10.2μmol/L。

3.血清酶

(1)血清氨基转移酶:用于肝功能检查的氨基转移酶主要是丙氨酸氨基转移酶(ALT)和天门冬氨酸氨基转移酶(AST),ALT 反映肝细胞损伤的灵敏度较 AST 高。

【参考值】①ALT:10~40U/L;②AST:10~40U/L。

【准入条件】血清标志物阳性并 ALT 升高的病毒性肝炎病人,在急性期和慢性活动期原则上不应施行手术,需待 ALT 恢复正常、病情稳定后再手术。若病情需要立即手术或短期内手术、且病人只有 ALT 升高而其他各项肝功能正常,可在积极保肝治疗基础上实施手术。单纯 ALT 升高者可在严密观察下手术,同时给予保肝治疗。

(2)碱性磷酸酶(ALP)

【参考值】磷酸对硝基苯酚连续监测法:40~110U/L。

(3)γ-谷氨酰转移酶(GGT)

【参考值】硝基苯酚连续监测法:<50U/L。

(4)单氨氧化酶(MAO)

【参考值】①伊藤法:成人<30U;②中野法:23~49U。

六、尿液检查

(一)尿液一般检查

1.尿量

【参考值】1000~2000ml/24h,平均1500ml/24h。尿量<400ml/24h称为少尿,<100ml/24h称为无尿,>2500ml/24h称为多尿。

2.尿比重

【参考值】1.015~1.025,晨尿约1.020左右。

3.尿pH

【参考值】6.5,波动在4.5~8.0之间。

4.渗透浓度

【参考值】600~1000mmol/L,平均800mmol/L。

(二)尿液化学检查

1.尿糖

【参考值】①定性:阴性;②定量:0.56~5.0mmol/24h;③班氏还原法:-:含糖在0.002g/L;+:含糖在0.05g/L;++含糖在0.05~0.1g/L;+++:含糖在0.1~0.2g/L;++++:含糖在0.2g/L以上。

【准入条件】糖尿病病人择期手术前尿糖定性应为阴性,班氏还原法最高不应超过(++)。

2.酮体

【参考值】①定性:阴性;②定量:0.34~0.85mmol/L(以丙酮计)。

【准入条件】糖尿病病人择期手术前尿酮体定性应为阴性。

(三)尿电解质

1.尿钠

【参考值】130~260mmol/24h。

2.尿钾

【参考值】51~102mmol/24h。

3.尿钙

【参考值】2.5~7.5mmol/24h。

4.氯化物

【参考值】170~255mmol/24h。

七、血气分析

1.pH和$[H^+]$　pH值是一种计量方法,它代表$[H^+]$的负对数。

【参考值】①pH:7.35~7.45,②$[H^+]$:35~45nmol/L。

2.动脉氧分压(PaO_2)　指物理溶解在动脉血中的氧产生的张力。

【参考值】10.64~13.30kPa(80~100mmHg)。

3.动脉二氧化碳分压($PaCO_2$)　指物理溶解在动脉血中的CO_2所产生的张力。

【参考值】4.66~5.99kPa(35~45mmHg)。

4.动脉血氧饱和度(SaO_2)　指血红蛋白被氧饱合的百分比。

【参考值】95%~97%。

5.碳酸氢盐(HCO_3^-)　指血浆中HCO_3^-的含量。

【参考值】25±2mmol/L

6.阴离子隙(AG)　指除去与Na^+结合的Cl^-及HCO_3^-剩下的空间,即:

$$AG = [Na^+] - [Cl^-] - [HCO_3^-]$$

【参考值】12±2mmol/L。

第二节　心肺功能检查

一、肺功能检查

(一)肺容积

1.潮气量(V_T)　指在平静呼吸时一次吸入或呼出的气量。V_T反映静息状态下肺的通气功能。

【参考值】8~12ml/kg,平均500ml。

2.补吸气量(IRV)　指在平静吸气后用力做最大深吸气所能吸入的气量,或称吸气储备量。IRV反映肺胸的弹性和吸气肌的力量。

【参考值】男性2100ml,女性1700ml。

3.补呼气量(ERV)　指在平静呼气后用力做最大呼气所能呼出的气量。ERV反映肺胸的弹性和呼气肌的力量。

【参考值】男性900ml,女性560ml。

4.深吸气量(IC) 指在平静呼气后用力做最大深吸气所能吸入的气量,即 $IC = V_T + IRV$。IC与吸气肌力量大小、肺弹性和气道通畅有关,是最大通气量的主要来源。

【参考值】男性2.6L,女性2.0L。

5.肺活量(VC) 指最大吸气之后缓慢呼出的最大气量(呼气肺活量)或最大缓慢呼气后用力吸入的最大气量(吸气肺活量)。VC反映肺每次通气的最大能力,即反映肺、胸廓最大扩张和收缩的呼吸幅度,与呼吸肌力量强弱、肺组织和胸廓弹性及气道通畅度有关。

【参考值】男性3.5L,女性2.4L。

根据VC实测值占预计值的百分比可以把肺功能分为:①基本正常:>80%,②轻度减退:80%~71%;③显著减退:70%~51%;④严重减退:50%~21%;⑤呼吸衰竭:≤20%。

【准入条件】择期手术病人,VC占预计值70%以上可以手术与麻醉,50%~69%应严格考虑,30%~49%应尽量避免手术与麻醉,<30%禁忌手术与麻醉。

6.残气量(RV) 指最大呼气后肺内残留的全部气量。

【参考值】1.5~2.0L。

7.功能残气量(FRC) 指平静呼气后肺内所残留的气量。在呼吸过程中,FRC缓冲肺泡气体分压的变化,减少通气间歇时对肺泡内气体交换的影响。

【参考值】男性2.3L,女性1.6L。

8.肺总量(TLC) 指最大吸气后存留于肺内的全部气量。

【参考值】男性5.0L,女性3.5L。

(二)通气功能

1.分钟通气量(V) 指静息状态下每分钟呼出或吸入的气量。

【参考值】6~8L/min。>10~12L/min为通气过度,<3~4L/min为通气不足。

2.最大通气量(MVV) 指单位时间内尽力所能吸入或呼出的最大气量。

【参考值】男性104L/min,女性82.5L/min。

根据MVV实测值占预计值的百分比可以把肺功能分为:①基本正常:>80%;②轻度减退:80%~71%;③显著减退:70%~51%;④严重减退:50%~21%;⑤呼吸衰竭:≤20%。

【准入条件】择期手术病人,MVV占预计值70%以上可以手术与麻醉,50%~69%应严格考虑,30%~49%应尽量避免手术与麻醉,<30%禁忌手术与麻醉。

3.用力肺活量(FVC) 指深呼吸至TLC位后以最大用力、最快速度所能呼出的全部气量。1秒用力呼气容积($FEV_{1.0}$)、2秒用力呼气容积($FEV_{2.0}$)、3秒用力呼气容积($FEV_{3.0}$)分别指最大吸气到TLC位后,1秒、2秒和3秒内快速呼出的气量。常以$FEV_{1.0}$、$FEV_{2.0}$、$FEV_{3.0}$占FVC的百分比表示。

【参考值】①$FEV_{1.0}$及$FEV_{1.0}$/FVC%:2.83L、83%;②$FEV_{2.0}$及$FEV_{2.0}$/FVC%:3.30L、96%;③$FEV_{3.0}$及$FEV_{3.0}$/FVC%:3.41L、99%。

根据$FEV_{1.0}$/FVC%可以把肺功能分为:①基本正常:>70%;②轻度减退:70%~61%;③显著减退:60%~41%;④严重减退:≤40%。

【准入条件】择期手术病人,$FEV_{1.0}$占FVC 60%以上可以手术与麻醉,41%~60%应严格考虑,<40%禁忌手术与麻醉。

4.肺泡通气量(VA) 指静息状态下每分钟吸入气量中能到达肺泡进行气体交换的通气量,VA反映真正的气体交换量。

【参考值】4.2L/min。

5.死腔率(V_D/V_T比值) 指生理死腔量(VD)占潮气量的百分比。V_D/V_T比值反映通气的效率。

【参考值】0.3~0.4。

(三)换气功能

1.通气/血流比值(V_A/Qc比值)

【参考值】0.8。

2.扩散量(D_L) 指肺泡膜两侧分压差为1mmHg时每分钟所能透过或转移的气体量。

【参考值】CO吸入法:26.47~36.92ml/

(mmHg.min)。

3.气道阻力

【参考值】1～3cmH_2O/(L.s)。

二、心功能检查

心功能检查分无创性和有创性两大类。无创性检查方法包括心机械图、阻抗图、心音图、超声心动图和核素心功能检查等，其中以超声心动图最具使用价值。有创性检查(心导管检查)通常只适用于少数心脏功能已有严重损害的病人。

1.心排出量(CO)　指一侧心室每分钟射出的血量，即 CO = HR×SV。

【参考值】4.5～6.0L/min。

2.心排出指数(CI)　指以单位体表面积计算的心排出量。

【参考值】2.5～4.0L/(min.m^2)。

【准入条件】<2.2L/(min.m^2)禁忌择期非心脏手术。

3.射血分数(EF)　指心室收缩末期射出的血量占心室舒张末期容积的百分比。EF是反映心脏功能受损敏感的指标。

【参考值】①LVEF:60%±7.0%；②RVEF:48%±6.0%。

【准入条件】LVEF<50%预示心脏功能降低，禁忌择期非心脏手术。

4.每搏量(SV)　指一次心搏中由一侧心室射出的血量。

【参考值】60～90ml/beat。

5.每搏指数(SI)　指以单位体表面积计算的每搏量。

【参考值】40～60ml/(beat.m^2)。

6.肺动脉压(PAP)　指肺动脉主干内的压力。PAP主要反映右心室后负荷。

【参考值】①PASP:15～20mmHg；②PADP:6～12mmHg；③PAMP:9～17mmHg。

7.肺毛细血管楔压(PCWP)　指肺小动脉内的压力。PCWP主要反映左心室前负荷。

【参考值】5～12mmHg。

PCWP>20～24mmHg表明左心室功能欠佳，PCWP在18～20mmHg时肺开始充血，21～25mmHg轻～中度充血，26～30mmHg中～重度充血，>30mmHg开始出现肺水肿。

8.肺循环阻力(PVR)　PVR反映右心室后负荷。

【参考值】5～15kPa/(s.L)。

9.体循环阻力(SVR)　SVR反映左心室后负荷。

【参考值】90～160kPa/(s.L)。

10.中心静脉压(CVP)　指腔静脉与右心房交界处的压力。CVP反映右心室前负荷。

【参考值】0.49～0.98kPa(5～10cmH_2O)。

CVP<0.49～0.98kPa(5～10cmH_2O)提示右心充盈欠佳或血容量不足；CVP>1.47～1.96kPa(15～20cmH_2O)提示右心功能不良或血容量超负荷。

11.动脉压(BP)

【参考值】见表25-1。

表25-1　成人血压参考值 mmHg

	收缩压	舒张压
理想血压	<120	<80
正常血压	<130	<85
正常高值	130～139	85～89

* 1mmHg=0.133kPa

收缩压≥18.62kPa(140mmHg)和/或舒张压≥11.97kPa(90mmHg)称为高血压。高血压分级见表25-2。

表25-2　高血压分级(WHO/ISH，mmHg)

	收缩压	舒张压
1级高血压	140～159	90～99
临界高血压	140～149	90～94
2级高血压	160～179	100～109
3级高血压	≥180	≥110
单纯收缩期高血压	≥140	<90
临界收缩期高血压	140～149	<90

* 1mmHg=0.133kPa

【准入条件】择期手术病人术前收缩压应<21.28kPa(160mmHg)、舒张压<11.97kPa(90mmHg)。

12.二尖瓣

【参考值】成人瓣口面积 4~6cm^2。

瓣口面积<2.5cm^2 时可出现血流明显受阻的症状和体征。根据二尖瓣口面积缩小的程度，可以将二尖瓣分为：①轻度狭窄，瓣口面积 2.5~1.5cm^2；②中度狭窄：瓣口面积 1.5~1.0cm^2；③重度狭窄：瓣口面积 1.0~0.6cm^2。

三、心电图检查

（一）成人正常心电图

1.P 波　代表心房除极的电位变化。

(1)形态：一般呈钝圆形，有时有轻度切迹。

(2)方向：Ⅰ、Ⅱ、aVF、V4~V6 导联向上，aVR 导联向下，其余导联呈双向、倒置或低平。

(3)时间：<0.12s

(4)振幅：肢体导联<0.25mV，胸导联<0.2mV。

2.P-R 间期　从 P 波的起点至 QRS 波群的起点，代表心房除极至心室开始除极的时间，成年人为 0.12~0.20s。

3.QRS 波群　代表心室肌除极的电位变化。

(1)时间：0.06~0.10 s，最宽不超过 0.11s。

(2)波形：V_1 和 V_2 导联多呈 rS 型，V_5 和 V_6 导联可呈 qR、qRs、Rs 或 R 型，V_3 和 V_4 导联 R 波和 S 波振幅大致相等。Ⅰ和Ⅱ导联呈 R 或 qR 型，aVR 导联呈 QS、rS、rSr′或 Qr 型，Ⅲ、aVL 与 aVF 导联呈 qR、Rs 或 R 型，也可呈 rS 型。

(3)振幅：V_1 导联<1.0mV，V_5 导联<2.5mV，V_1 导联 R 波+V_5 导联 R 波<1.2mV，V_1 导联 R 波+V_5 导联 S 波<4.0mV(男性)或 3.5mV(女性)。Ⅰ导联<1.5mV，aVR 导联<0.5mV，aVL 导联<1.2mV，aVF 导联<2.0mV。

(4)R 峰时间：指 QRS 起点至 R 波顶端垂直线的距离，在 V_1 和 V_2 导联<0.04s，V_5 和 V_6 导联<0.05s。

(5)Q 波：除 aVR 导联外，Q 波振幅<同导联 R 波振幅的 1/4，时间<0.04s，V_1 和 V_2 导联不应有 q 波，但可呈 QS 型。

4.J 点　指 QRS 波群终末与 ST 段起始的交接点。J 点大多在等电位线上，通常随 ST 段的偏移而发生改变。

5.ST 段　自 QRS 波群的终点至 T 波起点间的线段，代表心室缓慢复极的过程。ST 段多为一等电位线，有时有轻微偏移，但在任一导联 ST 段下移<0.05mV。ST 段上抬在 V_1 和 V_2 导联<0.3mV，V_3 导联<0.5mV，V_4~V_6 导联与肢体导联<0.1mV。

6.T 波 代表心室快速复极的电位变化。

(1)形态：

(2)方向：Ⅰ、Ⅱ、V_4~V_6 导联向上，aVR 导联向下，Ⅲ、aVL、aVF、V_1~V_3 导联可向上、双向或向下。

(3)振幅：除Ⅲ、aVL、aVF、V_1~V_3 导联外，T 波振幅不应低于同导联 R 波的 1/10。T 波在胸导联可达 1.2~1.5mV。

7.Q-T 间期　自 QRS 波群起点至 T 波终点，代表心室肌除极和复极全过程的时间。心率在 60~100 次/min 时，Q-T 间期时间为 0.32~0.44s。

由于 Q-T 间期受心率的影响大，临床常用校正的 Q-T 间期(Q-Tc)。Q-Tc 是 R-R 间期为 1 秒(心率为 60 次/min)时的 Q-T 间期，其上限值为 0.44s。

8.U 波　在 T 波之后 0.02~0.04s 出现，代表心室后继电位。U 波方向与 T 波一致，在 V_3 导联较为明显。

（二）常见异常心电图表现和麻醉准入条件

1.窦性心动过缓

【心电图表现】①窦性心律；②心率<60 次/min。

【准入条件】对药物治疗无反应的有症状的窦性心动过缓，术前应安置起搏器。

2.病态窦房结综合征(SSS)

【心电图表现】①持续窦性心动过缓，心率<50 次/min，且不宜为阿托品等药物纠正；②窦性停搏或窦房阻滞；③在显著心动过缓基础上出现室上性快速心律失常(房速、房扑、房颤等)；④如病变同时累及房室交界区，则在窦性停搏时可长时间不出现交界性逸搏，或伴有房室传导障

碍。

【准入条件】术前应安置起搏器。

3.房性期前收缩

【心电图表现】①期前出现的异位P′波，形态与窦性P波不同；②P′－R间期通常>0.12s；③期前收缩前后两个P波间距少于正常P－P间期的两倍（不完全性代偿间期）。

【准入条件】冠心病引起的房性期前收缩有发生房颤的危险，术前应给予系统内科治疗，以调整心肌供氧和需氧之间的平衡，改善心功能。

4.室性期前收缩

【心电图表现】①期前出现的QRS－T波前无P波或无相关的P波；②期前出现QRS形态宽大畸形，时限通常>0.12s，T波方向多与QRS的主波方向相反；③期前收缩前后两个窦性P波间距等于正常P－P间距的两倍（完全性代偿间期）。

【准入条件】频发性、多源性、二联律、三联律、R on T等有发展为室速和室颤的可能，禁忌择期手术。

5.心房纤颤

【心电图表现】①正常P波消失，代以大小不等、形状各异的颤动波（f波），V_1导联较为明显；②f波频率为350～600次/分；③心室率绝对不规整，QRS波一般不增宽。

【准入条件】术前控制心室率在80次/min左右。对新近出现的房颤，应查明病因，若因甲亢引起，应给予抗甲状腺治疗。若因冠心病引起，提示病人出现心力衰竭，应在心力衰竭完全纠正2周后手术。

6.房室传导阻滞（AVB）

（1）一度房室传导阻滞

【心电图表现】①窦性心律；②P－R间期>0.21s。

（2）二度房室传导阻滞

【心电图表现】①二度Ⅰ型房室传导阻滞：P波规律出现，P－R间期逐渐延长，直到一个P波后脱落一个QRS波群，漏搏后传导阻滞得到一定恢复，P－R间期又趋缩短，之后又复逐渐延长，如此周而复始出现；②二度Ⅱ型房室传导阻滞：P－R间期恒定，部分P波后无QRS波群。

【准入条件】二度Ⅱ型房室传导阻滞术前应安置起搏器。

（3）三度（完全性）房室传导阻滞

【心电图表现】①P波与QRS波群毫无关系；②心房率快于心室率；③若逸搏起搏点在交界区，QRS波群时间、形态正常，心室率45～60次/min；④若逸搏起搏点位于心室，QRS波群呈宽大畸形，心室率30～40次min。

【准入条件】术前应安置起搏器。

7.束支及分支阻滞

（1）右束支阻滞（RBBB）

【心电图表现】①各导联QRS时间≥0.12s，不完全性右束支阻滞QRS时间<0.12s；②V_1和V_2导联呈rSR′或rR′型；③Ⅰ、V_5和V_6导联出现S波，时间>0.04s；④V_1、V_2及V_3导联ST段压低、T波倒置。

（2）左束支阻滞（LBBB）

【心电图表现】①各导联QRS时间≥0.12s，不完全性左束支阻滞QRS时间<0.12s，偶可>0.12s；②Ⅰ、V_5和V_6导联无Q波；③V_5V_6导联出现宽R波，顶部出现切迹。不完全性左束支阻滞R波起始部分出现切迹；④V_1和V_2（V_3）导联出现QS型，有时可rS型，S波宽大，有切迹；⑤Ⅰ、V_4～V_6导联出现ST段压低，T波倒置，V_1和V_2导联ST段抬高，T波高耸。

【准入条件】完全性左束支阻滞术前应安置起搏器。

（3）左前分支阻滞（LAFB）

【心电图表现】①额面QRS电轴－45°以左；②Ⅰ、aVL导联呈qR型，Ⅱ、Ⅲ、aVF导联呈rS型；③aVL导联VAT>0.045s；④aVR导联R波波峰比aVL导联延迟出现，Ⅱ导联R波波峰比Ⅲ导联出现延迟。

（4）左后分支阻滞（LPFB）

【心电图表现】①额面QRS电轴＋100°以右；②Ⅰ和aVL导联呈rS型，Ⅱ、Ⅲ、aVF导联呈qR型。

（5）双束支阻滞

【心电图表现】①右束支阻滞和并左前分支阻滞：符合右束支阻滞的心电图改变，合并 QRS 电轴左偏 -45°以左；②右束支阻滞合并左后分支阻滞：符合右束支阻滞的心电图改变，合并 QRS 电轴右偏 +100°以右。

【准入条件】术前应安置起搏器。

(6)三分支阻滞

【心电图表现】①右束支阻滞加左前分支阻滞合并 P-R 间期延长或间歇性 QRS 脱漏；②右束支阻滞加左后分支阻滞合并 P-R 间期延长或间歇性 QRS 脱漏；③交替出现右束支阻滞、左前分支阻滞及左后分支阻滞。

【准入条件】术前应安置起搏器。

8.预激综合征

【心电图表现】①W-P-W 综合征：P 波形态、电轴正常，P-R 间期缩短，R 波起始部分可见到预激波（delta 波），QRS 时间≥0.11s。ST-T 波段与 QRS 波群主波方向相反。②Mahaim型预激：P 波形态、电轴正常，P-R 间期 >0.12s，R 波起始部分可见到预激波（delta波），QRS 时间≥0.11s。③短 P-R、正常 QRS 综合征：P 波形态、电轴正常，P-R 间期 <0.12s，QRS 波群正常，无预激波。

【准入条件】对药物不能控制、心脏电生理检查确定旁路不应期短或房颤发作时心室率达200 次/分左右的病人，术前应采用电、射频、激光或冷冻法消融，或手术切断旁路。

9.心肌缺血

【心电图表现】①在两个或两个以上导联出现 ST 段压低；②R 波占优势的导联出现 T 波倒置或呈“冠状 T”；③$T_{Ⅲ} > T_{Ⅰ}$，$T_{V1} > T_{V5(V6)}$；④ST 段水平延长，交角边锐；⑤左胸导联出现 U 波倒置；⑥变异性心绞痛可出现 ST 段抬高。

【准入条件】术前应给予系统内科治疗，以调整心肌供氧和需氧之间的平衡，改善心功能。

10.心肌梗死

【心电图表现】①超急性期：T 波增高增宽、ST 段斜直性抬高、T 波升段与 ST 段远侧融合；②急性期：ST 段弓背状抬高、病理性 Q 波、ST 段开始下降时 T 波转为倒置；③恢复期：ST 段降至基线、病理性 Q 波持续存在或缩小、T 波恢复直立或呈浅倒置。

【准入条件】①择期非心脏手术应延迟至梗死 3~6 个月后进行；②低危恶性肿瘤病人可在梗死后 4~6 周内手术，高危恶性肿瘤病人术前宜做经皮冠状动脉成形术或冠状动脉旁路吻合术；③危及病人生命的急诊手术应在全面血流动力学监测下手术。

（王建波）

参考文献

1. 李文硕,王国林主编.急诊麻醉学.天津:天津科学技术出版社,2002
2. 王国林,李文硕主编.老年麻醉学.天津:天津科学技术出版社,2003
3. 李文硕主编.液体治疗学.北京:中国医药科技出版社,1999
4. Miller RD(美)主编.麻醉学/英文影印版.第5版.北京:科学出版社,2001
5. 庄心良,曾因明,陈伯銮主编. 现代麻醉学.北京:人民卫生出版社,2003
6. 佘守章主编.临床监测学.广州:广东科技出版社.1997
7. 姚尚龙,王俊科.临床麻醉学.北京:人民卫生出版社,2004
8. 李绍珍.眼科手术学.第2版.北京:人民卫生出版社,1997
9. 孟庆云,柳顺锁主编. 小儿麻醉学.北京:人民卫生出版社,1997
10. 孙丰源主译.眼眶疾病. 第2版.天津:天津科技翻译出版公司,2006
11. 阎洪禄,高建鲁主编.小儿眼科学.北京:人民卫生出版社,2002
12. 张效房,杨进献主编.眼外伤学.郑州:河南医科大学出版社,1997
13. Mathew W. MacCumber主编,赵明威主译.眼外伤与眼科急症处理.北京:人民卫生出版社,2006
14. 曹静,顾恩华. 喉罩的置入方法.中国急救医学,2006,26:40-49
15. 王克杰,巩凤英,张建华,等.喉罩气道在麻醉中的应用.中华麻醉学杂志,1999,19:631-632
16. 刘微,沈赛娥.门诊手术的麻醉.国外医学麻醉与复苏分册,1998, 19:48
17. 王永光,李德馨.非住院病人麻醉. 国外医学麻醉与复苏分册,1999, 20:137
18. Kamijo Y, Masuda T, Nishikawa T, et al. Cardiovascular response and stress reaction to flumazenil injection in patients under infusion with midazolam. Crit Care Med, 20 00 28:318-23.
19. Mora CT, Torjman M, White PF. Sedative and ventilatory effects of midaz olam infueion: effect of flumazenil reversal. Can J Anaesth, 1995, 42:677-84.
20. Frass M, Frezner R, Zdrahal F, et al. The esophagealtracheal combitube: preliminary resuls with a new airway for cardiopulmonary resuscitation. Ann Emerg Med 1987, 16:768-772
21. Benumof JL. The glottic aperture seal airway: anew ventilatory device. Aneastheiology, 1998, 88:1219-1226
22. Miller DM, Lavelle M. A streamlined pharynx airway liner. A pilot study in 22 patients in controlled and spontaneous ventilation. Anesth Analg, 2002, 94:759-761
23. Brimacombe JR. Laryngel mask anesthesia principles and practice. 2nd ed. U.S.A. Saunders Company, 2005
24. Chung F, Westerling D, Chisholm LDJ, et al. Postoperative recovery after general anaesthesia with and without retrobulbar block in retinal detachment surgery. Anaesthesia, 1988, 43:943-946
25. Yang YF, Herbert L, Rüscher H, et al. Nitrous oxide anaesthesia in presence of intraocular gas can cause irreversible blindness. Br Med J, 2002, 325:532

